病態を理解して組み立てる

改訂第2版

薬剤師のための疾患別薬物療法 Ⅰ

悪性腫瘍

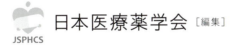
日本医療薬学会 [編集]

Textbook of Disease-Based
Pharmacotherapy for Pharmacists

Ⅰ Malignant Tumors, 2nd Edition

南江堂

■編　集
一般社団法人 日本医療薬学会

■シリーズ責任編集
峯村　純子	みねむら　あつこ	昭和大学横浜市北部病院薬剤部

■Ⅰ巻担当編集
渡部　一宏	わたなべ　かずひろ	昭和薬科大学臨床薬学教育研究センター実践薬学部門
寺田　智祐	てらだ　ともひろ	滋賀医科大学医学部附属病院薬剤部
三浦　昌朋	みうら　まさとも	秋田大学医学部附属病院薬剤部

■Ⅰ巻執筆（執筆順）
石丸　博雅	いしまる　ひろまさ	聖路加国際病院薬剤部
高山　慎司	たかやま　しんじ	聖路加国際病院薬剤部
宇田川涼子	うだがわ　りょうこ	国立がん研究センター中央病院薬剤部
池末　裕明	いけすえ　ひろあき	神戸市立医療センター中央市民病院薬剤部
平畠　正樹	ひらばたけ　まさき	神戸市立医療センター中央市民病院薬剤部
後藤　愛実	ごとう　えみ	大阪医科大学附属病院薬剤部
林　　稔展	はやし　としのぶ	国立病院機構九州医療センター薬剤部
若杉　吉宣	わかすぎ　よしのり	滋賀医科大学医学部附属病院薬剤部
鐙屋　舞子	あぶみや　まいこ	秋田大学医学部附属病院薬剤部
三浦　昌朋	みうら　まさとも	秋田大学医学部附属病院薬剤部
庄司　　学	しょうじ　まなぶ	前 秋田大学医学部附属病院薬剤部
髙橋　晴美	たかはし　はるみ	明治薬科大学薬学部薬剤学（全巻共通項目執筆）

■Ⅰ巻執筆協力（執筆順）
西村　直樹	にしむら　なおき	聖路加国際病院呼吸器センター呼吸器内科
山内　英子	やまうち　ひでこ	聖路加国際病院乳腺外科
高橋　健太	たかはし　けんた	国立がん研究センター中央病院婦人腫瘍科
川喜田睦司	かわきた　むつし	神戸市立医療センター中央市民病院泌尿器科
紀　　貴之	きい　たかゆき	大阪医科大学附属病院化学療法センター
後藤　昌弘	ごとう　まさひろ	大阪医科大学附属病院化学療法センター
楠本　哲也	くすもと　てつや	国立病院機構九州医療センター消化管外科・がん臨床研究部
大﨑　理英	おおさき　りえ	滋賀医科大学消化器内科
稲富　　理	いなとみ　おさむ	滋賀医科大学消化器内科
髙橋　直人	たかはし　なおと	秋田大学大学院医学系研究科血液・腎臓・膠原病内科学講座
清水　宏明	しみず　ひろあき	秋田大学大学院医学系研究科脳神経外科学講座

シリーズ改訂第2版刊行にあたって

　日本医療薬学会は，医療薬学に関する学理及びその応用についての研究発表，知識の交換，会員相互及び国内外の関連学会との連携協力などを行うことにより，医療薬学の進歩及び普及を図り，もって我が国の学術文化の発展と国民の福祉の向上に寄与することを目的として設立されました．医療に携わる薬剤師や薬学関係者の基盤となる学会として，年会や学術集会を開催し，国内外の学術団体と協力するとともに，認定薬剤師制度や専門薬剤師制度を設立し，学会誌や刊行物を発行しています．

　2010年には，医療現場における薬剤師や薬学関係者の研鑽を目的に，「病態を理解して組み立てる 薬剤師のための疾患別薬物療法」の第Ⅰ巻「悪性腫瘍」を発刊しました．同書は，病態の成り立ちや臨床所見，治療法などを解説するとともに，症例を提示し，薬剤師としての治療計画や注意点などを具体的に示すことで，実践的で統合的な能力を養う教科書として好評を得ました．その後，第Ⅱ巻「精神・脳神経系疾患/消化器疾患」，第Ⅲ巻「心臓・血管系疾患/腎疾患/泌尿・生殖器疾患」，第Ⅳ巻「免疫疾患/骨・関節疾患/血液・造血器疾患/内分泌・代謝疾患」，第Ⅴ巻「感染症/呼吸器疾患/皮膚疾患/感覚器疾患」が刊行されています．

　近年，医学・薬学の進歩により，微量で効果が高く副作用も強い医薬品が開発され，難度の高い新規医療技術が次々導入されています．また，臨床研究のエビデンスを基盤とした様々な治療ガイドラインが提示され，医療の標準化が進む一方，ゲノム科学や分子生物学の発展により個別化医療や先制医療の実現が期待されています．

　医療が日進月歩で発展するなかで，薬剤師は最新の医療情報を基盤とし，チーム医療のなかで医薬品の適正使用や安全管理に責任を持つ必要があります．また病院での高度なチーム医療は，医療連携により地域包括ケアに展開されようとしています．

　これら薬剤師を取り巻く急速な環境変化を背景に，「病態を理解して組み立てる 薬剤師のための疾患別薬物療法」シリーズの改訂が強く望まれました．今回，出版委員会のご尽力で，最新の情報に刷新したシリーズの発刊となりました．認定薬剤師や専門薬剤師の認定取得を目指す方，薬剤師生涯学習達成度確認試験による認定を目指す方，業務の専門性を高めるために自己研鑽したい方など，すべての薬剤師に有用な教科書です．また，新しい薬学教育モデル・コアカリキュラムに示された代表的8疾患，がん，高血圧症，糖尿病，心疾患，脳血管障害，精神神経疾患，免疫・アレルギー疾患，感染症に対する統合的知識や実践的スキルが含まれ，実務実習で学生を指導する教員や実践的能力を身に着けたい学生にも有用な図書となっています．多くの皆様に活用されることを期待しています．

2018年3月

一般社団法人 日本医療薬学会 会頭
佐々木　均
（長崎大学病院薬剤部）

シリーズ改訂第2版企画・編集にあたって

　日本医療薬学会では，薬の専門家として広い知識と練磨された技能を備えた薬剤師を養成し，より有効で安全な薬物療法を提供し，医療薬学の普及向上を図るため，1998年から薬剤師の「認定制度」を発足しています．2009年には「がん専門薬剤師制度」が日本病院薬剤師会から本会に移管されました．さらに2012年には広範な領域の薬物療法について薬剤師として一定水準以上の臨床能力を有し，医療現場で活躍している薬剤師を認定する目的で，「薬物療法専門薬剤師認定制度」を発足いたしました．

　本会では，日本医療薬学会認定薬剤師の取得を目指す薬剤師の皆様や，既に認定薬剤師を取得され，さらなる専門性を目指す薬剤師の皆様の学習支援のために，「病態を理解して組み立てる薬剤師のための疾患別薬物療法」を2010年より順次刊行いたしました．本書は本会の認定薬剤師および薬物療法専門薬剤師認定試験と薬剤師生涯学習達成度確認試験のテキストとしても用いられています．このたび，初版より8年近く経たため，各疾患のガイドラインの改訂，新たな治療薬や治療法の開発を盛り込み，改訂版を発刊することといたしました．

　本書は疾患ごとに章立てされており，それぞれ解説と症例解析にわけた構成が特徴となっています．解説では疾患の病態生理，臨床検査，治療の選択がまとめられています．症例解析では，症例を提示し読者に「問題リスト，SOAPチャート，経過表の作成」を練習問題として取り組んでいただき，解答例を示しながら治療計画の立案まで解説しています．症例解析は初版からの本書の特徴であるため，改訂版ではより読みやすいように一部レイアウト等を変更いたしました．

　いずれの巻も各疾患の専門性を有する薬剤師の方々にご執筆いただき，さらにその領域を専門とする医師の方々にご協力・ご指導をいただいております．薬物療法につきましては，現時点での最新の情報を掲載しておりますが，今後の医療の進歩により相違点が出ましたら，その点はご容赦ください．

　本書が薬剤師のみならず薬学生の皆様に役立つことを編集委員一同願っております．

2018年3月

　　　　一般社団法人 日本医療薬学会 出版委員会（○　委員長）
　　○峯村　純子　昭和大学横浜市北部病院薬剤部
　　　石井伊都子　千葉大学医学部附属病院薬剤部
　　　大谷　道輝　杏雲堂病院診療技術部
　　　北原　隆志　長崎大学病院薬剤部
　　　木村　　健　兵庫医科大学病院薬剤部
　　　栗原　　健　国立国際医療研究センター病院薬剤部
　　　菅原　　満　北海道大学大学院薬学研究院
　　　寺田　智祐　滋賀医科大学医学部附属病院薬剤部
　　　野田　幸裕　名城大学大学院薬学研究科病態解析学I
　　　三浦　昌朋　秋田大学医学部附属病院薬剤部
　　　渡部　一宏　昭和薬科大学臨床薬学教育研究センター実践薬学部門

I巻 悪性腫瘍

改訂第2版序文

　がん治療は，医学的にも，政策的にも，大変目まぐるしく変化しています．たとえば，10年前にはほとんど見向きもされなかったがん免疫を標的とする薬物療法が，免疫チェックポイント阻害薬ニボルマブの開発を皮切りに，現在では多くのがん種で標準療法になりつつあります．また，2007年に策定された「がん対策推進基本計画」は，2017年10月に第3期計画が公表されました．個人に最適化された患者本位のがん医療実現のために，「がんゲノム医療の推進」が取り上げられるなど，がんの治療戦略も新たなステージに向かおうとしています．このようながん治療の変化に，薬のプロフェッショナルとして持続的に対応していくために，「がん専門薬剤師認定制度」が約10年前に発足し，2018年1月時点では，約600名の日本医療薬学会がん専門薬剤師が認定されています．

　さて，2010年に医療薬学会から刊行された『病態を理解して組み立てる 薬剤師のための疾患別薬物療法』シリーズは，医療薬学のアドバンストな教科書を作成するという目的で出版されました．このシリーズのうち，『Ⅰ．悪性腫瘍』を参考書として，がん専門薬剤師を目指した薬剤師も多かったのではないかと思われます．しかし，月日の経過とともに，当時アドバンストであった内容は，一般的な情報（あるいは非標準療法）へと変貌していきました．そこで第2版では，第1版のがん種に血液腫瘍と脳腫瘍を追加し，がん治療の最前線で活躍されている薬剤師の先生方に，最新の標準的がん薬物療法を軸に全面改訂していただきました．

　内容は，大きく「解説」と「症例解析」に分かれており，基本的な知識から踏み込んだ情報までがコンパクトにまとめられています．したがって，がん薬物療法の広さと深さを効率的に習得するためには，最適の教科書となっています．本書が，がん薬物療法に関わる薬剤師や薬学生の学習の助けになり，最終的にがん患者さんのアウトカム向上に直結すれば，編者としてこの上ない喜びです．

　最後に，本書出版の趣旨にご賛同いただき，ご多忙のなか，原稿をご執筆いただいた薬剤師の先生方と，内容をご確認いただいた医師（執筆協力者）の先生方，本書編集の機会を与えて下さった峯村純子出版委員長，ならびに厳しいスケジュールのなか，編集作業にご尽力いただいた株式会社南江堂の猪狩奈央，鳥海知子，矢﨑純子の諸氏に深謝いたします．

2018年3月

I巻 悪性腫瘍 編集　**渡部　一宏**
　　　　　　　　　寺田　智祐
　　　　　　　　　三浦　昌朋

シリーズ初版刊行にあたって

　日本医療薬学会は，薬のプロフェッショナルが集い，医療に直結する薬学分野の研究・教育をとおして，学術の発展と国民の福祉の向上に寄与することを目指して1990年に設立されました．爾来20年の間に，医療や教育の世界は大きく変化しました．薬剤師が医療の担い手として医療法に明記され，医薬分業が進み，薬剤師の業務が飛躍的に拡大するとともに，薬学教育が6年制に改革されるなど，医療薬学に対する期待はますます高まっています．

　医学・薬学の進歩により科学的なエビデンスに基づく薬物療法の個別化が進展する一方，全国どこの医療機関にかかっても等質の医療の提供が求められ，個々の医療人にとっては各人の医療技術がその時代の標準を満たすものであるか否かが問われることとなりました．さらに，高質で，安心で安全な医療を求める社会の声を背景に医療の在り方が問い直され，多種多様な医療スタッフが各々の高い専門性に基づき業務を分担するとともに，互いに協同・連携して患者の状況に的確に対応した医療を提供する「チーム医療」に大きな期待が寄せられています．医師や薬剤師という国家資格を得たうえで，さらに認定医，認定薬剤師，専門医，専門薬剤師の資格が求められるのは，医療の高度化・専門化と標準化の流れを受けたものと考えられます．

　日本医療薬学会では1998年に認定薬剤師制度を発足し，薬の専門家と呼ばれるにふさわしい一定レベル以上の実力を持つ信頼される薬剤師を認定薬剤師として認定するとともに，指導薬剤師の委嘱，研修施設の認定を行っています．2010年8月現在，認定薬剤師1,054名，指導薬剤師693名，研修施設226施設となっています．さらに，2009年に日本病院薬剤師会から本学会に移管したがん専門薬剤師制度は，2010年5月に医療法上広告可能な薬剤師の専門性資格となり，第1期として69名のがん専門薬剤師が認定されています．

　日本医療薬学会の認定薬剤師制度の普及とともに，医療薬学のアドバンストの教科書がほしいとの声が多く寄せられました．医薬品の有効性と安全性に社会の関心が高まるなかで，医療薬学が果たすべき役割はますます大きくなっています．そこで，本学会では，チーム医療を担う薬剤師の育成に資する，新たな図書の出版に取り組むこととしました．

　このたび，出版委員会の委員諸氏のご尽力により「病態を理解して組み立てる 薬剤師のための疾患別薬物療法」が上梓されることとなりました．本書はモノから人へという医療薬学の展開に即して，疾患の特性を学んだうえで各薬物療法を理解できるよう構成されています．本書が，高度な専門性を目指す薬剤師の教科書として，さらにはチーム医療に関わる薬剤師の実務書として，多くの皆さまに活用されることを期待しています．

2010年10月

一般社団法人 日本医療薬学会 会頭
安原　眞人
（東京医科歯科大学医学部附属病院薬剤部）

略号一覧

一般用語

AJCC	American Joint Committee on Cancer	対がん米国合同委員会
ANC	all nucleated bone marrow cells	全有核細胞
ASCO	American Society of Clinical Oncology	米国臨床腫瘍学会
BEE	basal energy expenditure	基礎エネルギー消費量
BSA	body surface area	体表面積
CNS	central nervous system	中枢神経系
CR	complete response	完全奏効
CT	computed tomography	コンピュータ断層撮影
DEHP	diethylhexyl phthalate	フタル酸ジエチルヘキシル
DFS	disease free survival	無病生存期間
DLT	dose limiting toxicity	用量制限毒性
EGFR	epidermal growth factor receptor	上皮増殖因子受容体
EGFR-TKI	EGFR-tyrosine kinase inhibitor	EGFR-チロシンキナーゼ阻害薬
ELN	European Leukemia Net	欧州白血病ネット
EMR	endoscopic mucosal resection	内視鏡的粘膜切除術
ER	estrogen receptor	エストロゲン受容体
ERCP	endoscopic retrograde cholangiopancreatography	内視鏡的逆行性胆管膵管造影
ESD	endoscopic submucosal dissection	内視鏡的粘膜下層剥離術
EUS	endoscopic ultrasonography	超音波内視鏡検査
FDG	fluorodeoxyglucose	フルオロデオキシグルコース
FIGO	International Federation of Gynecology and Obstetrics	国際産婦人科連合
FISH	fluorescence *in situ* hybridization	—
FN	febrile neutropenia	発熱性好中球減少症
G-CSF	granulocyte colony-stimulating factor	顆粒球コロニー刺激因子
GFR	glomerular filtration rate	糸球体濾過速度
GOG	Gynecologic Oncology Group	米国婦人科腫瘍学グループ
GTV	gross tumor volume	肉眼的腫瘍体積
HER2	human epidermal growth factor receptor type 2	ヒト上皮増殖因子受容体2型
HRPC	hormone refractory prostate cancer	ホルモン抵抗性前立腺がん
IASLC	International Association for the Study of Lung Cancer	国際肺癌学会
IMWG	International Myeloma Working Group	国際骨髄腫作業部会
JCOG	Japan Clinical Oncology Group	日本臨床腫瘍研究グループ
MAP	mitogen-activated protein	分裂促進因子活性化タンパク質
MCT	microwave coagulation therapy	マイクロ波凝固療法
MRC	Medical Reserch Council	英国医学研究会議
MRCP	magnetic resonance cholangiopancreatography	核磁気共鳴胆道膵管造影
MRI	magnetic resonance imaging	磁気共鳴画像法
MST	median survival time	生存期間中央値
mTOR	mammalian target of rapamycin	哺乳類ラパマイシン標的蛋白質
NAP	neutrophil alkaline phosphatase	好中球アルカリホスファターゼ
NCCN	National Comprehensive Cancer Network	全米総合がんセンターネットワーク
NICE	National Institute for Health and Clinical Excellence	国立医療技術評価機構

NRS	numeric rating scale	疼痛数値的評価スケール
NSAIDs	nonsteroidal anti-inflammatory drugs	非ステロイド抗炎症薬
ORR	overall response rate	全奏効率
OS	overall survival	全生存期間
PCI	prophylactic cranial irradiation	予防的全脳照射
pCR	pathologic complete response	病理学的完全奏効
PD	progressive disease	増悪
PDGFR	platelet-derived growth factor	血小板由来成長因子
PDT	photodynamic therapy	光線力学的療法
PEIT	percutaneous ethanol injection therapy	経皮的エタノール注入療法
PET	positron emission tomography	陽電子放射断層撮影
PFS	progressive free survival	無増悪生存期間
PgR	progesterone receptor	プロゲステロン受容体
PR	partial response	部分奏効
PS	performance status	全身状態，一般状態
PSA	prostate specific antigen	前立腺特異抗原
RANKL	receptor activation of nuclear factor-κB ligand	—
RFA	radiofrequency ablation	ラジオ波焼灼療法
RFS	relapse free survival	無再発生存期間
RT	radiotherapy	局所放射線療法
SD	stable disease	安定
SWOG	Southwest Oncology Group	米国南西部癌臨床試験グループ
TACE	transcatheter arterial chemoembolization	肝動脈化学塞栓療法
TAE	transcatheter arterial embolization	肝動脈塞栓療法
TPN	total parenteral nutrition	中心静脈栄養
TRT	thoracic radiotherapy	胸部放射線療法
UGT1A1	UDP-glucuronosyltransferase 1A1	UDPグルクロン酸転移酵素1A1
UICC	International Union Against Cancer	国際対がん連合
US	ultrasonography	超音波検査
VEGF	vascular endothelial growth factor	血管内皮増殖因子
WHO	World Health Organization	世界保健機関

検査値

AFP	α-fetoprotein	α-フェトプロテイン
Alb	albumin	血清アルブミン
ALP	alkaline phosphatase	アルカリホスファターゼ
ALT	alanine aminotransferase	アラニンアミノトランスフェラーゼ
Amy	amylase	アミラーゼ
AST	aspartate aminotransferase	アスパラギン酸アミノトランスフェラーゼ
BP	blood pressure	血圧
BUN	blood urea nitrogen	血中尿素窒素
CA125	carbohydrate antigen 125	糖鎖抗原125
CA15	carbohydrate antigen 15	糖鎖抗原15
CA19-9	carbohydrate antigen 19-9	糖鎖抗原19-9
Ccr	creatinine clearance	クレアチニンクリアランス
CEA	carcinoembryonic antigen	がん胎児性抗原
ChE	cholinesterase	コリンエステラーゼ
Cr	serum creatinine	血清クレアチニン

CRP	C-reactive protein	C反応性蛋白
CYFRA21-1	cytokeratin fragment 21-1	サイトケラチン19フラグメント
DUPAN-2	duke pancreatic monoclonal antigen type 2	―
e-GFR	estimated glomerular filtration rate	推定糸球体濾過量
Hb	hemoglobin	ヘモグロビン
HR	heart rate	心拍数
LDH	lactate dehydrogenase isozyme	乳酸脱水素酵素
NCC-ST-439	Nation Cancer Center-Stomach-439	―
NEUT	neutrophil	好中球
PIVKA-Ⅱ	protein induced by vitamin K absence (or antagonist)Ⅱ	ビタミンK欠乏性蛋白-Ⅱ
PLT	platelet count	血小板数
RBC	red blood cell count	赤血球数
RR	respiratory rate	呼吸数
SCC	squamous cell carcinoma	扁平上皮がん関連抗原
SPan-1	s-pancreas-1	―
TB	total bilirubin	血清総ビリルビン
TP	total protein	血清総蛋白
UA	serum uric acid	血清尿酸
WBC	white blood cell count	白血球数
γ-GTP	γ-glutamyl transpeptidase	γ-グルタミルトランスペプチダーゼ

抗がん薬

ADM, ADR	ドキソルビシン
BV	ベバシズマブ
Cape	カペシタビン
CBDCA	カルボプラチン
CDDP	シスプラチン
CPA, CPM	シクロホスファミド
CPT-11	イリノテカン
DTX	ドセタキセル
EPI	エピルビシン
ETP	エトポシド
5-FU	フルオロウラシル
GEM	ゲムシタビン
l-LV	レボホリナート
L-OHP	オキサリプラチン
L-PAM	メルファラン
MTX	メトトレキサート
OHP	オキサリプラチン
PTX	パクリタキセル
S-1	テガフール・ギメラシル・オテラシルカリウム配合剤
T-mab	トラスツズマブ
TOPO	トポテカン
UFT	テガフール・ウラシル配合剤
VCR	ビンクリスチン
VNR	ビノレルビン

目 次

第1章 肺がん
執　　筆：石丸博雅
執筆協力：西村直樹　　　　　　　　　　*1*

解　説

Ⅰ．肺がんの疫学・病態生理 ……………………… *1*
Ⅱ．肺がん患者に対する検査 ……………………… *1*
　1．集団検診の有用性 …………………………… *1*
　2．肺がんの検出方法 …………………………… *2*
　3．質的画像診断 ………………………………… *2*
　4．確定診断 ……………………………………… *2*
　5．分子診断 ……………………………………… *3*
Ⅲ．肺がんの国際病期分類 ………………………… *4*
Ⅳ．病期分類に基づく肺がんの治療 ……………… *5*
　1．非小細胞肺がん ……………………………… *5*
　2．小細胞肺がん ………………………………… *8*
Ⅴ．症　例 …………………………………………… *8*

症例解析

　1．問題リストの作成 …………………………… *11*
　2．SOAPチャートの作成 ……………………… *11*
　3．経過表の作成 ………………………………… *15*

第2章 乳がん
執　　筆：高山慎司
執筆協力：山内英子　　　　　　　　　　*18*

解　説

Ⅰ．乳がんの病態生理 ……………………………… *18*
Ⅱ．乳がん患者に対する検査 ……………………… *18*
Ⅲ．乳がんの病期分類 ……………………………… *19*
Ⅳ．乳がんの治療 …………………………………… *20*
　1．手術療法 ……………………………………… *20*
　2．放射線照射 …………………………………… *20*
　3．薬物療法 ……………………………………… *21*
　4．非浸潤性乳がんに対する標準治療 ………… *21*
　5．浸潤性乳がんに対する標準治療 …………… *21*
　6．高齢者乳がんに対する治療 ………………… *23*
Ⅴ．症　例 …………………………………………… *23*

症例解析

　1．問題リストの作成 …………………………… *25*
　2．SOAPチャートの作成 ……………………… *25*
　3．経過表の作成 ………………………………… *27*

第3章 卵巣がん
執　　筆：宇田川涼子
執筆協力：高橋健太　　　　　　　　　　*30*

解　説

Ⅰ．卵巣がんの病態生理 …………………………… *30*
Ⅱ．卵巣がん患者に対する診断と検査 …………… *30*
Ⅲ．卵巣がんの治療 ………………………………… *31*
　1．手術療法 ……………………………………… *31*
　2．初回化学療法(first-line chemotherapy) …… *31*
　3．維持化学療法(maintenance chemotherapy/
　　 consolidation chemotherapy) ……………… *34*
　4．腹腔内化学療法(intraperitoneal chemotherapy：
　　 IP療法) ………………………………………… *34*
　5．再発卵巣がんの化学療法(second-line
　　 chemotherapy) ……………………………… *34*
Ⅳ．症　例 …………………………………………… *35*

症例解析

　1．問題リストの作成 …………………………… *38*
　2．SOAPチャートの作成 ……………………… *38*
　3．経過表の作成 ………………………………… *41*

第4章　前立腺がん

執筆：池末裕明，平畠正樹　46
執筆協力：川喜田睦司

解説

- I. 前立腺がんの病態生理 　46
- II. 前立腺がん患者に対する診断と検査 　47
  - 1. PSA，直腸診，超音波検査 　47
  - 2. 前立腺生検 　47
  - 3. 病期診断 　47
- III. 前立腺がんの治療 　47
  - 1. 内分泌療法 　47
  - 2. 去勢抵抗性前立腺がんに対する治療 　49
  - 3. 骨転移に対する治療 　50
- IV. 症例 　51

症例解析

1. 問題リストの作成 　54
2. SOAPチャートの作成 　54
3. 経過表の作成 　56

第5章　食道がん

執筆：後藤愛実　60
執筆協力：紀　貴之

解説

- I. 食道がんの疫学・病態生理 　60
- II. 食道がん患者に対する診断と検査 　60
  - 1. 診　断 　60
  - 2. 検　査 　60
- III. 食道がんの治療 　61
  - 1. 非薬物療法 　61
  - 2. 薬物療法 　63
- IV. 症例 　64

症例解析

1. 問題リストの作成 　66
2. SOAPチャートの作成 　66
3. 経過表の作成 　70

第6章　胃がん

執筆：後藤愛実　71
執筆協力：後藤昌弘

解説

- I. 胃がんの疫学・病態生理 　71
- II. 胃がん患者に対する診断と検査 　71
  - 1. 診　断 　71
  - 2. 検　査 　71
- III. 胃がんの治療 　72
  - 1. 非薬物療法 　72
  - 2. 薬物療法 　72
- IV. 症例 　76

症例解析

1. 問題リストの作成 　78
2. SOAPチャートの作成 　78
3. 経過表の作成 　80

第7章　大腸がん

執筆：林　稔展　84
執筆協力：楠本哲也

解説

- I. 大腸がんの病態生理 　84
- II. 大腸がん患者に対する検査 　84
- III. 大腸がんの治療 　85
  - 1. 術後補助化学療法 　85
  - 2. 切除不能進行・再発大腸がんに対する化学療法 　86
- IV. 症例 　87

症例解析

1. 問題リストの作成 　91

2. SOAPチャートの作成 91
3. 経過表の作成 94

第8章　肝がん

執　　筆：若杉吉宣
執筆協力：大崎理英
99

解　説

Ⅰ．肝がんの疫学・病態生理 99
Ⅱ．肝細胞がん患者に対する診断と検査 100
　1．肝細胞がんのサーベイランスアルゴリズム・診断アルゴリズム 100
　2．肝障害と進行度の評価 101
Ⅲ．肝細胞がんの治療 102
　1．治療アルゴリズムによる治療法の選択 103
　2．肝動脈(化学)塞栓療法〔TA(C)E〕 103
　3．穿刺局所(局所壊死)療法 103
　4．化学療法(全身化学療法・肝動注化学療法) 103
Ⅳ．症　例 104

症例解析

1．問題リストの作成 106
2．SOAPチャートの作成 106
3．経過表の作成 108

第9章　膵がん

執　　筆：若杉吉宣
執筆協力：稲富　理
110

解　説

Ⅰ．膵がんの疫学・病態生理 110
Ⅱ．膵がん患者に対する診断と検査 110
　1．膵がんの検査 110
　2．膵がんの病期分類 111
Ⅲ．膵がんの治療 111
　1．補助療法 111
　2．化学放射線療法 113
　3．化学療法 113
Ⅳ．症　例 113

症例解析

1．問題リストの作成 115
2．SOAPチャートの作成 115
3．経過表の作成 117

第10章　血液腫瘍

執　　筆：鐙屋舞子，三浦昌朋
執筆協力：高橋直人
121

A　白血病　121

1　白血病総論　121

Ⅰ．病態生理 121
Ⅱ．臨床検査 121
Ⅲ．白血病の治療 122
Ⅳ．白血病あるいはその治療に合併して起こりうる病態と症状 123

2　急性骨髄性白血病(acute myeloid leukemia：AML)　123

Ⅰ．病態生理 123
Ⅱ．臨床検査 125
Ⅲ．治　療 125

3　急性リンパ性白血病(acute lymphoblastic leukemia：ALL)　126

Ⅰ．病態生理 126
Ⅱ．臨床検査 126
Ⅲ．治　療 126

4　慢性骨髄性白血病(chronic myelogenous leukemia：CML)　127

Ⅰ．病態生理 127
Ⅱ．臨床検査 127
Ⅲ．治　療 128

B　リンパ腫　130

Ⅰ．病態生理 130
Ⅱ．臨床検査 130

Ⅲ. ホジキンリンパ腫(HL)の治療 …………… 133	Ⅲ. 治　療 ………………………………… 138
Ⅳ. 非ホジキンリンパ腫(NHL)の治療 ………… 134	Ⅳ. 症　例 ………………………………… 141

C　多発性骨髄腫　　137

解　説
Ⅰ. 病態生理 ……………………………… 137
Ⅱ. 臨床検査 ……………………………… 137

症例解析
1. 問題リストの作成 …………………… 144
2. SOAPチャートの作成 ………………… 144
3. 経過表の作成 ………………………… 147

第11章　脳腫瘍
執　筆：庄司　学
執筆協力：清水宏明
　　　　150

解　説
Ⅰ. 脳腫瘍の疫学・病態生理 ……………… 150
　1. 髄膜腫(メニンジオーマ) …………… 150
　2. 神経膠腫(グリオーマ) ……………… 150
　3. 下垂体腺腫 ………………………… 150
Ⅱ. 脳腫瘍の診断と検査 …………………… 151
　1. 症　状 ……………………………… 151
　2. 検　査 ……………………………… 151
Ⅲ. 脳腫瘍の悪性度分類 …………………… 151

Ⅳ. 脳腫瘍の治療 …………………………… 151
　1. 対症療法 …………………………… 151
　2. 原発性脳腫瘍の治療 ………………… 152
Ⅴ. 症　例 ………………………………… 154

症例解析
1. 問題リストの作成 …………………… 156
2. SOAPチャートの作成 ………………… 156
3. 経過表の作成 ………………………… 157

付録　薬剤師による患者フォローとSOAPチャートの作成(全巻共通項目)　　執筆：高橋晴美　161

1. 患者情報の収集 ………………………………………………………………………………………… 162
2. 問題リストの作成 ……………………………………………………………………………………… 163
3. 問題点ごとの薬物療法の評価と立案(SOAPチャートの作成) …………………………………… 163
4. 治療経過のフォローアップ(経過表の作成) …………………………………………………………… 163

索　引　　165

謹告　著者ならびに出版社は，本書に記載されている内容について最新かつ正確であるよう最善の努力をしております．しかし，薬の情報および治療法などは医学の進歩や新しい知見により変わる場合があります．薬の使用や治療に際しては，読者ご自身で十分に注意を払われることを要望いたします．
株式会社　南江堂

第1章
肺がん

この疾患解説のゴール

1. 肺がんの疫学と病期分類について説明できる．
2. 非小細胞肺がんの治療方法について説明できる．
3. 小細胞肺がんの治療方法について説明できる．
4. 肺がん治療に投与される薬剤の特徴とその副作用について説明できる．

キーワード 非小細胞肺がん，扁平上皮がん，非扁平上皮がん，小細胞肺がん，限局型疾患，進展型疾患，国際病期分類，プラチナ製剤，分子標的薬，免疫チェックポイント阻害薬，放射線療法

解 説

I 肺がんの疫学・病態生理

わが国における肺がん死亡者数は年々増加し，2015年は男性5万3,208人，女性2万1,170人，合計7万4,378人と，男性では第1位，女性では第2位を占める重要な疾患となっている[1]．肺がんの明らかなリスクファクターは喫煙であり，扁平上皮がんや小細胞がんでは特に発症リスクが高くなることが知られている．喫煙以外に，慢性閉塞性肺疾患（chronic obstructive pulmonary disease：COPD），大気汚染（特にPM2.5），職業的曝露（アスベスト，ラドン，ヒ素，クロロメチルエーテル，クロム酸，ニッケル）などさまざまな原因が指摘されている．

肺がんは，その組織型から小細胞肺がんと非小細胞肺がんに大別され，さらに非小細胞肺がんは腺がん，扁平上皮がん，大細胞がんに細分される．また，発生する部位によって肺門型と肺野型に分類される．肺門型肺がんとは気管支の比較的太い場所から発生した肺がんのことで，中枢型肺がんとも呼ばれる．一方，肺野型肺がんは気管支の奥から発生した肺がんのことで，肺の外側に生じる．

肺がんの治療は早期発見による手術が基本であるが，初期には特異的な自覚症状に乏しく，健康診断時の胸部単純X線所見で偶然発見される症例もある．胸部単純X線を用いた肺がんの年次検診は，米国の大規模無作為化比較試験[2]で肺がんの死亡率を低下させないことが報告されたが，低線量CTを用いた米国の大規模無作為化比較試験[3]で，55～74歳の年間30箱以上の喫煙者（高危険群）で胸部単純X線に対し20％の死亡率低下を認めたとの報告がある．

肺門型肺がんでは咳嗽，喀痰，血痰，発熱，呼吸困難，胸痛などを認めるが，肺野型肺がんでは無症状のことが多く，進行に伴い自覚症状が出現する．症状発見の肺がんは，検診発見の肺がんに比べ進行肺がんの頻度が高く，予後が悪いとされている．

II 肺がん患者に対する検査

日本肺癌学会『EBMの手法による肺癌診療ガイドライン 悪性胸膜中皮腫・胸腺腫瘍含む 2017年版』[4]を参考に，診断の概要を以下に示す．

1 集団検診の有用性

1970年代における米国とチェコスロバキアでの無作為化比較試験では，胸部単純X線写真と喀痰細胞診を用いた肺がん検診は，肺がん死亡率の低下をもたらさないと結論された．しかし，1990年代に日本で行われた5報の症例対照研究のうちの4報では，有意な肺がん死亡率の減少効果が示されており，残りの1報でも同様の傾向であった．検診における有効性評価は，人種間の差異のみならず地域の検診システムに大きな違いがあるため，最近のわが国からの報告を重視することが妥当であると考えられている．わが国から

表1 肺がんの検出方法とその特徴

検出項目	推奨グレード	意義・役割・評価
胸部X線写真	A	・簡便で普及している ・検出感度は約80％程度とされるが，小型腺癌では約23％にとどまる ・読影には熟練を要する
胸部CT	A	・肺がん検出目的に胸部X線写真に異常がある場合に実施 ・現時点では最も有力な検査方法 ・肺癌の検出感度93.3〜94.4％，特異度72.6〜73.4％であり，胸部X線写真（検出感度59.6〜73.5％，特異度91.3〜94.1％）よりも有用との報告もある．特に，早期肺癌においてはその検出率の向上がみられる
喀痰細胞診	A	・中心型早期肺がんの唯一のスクリーニング法であり，また非侵襲的で簡便に行える ・肺がん症例における喀痰細胞診の検出感度は40％ ・喀痰細胞診を胸部X線写真に追加するスクリーニング法の有用性を検討したランダム化比較試験では，5年生存率が上昇することが示され，有意差がないものの死亡率を12％低下させる傾向がみられた
腫瘍マーカー	D	・補助診断，治療効果のモニタリング，再発診断として有用 ・非小細胞肺がん症例に対する検出感度は，CYFRA21-1が41〜65％，CEA，SLX，CA19-9，CA125 SCC，TPAの感度はCYFRA21-1より低い ・小細胞肺がん症例に対する検出感度は，NSEが47％，ProGRPが45％程度 ・CEA，CYFRA21-1，ProGRP，NSEなどの腫瘍マーカーの変動は腫瘍の病期あるいは治療効果と良好に相関
PET/CT	D	・検出感度は83〜96％，特異度78〜91％であるが，腫瘍径10mm未満の病変や組織学的に低悪性度の病変に対し，偽陰性を呈しやすい

A：行うよう強く勧められる，D：行わないよう勧められる
〔日本肺癌学会（編）：EBMの手法による肺癌診療ガイドライン 悪性胸膜中皮腫・胸腺腫瘍含む 2017年版（http://www.haigan.gr.jp/guideline/2017/1/1/170101010100.html）より許諾を得て改変し転載〕［参照 2018-3-6］

の報告では，がん死亡率減少効果を示す相応な証拠が示され，二重読影，比較読影などを含む標準的な方法が行われている場合に限定し，対策型検診・任意型検診として非高危険群に対する胸部単純X線検査，および高危険群に対する胸部単純X線検査と喀痰細胞診併用法を推奨している．

ただし，いずれも比較的短期間の観察による研究が多く，長期間の生存率に関しては議論されているのが現状である．

2 肺がんの検出方法

胸部単純X線写真，胸部CT，喀痰細胞診などがあり，単独ないしは組み合わせて用いることが強く勧められている．腫瘍マーカーおよびPET/CTは，肺がん検出目的に最初に行うことは勧められない（表1）[4]．

3 質的画像診断

肺がんの質的画像診断は，胸部CT（高分解能CT，造影CT），MRI，PET，およびこれらの画像の経時的比較などの方法を単独または組み合わせて行われている．特に，高分解能CT（薄層CT）は容易に施行可能で，肺がんの微細形態評価が可能であることから，有用な検査方法である．一方，造影CTによる結節の質的診断を強く勧めるだけの根拠は明確にされておらず，FDG-PET/CTはある程度の除外診断ないし重要な所見が得られ，肺結節の良悪性鑑別の補助診断として考慮しても良い（表2）[4]．

4 確定診断

一部の手術例を除き，組織診断もしくは細胞診断を治療開始前に行うことが強く勧められる．その方法としては，気管支鏡下生検，経皮針生検，胸腔鏡下生検，開胸肺生検などがあり，患者の病状と施設の状況から適切な方法が選択される．中枢気管支病変を疑う場合，気管支鏡下生検を施行することが勧められる．一方，肺野結節については，病変の大きさ，部位，術者の熟練度などを考慮して気管支鏡下生検が推奨されている．また，経皮針生検は肺野結節・縦隔病変の組織診断に有効であるが，穿刺経路に播種させることもあるため，適応症例を選択すべきである．胸腔鏡下生検や開胸肺生検は気管支鏡下生検や経皮針生検と比較して侵襲が大きいため，適応にあたってはその必要性を十分に考慮して行うよう勧められる（表3）[4]．

表2 肺がんの質的画像診断方法とその特徴

検出項目	推奨グレード	意義・役割・評価
高分解能CT（薄層CT）	A	CT所見の病理学的裏付けが実証され，さらに肺癌の種々の組織型にみられる頻度の高いCT所見が明らかになっている．良性結節と肺癌の間に所見のオーバーラップがかなりみられ，結節の大きさや種類によって感度や特異度の値が大きくばらつく
造影CT 造影MRI	C1	造影CTで造影効果がほとんどみられない場合（15 HU以下）には強く良性が示唆されるが，造影された場合の質的診断は困難．MRIについては，良悪性鑑別や精査必要性の判断に有用との報告がある
FDG-PET/CT	C1	CTより高い診断能をもつことが示唆されるが，比較定量性に問題が多く，日常診療で標準的な指標として勧められない．肺結節の良悪性鑑別診断にFDG-PETを用いることは補助診断として有用である
画像による経過観察	C1	CT技術の進歩によって，小結節が数多く検出されるようになり，その扱いをどのようにすべきかが大きな問題になっている．CTによる3次元的形態のフォローアップとともに容量測定などの定量的手法，また経時的な腫瘍体積計測とPETを併せた所見を用いて良悪性鑑別を行う報告もあるが，測定誤差もあり経過観察には慎重な対応が求められる

A：行うよう強く勧められる
C：行うよう勧めるだけの根拠が明確でない
〔日本肺癌学会（編）：EBMの手法による肺癌診療ガイドライン 悪性胸膜中皮腫・胸腺腫瘍含む 2017年版（http://www.haigan.gr.jp/guideline/2017/1/1/170101040100.html）より許諾を得改変し転載〕[参照 2018-3-6]

表3 肺がんの確定診断方法とその特徴

検出項目	推奨グレード	意義・役割・評価
気管支鏡下生検	A（中枢気管支の病変）B（肺結節）	中心型肺癌に対する気管支鏡の診断感度は44〜88％である．末梢の肺結節に対しては気管支鏡の感度は43〜78％であり，超音波内視鏡やナビゲーションシステムを用いることで診断能が向上している
経皮針生検	C1	気管支鏡で診断困難な肺結節，縦隔病変の診断に有効．空気塞栓，腫瘍細胞の播種，気胸などの合併症の可能性を考慮し，適応症例を選択する
胸腔鏡下または開胸による生検	C1	画像診断で悪性が強く疑われ，経気管支肺生検や経皮針生検による診断が困難な症例では胸腔鏡による診断を施行される場合もある．ほぼ100％の感度，特異度をもつ．しかし全身麻酔が必要で侵襲が高く，手術による死亡率は0〜0.5％，合併症の頻度は3〜9.6％で，その内訳は，無気肺，肺炎，エアリークが含まれる

A：行うよう強く勧められる
B：行うよう勧められる
C：行うよう勧めるだけの根拠が明確でない
〔日本肺癌学会（編）：EBMの手法による肺癌診療ガイドライン 悪性胸膜中皮腫・胸腺腫瘍含む 2017年版（http://www.haigan.gr.jp/guideline/2017/1/1/170101020100.html）より許諾を得改変し転載〕[参照 2018-3-6]

5 分子診断

a EGFR遺伝子

EGFR（上皮成長因子受容体）遺伝子検査は，非小細胞肺がんにおけるEGFR-チロシンキナーゼ阻害薬（TKI）治療の適応を決定するために行うよう勧められている．EGFR遺伝子変化の有無がEGFR-TKIであるゲフィチニブ，エルロチニブ塩酸塩，アファチニブマレイン酸塩の効果予測因子であることが示されており，プラチナ併用療法と比較して無増悪生存期間（PFS）の有意な延長が報告されている．また，上記TKIの耐性遺伝子であるT790Mを含むEGFR遺伝子検査は，EGFR-TKI使用歴のあるEGFR T790M遺伝子変異陽性非小細胞肺がん症例において，オシメルチニブメシル酸塩単剤による治療の適否を決定するために行うよう勧められる．

b ALK融合遺伝子転座

ALK（anaplastic lymphoma kinase）融合遺伝子検査は，原則的に腺がん成分を有する組織型に行うが，腺がん成分を含まない組織型でも考慮して良いとされ，ALK融合遺伝子阻害薬による治療の適否を決定するために行うことが推奨されている．クリゾチニブ単剤がプラチナ製剤併用療法と比較してPFSの有意な延長をもたらすことが報告されている．ALK融合遺伝子阻害薬であるクリゾチニブ，アレクチニブ塩酸塩の添付文書には，ALK融合遺伝子陽性が確認された患者に用いることと規定されており，ALK融合遺伝子検査は必須である．

ALK融合遺伝子検査としてはFISH法が最も確立された検査法であり標準検査と考えられるが，高価な検査でありスクリーニングには不向きである．高感度IHC法はスクリーニング検査に適しており，高感度

表4 TNM分類（肺癌取扱い規約第8版）

T（原発腫瘍）	TX：原発腫瘍の存在が判定できない，あるいは，喀痰または気管支洗浄液細胞診でのみ陽性で画像診断や気管支鏡では観察できない T0：原発腫瘍を認めない Tis：上皮内癌（carcinoma in situ）：肺野型の場合は，充実成分径0 cmかつ病変全体径≦3 cm T1：腫瘍の充実成分径≦3 cm，肺または臓側胸膜に覆われている，葉気管支より中枢への浸潤が気管支鏡上認められない（すなわち主気管支に及んでいない） 　T1mi：微小浸潤性腺癌：部分充実型を示し，充実成分径≦0.5 cmかつ病変全体径≦3 cm 　T1a：充実成分径≦1 cmかつTis・T1miには相当しない 　T1b：充実成分径>1 cmでかつ≦2 cm 　T1c：充実成分径>2 cmでかつ≦3 cm T2：充実成分径>3 cmでかつ≦5 cm，または充実成分径≦3 cmでも以下のいずれかであるもの 　・主気管支に及ぶが気管分岐部には及ばない 　・臓側胸膜に浸潤 　・肺門まで連続する部分的または一側全体の無気肺か閉塞性肺炎がある 　T2a：充実成分径>3 cmでかつ≦4 cm 　T2b：充実成分径>4 cmでかつ≦5 cm T3：充実成分径>5 cmでかつ≦7 cm，または充実成分径≦5 cmでも以下のいずれかであるもの 　・臓側胸膜，胸壁（superior sulcus tumorを含む），横隔神経，心膜のいずれかに直接浸潤 　・同一葉内の不連続な副腫瘍結節 T4：充実成分径>7 cm，または大きさを問わず横隔膜，縦隔，心臓，大血管，気管，反回神経，食道，椎体，気管分岐部への浸潤，あるいは同側の異なった肺葉内の副腫瘍結節
N（所属リンパ節）	NX：所属リンパ節評価不能 N0：所属リンパ節転移なし N1：同側の気管支周囲かつ/または同側肺門，肺内リンパ節への転移で原発腫瘍の直接浸潤を含める N2：同側縦隔かつ/または気管分岐下リンパ節への転移 N3：対側縦隔，対側肺門，同側あるいは対側の前斜角筋，鎖骨上窩リンパ節への転移
M（遠隔転移）	MX：遠隔転移評価不能 M0：遠隔転移なし M1：遠隔転移がある 　M1a：対側肺内の副腫瘍結節，胸膜または心膜の結節，悪性胸水（同側・対側），悪性心嚢水 　M1b：肺以外の一臓器への単発遠隔転移がある 　M1c：肺以外の一臓器または多臓器への多発遠隔転移がある

〔日本肺癌学会（編）：臨床・病理 肺癌取扱い規約第8版，金原出版，東京，p7，2017より許諾を得て転載〕

IHC法でスクリーニングし，FISH法で確認を行うことが推奨されている．RT-PCR法は，既知のALK融合遺伝子の確認としては確実な方法であるが，未知の融合体は検出できないこと，高品質なRNAが必要なことから推奨度は低い．それぞれ検体としては，手術検体，生検検体，気管支洗浄液，胸水，心嚢液，気管支擦過細胞診検体や吸引細胞診検体などを用いることができる．

c 免疫チェックポイント機構

免疫チェックポイントに関与する物質で，現在臨床応用されているものにPD-1（programmed cell death-1）とPD-L1（programmed cell death-1 ligand-1），そしてCTLA-4（細胞傷害性Tリンパ球抗原-4）経路がある．PD-1とは，T細胞上にあるPD-L1の受容体であり，PD-L1は，がん細胞から発現しているリガンドである．PD-L1がPD-1と結合し，がん細胞からT細胞へ抑制シグナルを送ることによりその働きを抑制もしくは停止させる共同抑制因子として働く，免疫チェックポイント受容体と考えられている．このPD-1受容体に特異的に結合する抗体を薬として利用することで，PD-L1とPD-1の結合を阻害する．その結果，活性化T細胞における抑制的調節を遮断し，腫瘍抗原特異的なT細胞の増殖，活性化および細胞傷害活性の増強により腫瘍増殖を抑制する．

CTLA-4は，T細胞の表面に発現する免疫チェックポイント受容体の1つであり，がん細胞はCTLA-4とそのリガンドである樹状細胞上のCD80およびCD86と結合し，免疫応答の進行を抑制，T細胞の活性化とともに増殖して，T細胞がメモリーT細胞になる能力を低下させる．

III 肺がんの国際病期分類[5]

非小細胞肺がんは，特にその病期と予後との相関が強く，治療方針も病期により大きく異なる．したがって，病期を理解し，その後の治療方針を立てることは臨床上重要である．現在，悪性腫瘍の病期分類には，共通の国際比較基準としてTNM分類が広く受け入れられている．2017年1月1日より現行のUICC-7からUICC-8に変更となった（表4[5], 5[5]）．

表5 Stage Grouping (8th edition)

	N0	N1	N2	N3	M1a	M1b	M1c
T1a	ⅠA1	ⅡB	ⅢA	ⅢB	ⅣA	ⅣA	ⅣB
T1b	ⅠA2	ⅡB	ⅢA	ⅢB	ⅣA	ⅣA	ⅣB
T1c	ⅠA3	ⅡB	ⅢA	ⅢB	ⅣA	ⅣA	ⅣB
T2a	ⅠB	ⅡB	ⅢA	ⅢB	ⅣA	ⅣA	ⅣB
T2b	ⅡA	ⅡB	ⅢA	ⅢB	ⅣA	ⅣA	ⅣB
T3	ⅡB	ⅢA	ⅢB	ⅢC	ⅣA	ⅣA	ⅣB
T4	ⅢA	ⅢA	ⅢB	ⅢC	ⅣA	ⅣA	ⅣB

〔日本肺癌学会（編）：臨床・病理 肺癌取扱い規約第8版，金原出版，東京，p6，2017より許諾を得て改変し転載〕

一方，小細胞肺がんに対する病期はTNM分類ではなく，胸部に腫瘍が限局する患者〔限局型（limited disease：LD)〕と遠隔転移のある患者〔進展型（extensive disease：ED)〕とに大別されることが多い．LDは，原発巣と同側の胸郭，縦隔，または同側鎖骨上リンパ節に腫瘍が限局している．大きな肺腫瘍，対側鎖骨上リンパ節転移などのある患者は，グループによってLDに入ることもあれば，除外されることもある．胸水を認める患者は，LDおよび血行性転移を認めるEDとの中間的な予後に分類される．一方，EDは鎖骨上部を越えて腫瘍が広がっており，遠隔転移を認める患者が含まれる．また，小細胞肺がんにおけるTNM分類は，手術単独あるいは手術が含まれる集学的治療が行われた患者には重要であるとされている．国際肺癌学会（IASLC）による小細胞肺がんのTNM分類では，TNM病期のⅠ～Ⅲ期がLDと一致し，EDは遠隔転移を認める患者に限定されている．

Ⅳ 病期分類に基づく肺がんの治療

1 非小細胞肺がん

手術は，非小細胞肺がんに対する治癒の可能性が最も高い治療法である．さらに，術後の補助化学療法は，患者に追加的な有効性をもたらしている．化学療法と併用する放射線療法では一部の患者に治療を，大部分の患者に症状の緩和をもたらすことが期待される．また，進行期疾患の患者では，化学療法に加え，分子標的薬や免疫チェックポイント阻害薬の登場により生存期間中央値（MST）の飛躍的な改善が見込めるようになってきた．

化学療法には疾患に関連した症状に対する短期的な改善効果がある．複数の臨床試験で，化学療法の腫瘍関連症状および患者QOLに対する影響を評価する試みが行われ，化学療法が患者QOLを悪化させることなく腫瘍関連症状を改善できることが示唆されている．

a 潜伏がん

原発腫瘍の部位および性質を明確にするための診断的評価は，必要に応じて綿密な経過観察（たとえば胸部CT）を行いつつ，胸部単純X線および気管支鏡下生検により行うことが多い．このような方法で発見されるのは通常，早期の腫瘍であり，外科的切除による治癒が可能である．

b 0期

肺の上皮内（in situ）がんである．上皮内がんは，頻繁に浸潤がんに進行する．気管支鏡下生検により病変が発見されれば，治癒が期待できる治療法を選択できる．このような腫瘍は非浸潤性であり，転移能力をもたないため，外科的切除による治癒が可能である．

c Ⅰ期

非小細胞肺がんでは組織型（腺がんと扁平上皮がん）による予後の有意差は認められていない．患者が手術可能な状態にあると判断された場合，ⅠA期，ⅠB期の非小細胞肺がんに対しては肺葉切除を行うよう強く勧められる．また，術後補助化学療法は，腺がんにおいてHR 0.69（95% CI：0.56～0.85），扁平上皮がんではHR 0.82（95% CI：0.57～1.19）であった[6]．よって，腫瘍径が2 cmを超えるⅠA期のT1bN0M0およびⅠB期完全切除例の術後補助化学療法として，テガフール・ウラシル配合剤療法は腺がん症例では推奨され，扁平上皮がん症例では考慮する．

d Ⅱ期

患者が手術可能な状態にあると判断された場合，ⅡA期，ⅡB期の非小細胞肺がんでは肺門縦郭リンパ節郭清を行い，肺葉切除以上の手術を行うよう強く勧められる．また，手術不能な患者で十分な肺予備能がある場合には，根治を目的とした放射線療法を選択する．さらに，腫瘍を完全切除された患者はシスプラチン併用化学療法を行うことで有意な生存期間の延長が認められている．また，術前の化学療法については外

表6 Eastern Cooperative Oncology Group (ECOG) によるPSスコア

Score	定義
0	全く問題なく活動できる．発病前と同じ日常生活が制限なく行える
1	肉体的に激しい活動は制限されるが，歩行可能で，軽作業や座っての作業は行うことができる（例：軽い家事，事務作業）
2	歩行可能で自分の身の回りのことはすべて可能だが作業はできない．日中の50％以上はベッド外で過ごす
3	限られた自分の身の回りのことしかできない．日中の50％以上をベッドか椅子で過ごす
4	全く動けない．自分の身の回りのことは全くできない．完全にベッドか椅子で過ごす

（JCOGホームページ〈http://www.jcog.jp/〉）［参照 2018-3-6］

科的切除を容易にする腫瘍サイズの減少，微小転移の早期根絶は期待できるものの，手術を遅延させうる点に注意が必要である．

e ⅢA期

ⅢA期の患者に対する治療は，予後の観点からさまざまに分類可能な母集団であり，治療方針については呼吸器外科医を含む集学的治療チームによる決定が勧められる．治療方法は，患者の病状や治療環境に応じて，放射線療法，化学療法，手術，およびこれらの治療法を合わせた併用療法が考えられる．腫瘍およびリンパ節の完全切除が可能な患者では，手術とその後の術後補助化学療法による有効性が期待できる．患者はシスプラチン併用化学療法を選択することが推奨されている．一方，切除不能なⅢA期N2非小細胞肺がんでは放射線療法の単独実施，化学療法との同時照射が有効である．

f ⅢB期

手術単独治療による有効性は認められず，腫瘍部位および患者のPS（performance status）（表6）に応じた化学療法，化学療法併用放射線療法，または放射線療法単独が選択される．PS 0～1の患者では，化学療法併用放射線療法が推奨される．化学療法と放射線療法の併用時期は，同時のほうが併用効果は高い．同時併用では，急性の有害事象の頻度が高く注意が必要であるが，慢性の有害事象は，逐次併用と同等である．PSが不良な患者では，肺がんに関連する症状（咳嗽，呼吸困難，喀血，疼痛など）を緩和するために胸部放射線療法を選択することもできる．

g Ⅳ期非小細胞肺がん（非扁平上皮がん）の一次治療

Ⅳ期非小細胞肺がんの一次治療では，非扁平上皮がんと扁平上皮がんに分類し，非扁平上皮がんでは，さらに*EGFR*遺伝子変異および*ALK*融合遺伝子転座およびPD-L1発現率を検査する．また，腺がんが含まれない組織の場合でも，*EGFR*遺伝子変異，*ALK*融合遺伝子転座の検索を考慮し，*EGFR*遺伝子変異陽性あるいは*ALK*融合遺伝子転座陽性の場合は，非扁平上皮がんに準じて治療を行う．

1. *EGFR*遺伝子変異陽性

*EGFR*遺伝子変異陽性患者では，進行非小細胞肺がんを対象にしたEGFR-TKI単剤とプラチナ製剤併用療法の比較第Ⅲ相試験において，一貫してEGFR-TKI単剤のプラチナ製剤併用療法に対するPFSの有意な延長が報告され，QOL指標の一部が改善することも示されていることから，PS 0～1，75歳未満に対してはEGFR-TKI単剤治療が強く推奨されている．また，*EGFR*遺伝子変異陽性患者において，全治療期間におけるEGFR-TKI単剤と殺細胞性抗がん薬の投与順序に関しては，現時点で明確な結論はないが，*EGFR*遺伝子変異陽性患者に対してはEGFR-TKI単剤による治療を逸しないことが推奨される．

また，PS 0～1，75歳以上の*EGFR*遺伝子変異陽性進行非小細胞肺がん患者においても，国内での第Ⅱ相試験において，ゲフィチニブ単剤またはエルロチニブ塩酸塩単剤ともに若年者と同等の有効性と安全性が報告されている．

アファチニブマレイン酸塩単剤に関しては，65歳以上は65歳未満と同等の有効性が報告されているが，75歳以上の高齢者における安全性の検討は十分ではない．EGFR-TKIの主な毒性は，下痢，皮疹，爪囲炎，肝機能障害などである．

2. *ALK*融合遺伝子阻害薬

*ALK*融合遺伝子は，非小細胞肺がんの約3～5％に認められ，そのなかでも特異的に腺がんに多くみられる．ALKはインスリン受容体スーパーファミリーに属する受容体型チロシンキナーゼである．なお，第2染色体短腕の逆位によって生じる*EML4*（echinoderm

第1章 肺がん

microtubule associated protein-like 4）遺伝子と *ALK* 遺伝子の融合変異体が 2007 年に発見されたが，*EML4-ALK* 融合遺伝子は，ほとんどが腺がんにしか認められず，*EGFR* 遺伝子変異や *KRAS* 遺伝子変異とは趣を異にする．

クリゾチニブは PS 0〜2，*ALK* 融合遺伝子陽性の進行非小細胞肺がん（非扁平上皮がん）患者において，クリゾチニブのプラチナ製剤併用療法に対する PFS の有意な延長が報告されたことに加え，アレクチニブ塩酸塩単剤がクリゾチニブ単剤よりも PFS を延長することが報告されたことから，アレクチニブ塩酸塩単剤による治療が推奨されている．PS 3〜4 の *ALK* 融合遺伝子陽性患者における有効性・安全性に関するデータは乏しく，有害事象の報告もあるため，行うよう推奨できる根拠はない．

3. 免疫チェックポイント阻害薬

EGFR 遺伝子変異や *ALK* 融合遺伝子転座がなく，PD-L1 陽性細胞が 50％以上の PS 0〜1 のⅣ期非小細胞肺がん（非扁平上皮がん）患者では，ペムブロリズマブ単剤 200 mg/body 3 週ごとと殺細胞性抗がん薬を比較する第Ⅲ相試験[7]において，ペムブロリズマブ vs 殺細胞性抗がん薬は PFS 中央値 10.3 ヵ月 vs 6.0 ヵ月（HR 0.50，95％ CI：0.37〜0.68，*P*＜0.001），全生存期間（OS）は中央値が得られず（HR 0.60，95％ CI：0.41〜0.89，*P*＝0.005），全奏効率（ORR）44.8％ vs 27.8％であったことから，PD-L1 陽性細胞が 50％以上確認された患者では初回化学療法としてペムブロリズマブ単剤が推奨されている．PD-L1 陽性細胞が 50％未満であれば，殺細胞性抗がん薬による治療を行う．

4. 殺細胞性抗がん薬

メタアナリシスにより，緩和治療に対し，殺細胞性抗がん薬が PS 0〜2 の全身状態良好なⅣ期非小細胞肺がん患者の生存に有意に寄与していることが示されている．

PS 0〜1 の 75 歳未満症例であれば，プラチナ製剤併用療法±ベバシズマブまたはプラチナ製剤併用療法±維持療法を行う．PS 0〜1 の 75 歳以上症例および PS 2 の症例では，非プラチナ製剤単独かカルボプラチン併用の第 3 世代抗がん薬による治療を行う．

QOL に関しては，第 3 世代抗がん薬単剤は緩和治療と比較して QOL が改善することが報告されている．ゲフィチニブ単剤は *EGFR* 遺伝子変異陽性患者を対象としたカルボプラチン＋パクリタキセルとの第Ⅲ相試験において QOL 指標の一部が有意に優れていたことが示されている．しかし，PS 3〜4 に対する化学療法（殺細胞性抗がん薬・EGFR-TKI）の有効性については示されていない．

h 非小細胞肺がん（扁平上皮がん）の一次治療

1. PS 0〜1 患者

PD-L1≧50％の PS 0〜1 患者では，ペムブロリズマブ単剤による治療を行う．PD-L1 陽性細胞が 50％未満の場合または不明の場合は，75 歳未満であれば，プラチナ製剤併用療法を行う．PS 0〜1 の 75 歳以上症例および 75 歳未満の PS 2 の症例では，第 3 世代抗がん薬単独かカルボプラチン併用の第 3 世代抗がん薬による治療を行う．ペメトレキセドナトリウム水和物は扁平上皮がんに対して効果が劣るため行わない．またベバシズマブは，扁平上皮がんでは出血リスクが高いため行わないよう勧められている．

2. PS 2 患者

PS 2 の扁平上皮がん患者では，第 3 世代抗がん薬単独療法が行われる．また，毒性が耐用可能と思われる患者では，プラチナ製剤併用による治療を考慮しても良い．

3. PS 3〜4 患者

PS 3〜4 の扁平上皮がん患者に化学療法は推奨されない．

i 非小細胞肺がん（非扁平上皮がん）の二次治療以降

1. *EGFR* 遺伝子変異陽性の場合

PS 0〜2 の非扁平上皮がんでは，*EGFR* 遺伝子変異陽性で一次治療で EGFR-TKI 未治療の場合，EGFR-TKI 単剤治療を行う．PS 3〜4 症例では，*exon 19* 欠失と *L858R* 変異陽性例で，ゲフィチニブ単剤療法によりその約 80％で PS が改善したデータがあり，ゲフィチニブ単剤での治療を考慮する．一方，他の *exon 18〜21* 遺伝子変異症例では，経過観察となる．一次治療で EGFR-TKI を使用した場合，*EGFR T790 M* 遺伝子変異陽性で PS 0〜1 ならば，オシメルチニブメシル酸塩単剤で治療を行う．*EGFR T790 M* 遺伝子変異陰性または不明の PS 0〜1 の場合，*EGFR* 遺伝子変異，*ALK* 融合遺伝子転座，*ROS1* 遺伝子転座陰性，PD-L1 陽性細胞 50％未満もしくは不明の場合の一次治療に準じて行う．PS 2 の場合，*EGFR* 遺伝子変異，*ALK* 融合遺伝子転座，*ROS1* 遺伝子転座陰性もしくは不明の一次治療に準じて行う．PS 3〜4 では，化学療法は推奨されない．

2. *ALK* 融合遺伝子転座陽性の場合

ALK 融合遺伝子転座陽性で一次治療で ALK-TKI 未使用の場合，PS 0〜2 ではアレクチニブ塩酸塩単剤かクリゾチニブ単剤による治療を行う．PS 3〜4 では，化学療法は推奨されない．一次治療でクリゾチニブ使用の PS 0〜1 の場合，*EGFR* 遺伝子変異，*ALK* 融合遺伝子転座，*ROS1* 遺伝子転座陰性，PD-L1 陽性細胞が 50％未満もしくは不明の場合の一次治療に準じて行う

か，アレクチニブ塩酸塩単剤またはセリチニブ単剤による治療を行い，PS 2では，EGFR遺伝子変異，ALK融合遺伝子転座，ROS1遺伝子転座陰性もしくは不明の一次治療に準じて行う．

また，一次治療でアレクチニブ塩酸塩を使用のPS 0～1の場合では，EGFR遺伝子変異，ALK融合遺伝子転座，ROS1遺伝子転座陰性，PD-L1陽性細胞50％未満もしくは不明の一次治療に準じて行う．PS 2の場合は，EGFR遺伝子変異，ALK融合遺伝子転座，ROS1遺伝子転座陰性もしくは不明の一次治療に準じて行う．いずれの場合も，PS 3～4では化学療法は推奨されない．

3. ROS1遺伝子転座陽性

一次治療でクリゾチニブ未使用の場合，PS 0～2ではクリゾチニブ単剤による治療を行う．一次治療でクリゾチニブ使用のPS 0～1の場合，EGFR遺伝子変異，ALK融合遺伝子転座，ROS1遺伝子転座陰性，PD-L1陽性細胞50％未満もしくは不明の一次治療に準じて行う．PS 2の場合，EGFR遺伝子変異，ALK融合遺伝子転座，ROS1遺伝子転座陰性もしくは不明の一次治療に準じて行う．PS 3～4では，化学療法は推奨されない．

4. EGFR遺伝子変異，ALK融合遺伝子転座，ROS1遺伝子転座陰性のPD-L1≧1％

一次治療でペムブロリズマブ未使用の場合およびPS 0～1の場合は，PD-1阻害薬，ドセタキセル水和物±ラムシルマブ，ペメトレキセドナトリウム水和物単剤あるいはS-1単剤のいずれかを行う．PS 2では，PD-1阻害薬は推奨されず，ドセタキセル水和物±ラムシルマブ，ペメトレキセドナトリウム水和物単剤あるいはS-1単剤のいずれかを行う．PS 3～4では化学療法は勧められない．

j 非小細胞肺がん（扁平上皮がん）の二次治療以降

1. ペムブロリズマブ未使用患者

PS 0～1のペムブロリズマブ未使用患者では，PD-1阻害薬，ドセタキセル水和物±ラムシルマブ，またはS-1単剤による治療を行う．PS 2の患者では，ドセタキセル水和物±ラムシルマブ，またはS-1単剤による治療を行う．PS 3～4では化学療法は勧められない．

2. ペムブロリズマブ使用患者

PS 0～1の75歳未満の患者では，プラチナ製剤併用療法を行う．PS 0～1の75歳以上の症例および75歳未満のPS 2の症例では，扁平上皮がんの一次治療に準じて治療を行う．

2 小細胞肺がん

a 限局型疾患（LD）

化学療法と胸部放射線療法（thoracic radiotherapy：TRT）とを併用する集学的治療は，LD型小細胞肺がん患者に対する標準治療である．なかでもⅠ期（特にcT1N0M0）においては外科切除単独あるいはこれに化学療法，放射線療法を加えることで，5年生存率が40～70％に達する．複数メタアナリシスにて，化学療法とTRTの有用性が示されている．化学療法にTRTを併用するタイミングとして，早期同時併用が推奨されている．プラチナ製剤およびエトポシドとTRTとの併用が最も広く用いられている治療法である．さらに，完全寛解が得られた患者には予防的全脳照射（prophylactic cranial irradiation：PCI）が標準的治療として行われる．PCIは3年脳転移再発のリスクを有意に低下させ，3年生存率を有意に上昇させている．

b 進展型疾患（ED）

プラチナ製剤を含む併用化学療法が推奨される．70歳以下のPS 0～2の患者にはシスプラチンとイリノテカン塩酸塩水和物併用療法が推奨され，71歳以上75歳未満のPS 0～2患者および70歳以下でイリノテカン塩酸塩水和物の毒性が懸念される患者では，シスプラチンとエトポシドの併用療法が推奨されている．シスプラチンが一括投与できない，75歳以上，PS 3の患者では，カルボプラチンとエトポシド併用療法が選択される．

c 再発小細胞肺がん

初回の化学療法が終了後，45日を経過して再発したsensitive relapseでは，ノギテカン塩酸塩による治療が標準療法であるが，各臨床試験の総例も少なく，確立した標準療法ではない．

一方，化学療法に反応しないか，または治療開始当初は反応しても治療完了の45日以内に再燃したrefractory relapseに対しては，化学療法の意義は確立していない．しかし，わが国で実施されたrefractory relapseに対するアムルビシン塩酸塩の第Ⅱ相臨床試験では，奏効率32.9％，MST 8.9ヵ月であり，全身状態が良好であれば，アムルビシン塩酸塩を含む単剤の化学療法が考慮される．

Ⅴ 症　例

患者は60歳，男性．PS 0の非小細胞肺がん　肺腺がん，T1N1M1b StageⅣAの患者である．今年の健康診断時に施行された胸部単純X線検査で，左上肺

野の異常陰影を初めて指摘された．呼吸器内科に紹介となり，精査目的に胸部CT，気管支鏡下生検，骨シンチグラフィーを施行した．精査の結果，左上葉に約 2.5 cm の腫瘤を認め，T1N1M1b（OSS）Stage ⅣA と診断された．遺伝子検査では，EGFR 遺伝子変異陰性，ALK 融合遺伝子転座陰性，PD-L1 陽性細胞は 23% であった．また，骨シンチグラフィーで大腿骨に集積を認め，転移が疑われた．主治医より一次治療としてペメトレキセドナトリウム水和物＋シスプラチン併用療法 4 コースが提案された．ペメトレキセドナトリウム水和物による副作用軽減のため，ヒドロキソコバラミン（フレスミン S 注）の筋注と総合ビタミン剤（調剤用パンビタン末）が処方され，1 週間後に入院で化学療法が施行予定となり，今回，化学療法目的に入院となった．副作用が軽度であれば，2 コース目以降，外来化学療法も可能と説明されている．

患者 60歳，男性
主訴 特記すべき事項なし
現病歴
生来健康で，毎年実施していた健康診断では特に異常を指摘されたことはなかった．しかし，今年の健康診断時に施行された胸部単純 X 線で左上肺野の異常陰影を初めて指摘された．精査目的に胸部 CT，気管支鏡下生検，骨シンチグラフィーを施行した．精査の結果，左上葉肺腺がん，右大腿骨への骨転移が指摘された．
既往歴 特記すべき事項なし
家族歴 特記すべき事項なし
生活歴
- 喫煙：なし
- アルコール：ビール 350 mL/日
- 食事：特に制限は設けていない

社会歴
- 職業：会社経営者

アレルギー歴・副作用歴 なし
OTC・健康食品服用歴 なし
病識・アドヒアランス
病名は知らされており，症状コントロールのために化学療法が必要であることは理解できている．
薬歴
調剤用パンビタン末 1 g 1 回 1 包（1 日 1 包），1 日 1 回朝食後
ヒドロキソコバラミン（フレスミン S 注） 1,000 μg 筋注

入院時身体所見
<全身所見> 身長 169 cm，体重 70 kg，BSA[注]：1.80 m^2
<バイタルサイン> 正常

<全身状態> 全身状態は良好である．

入院時検査所見（Day 1）
- 胸部 X 線：異常なし
- 血液検査：WBC 6,100/μL（基準値：3,300～8,700），RBC 5.21×10^6/μL（基準値：男性 4.12～5.57×10^6），Hb 14.4 g/dL（基準値：男性 13.1～16.9），PLT 28.7×10^4/μL（基準値：13.7～30.9×10^4），分葉好中球 56.58%（基準値：41.3～72.8），好酸球 1.8%（基準値：0.5～9.2），リンパ球 34.9%（基準値：18.4～47.9），単球 6.3%（基準値：3.4～8.8），NEUT 3,465/μL（基準値：1,500～6,000）
- 凝固系検査：特記すべき事項なし
- 生化学検査：TP 7.2 g/dL（基準値：6.4～8.0），Alb 3.6 g/dL（基準値：4.1～5.1），LDH 332 IU/L（基準値：118～223），AST 16 IU/L（基準値：9～32），ALT 13 IU/L（基準値：3～38），TB 0.44 mg/dL（基準値：0.2～1.2），γ-GTP 20 IU/L（基準値：男性 15～90），ALP 285 IU/L（基準値：103～335），BUN 16.3 mg/dL（基準値：8.0～21.0），Scr 0.53 mg/dL（基準値：0.61～1.04），Na 143 mEq/L（基準値：137～149），K 4.2 mEq/L（基準値：3.7～5.0），Ca 9.2 mEq/L（基準値：8.4～10.2），CRP 0.33 mg/dL（基準値：＜0.3）
- e-GFR（男性）＝194×0.53$^{-1.094}$×60$^{-0.287}$＝120 mL/min
- 予測 Ccr＝(140－60)×70/0.53×72＝146.8 mL/min（Cockcroft-Gault 式）

入院時臨床診断名
♯1．左上葉非小細胞肺がん〔病期：T1cN1M1b（OSS）Stage ⅣA〕

入院後 Day 2 までの経過
Day 1：外来にて主治医より今後の治療方針について説明あり，ペメトレキセドナトリウム水和物＋シスプラチンによる一次治療を 4 コース行ったあと，ペメトレキセドナトリウム水和物による維持療法を行うことになった．今回，化学療法目的に入院．1 週間前の外来でヒドロキソコバラミン（フレスミン S 注）の筋注がされ調剤用パンビタン末 1 g 連日内服が開始されている．

Day 2：以下の処方に従って化学療法施行．点滴中はアナフィラキシー様症状が生じないか，バイタルサインのチェックなどを行い注意深く経過が観察された．アナフィラキシー様症状は認められず無事点滴終了．有害事象などは認められなかった．

処方薬（Day 2）
非小細胞肺がんに対するペメトレキセドナトリウム水和物＋シスプラチン療法レジメンの例を以下に提示する．

注：BSA の算出は Du Bois の計算式による．

- アプレピタント（イメンドカプセル 125 mg），1 回 1 カプセル（1 日 1 カプセル），抗がん薬投与 1～1.5 時間前（Day 3, 4 に 80 mg に切り替え午前中投与）
- デキサメタゾン（デカドロン注）9.9 mg＋生理食塩液 100 mL，30 分間点滴静注，抗がん薬投与前
- パノロセトロン（アロキシ注）0.75 mg＋生理食塩液 100 mL，30 分間点滴静注，抗がん薬投与前
- ペメトレキセド（アリムタ注）900 mg（500 mg/m^2）＋生理食塩液 100 mL，10 分間点滴静注
- 生理食塩液 500 mL＋塩化カリウム（K.C.L）10 mEq＋硫酸 Mg 補正液 8 mEq，1 時間点滴静注
- D－マンニトール（マンニットール）300 mL，30 分間点滴静注
- シスプラチン（ランダ注）135 mg（75 mg/m^2）＋生理食塩液 330 mL，1 時間点滴静注
- 生理食塩液 500 mL＋塩化カリウム（K.C.L）10 mEq，1 時間点滴静注
- 調剤用パンビタン末 1 g，1 回 1 包（1 日 1 包），1 日 1 回朝食後

練習問題
この患者の Day2 における問題リスト，SOAP チャート，経過表を作成しなさい．
（⇒解答例は p.11 以降参照）

症例解析

まず前述の患者情報に基づき Day 2 における問題リストを作成し、次に問題ごとの SOAP チャートを作成する。次いで、進行肺がん患者に対する化学療法のフォローに必要なモニタリングパラメータを設定し、経過表を作成する。

1 問題リストの作成

この患者の Day 2（化学療法施行日）の問題点を、①化学療法の施行、②外来治療への移行、③病識・アドヒアランスに対する不安の 3 つに大別した。治療レジメンの確認が終了すれば、まずは点滴中に重篤な過敏症が起きていないかを十分観察する。患者により個人差はあるが、その後ほぼ必発と考えられる急性期の嘔気対策が求められる。

問題リスト：Problem List

#1. 非小細胞肺がん　肺腺がん　T1cN1M1b (OSS) Stage ⅣA

#1-1. 薬剤の選択（レジメンの確認を含む）
- ペメトレキセド（アリムタ注）
  900 mg（500 mg/m^2）＋生理食塩液 100 mL、10 分間点滴静注、Day 2 のみ
- シスプラチン（ランダ注）
  135 mg（75 mg/m^2）＋生理食塩液 330 mL、1 時間点滴静注、Day 2 のみ

#1-2. 悪心
- アプレピタント（イメンドカプセル 125 mg）
  1 回 1 カプセル（1 日 1 カプセル）、抗がん薬投与 1〜1.5 時間前（Day 3、4 に 80 mg に切り替え午前中投与）
- デキサメタゾン（デカドロン注）9.9 mg ＋生理食塩液 100 mL、30 分間点滴静注、抗がん薬投与前
- パロノセトロン（アロキシ注）0.75 mg ＋生理食塩液 100 mL、30 分間点滴静注、抗がん薬投与前

#1-3. 骨髄抑制
- 一般に骨髄抑制は点滴終了後およそ 10〜14 日目頃に顕著となるため、今後の検査値や患者の全身状態に注意する。

#1-4. 脱毛
- 脱毛は徐々に進行するが、2 週目以降に出現する可能性が高い。患者の精神的苦痛を緩和する工夫が重要となる。

#1-5. 間質性肺炎
- ペメトレキセドナトリウム水和物による間質性肺炎のリスクがある。患者に十分に説明を行い、早期発見に努める必要がある。

#1-6. 腎機能障害
- シスプラチンによる腎機能障害の可能性がある。ペメトレキセドナトリウム水和物の排泄も腎排泄となるため、腎機能には注意が必要である。

#1-7. 葉酸とビタミン B_{12} の投与
- ペメトレキセドナトリウム水和物の投与により、ホモシステイン濃度およびメチルマロン酸濃度が高値の患者で重篤な副作用の発現率が高いことが示されている。他の葉酸代謝拮抗剤で葉酸の投与による副作用の軽減が報告されていることから、ホモシステイン濃度およびメチルマロン酸濃度を低下させる目的で、調剤用パンビタン末 1 g（1 g 中葉酸 0.5 mg 含有）連日投与とヒドロキソコバラミン（フレスミン S 注）1,000 μg の筋注を 9 週間おきに実施する。

#2. 外来治療への移行
- 今回の入院経過より副作用の発現状況などを観察し、外来治療が可能かを判断する。

#3. 骨転移
- 骨転移による痛みを評価し、適切な薬物療法を行う。

#4. 病識・アドヒアランスに対する不安
- 外来治療への移行を念頭に、副作用に対する対処法の指導を十分に行い、不安の軽減に努める。

2 SOAP チャートの作成

この患者の **問題点 #1-1.** に関する SOAP 解析例を示す。以下の内容は参考情報も記載してあるが、SOAP チャートにすべてを記載する必要はなく、ポイントのみを簡潔に記載する。

問題点 #1-1：薬剤の選択の SOAP 解析（Day2）

S　自覚症状（Subjective data）

"会社のことが心配だ。早く退院して会社に戻らなければならない。できれば外来治療ができれば良いのだが、この後の副作用がどうなるのかわからず、治療が続けられるのか心配。"

表7　CTCAEv4.0による有害事象重症度の定義

Grade	定義
1	軽症；症状がない，または軽度の症状がある；臨床所見または検査所見のみ；治療を要さない
2	中等症；最小限/局所的/非侵襲的治療を要する；年齢相応の身の回り以外の日常生活動作の制限
3	重症または医学的に重大であるが，ただちに生命を脅かすものではない；入院または入院期間の延長を要する；活動不能/動作不能；身の回りの日常生活動作の制限
4	生命を脅かす；緊急処置を要する
5	AEによる死亡

セミコロン（；）は「または」を意味する．
各有害事象の詳細な定義はCTCAE v 4.0の日本語訳JCOG（Japan Clinical Oncology Group，日本臨床腫瘍研究グループ）版は，JCOGのホームページ（http://www.jcog.jp/）を参照されたい．

悪心はGrade 2（表7）である．

O　他覚症状（Objective data）

患者　60歳，男性．169 cm，70 kg，BSA：1.80 m²．
予測 $Ccr = (140-60) \times 70 / 0.53 \times 72 = 146.8$ mL/min（Cockcroft-Gault式）

既往歴　特記すべき事項なし
家族歴　特記すべき事項なし
生活歴　特記すべき事項なし
- 喫煙：なし
- アルコール：ビール 350 mL/日
- 食事：特記すべき事項なし

臨床検査値
- 造血機能（入院時）：WBC 6,100/μL，RBC 5.21×10⁶/μL，Hb 14.4 g/dL，NEUT 3,465/μL（造血機能正常）
- 腎機能（入院時）：BUN 16.3 mg/dL，Scr 0.53 mg/dL（腎機能正常）
- 肝機能（入院時）：AST 16 IU/L，ALT 13 IU/L，TB 0.44 mg/dL，γ-GTP 20 IU/L（肝機能正常）

処方薬（Day 2）
- アプレピタント（イメンドカプセル 125 mg），1回1カプセル（1日1カプセル），抗がん薬投与1～1.5時間前（Day 3, 4に80 mgに切り替え午前中投与）
- デキサメタゾン（デカドロン注）9.9 mg＋生理食塩液 100 mL，30分間点滴静注，抗がん薬投与前
- パロノセトロン（アロキシ注）0.75 mg＋生理食塩液 100 mL，30分間点滴静注，抗がん薬投与前
- ペメトレキセド（アリムタ注）900 mg（500 mg/m²）＋生理食塩液 100 mL，10分間点滴静注
- 生理食塩液 500 mL＋塩化カリウム（K.C.L）10 mEq＋硫酸Mg補正液 8 mEq，1時間点滴静注
- D-マンニトール（マンニトール）300 mL，30分間点滴静注
- シスプラチン（ランダ注）135 mg（75 mg/m²）＋生理食塩液 330 mL，1時間点滴静注
- 生理食塩液 500 mL＋塩化カリウム（K.C.L）10 mEq，1時間点滴静注
- 調剤用パンビタン末 1 g
1回1包（1日1包），1日1回朝食後

A　薬物療法評価（Assessment）

病因・病態
入院時
- 左上葉非小細胞肺がん骨転移

現在（Day 2）
- 急性期の悪心⇒悪心による食欲の低下などにより今後PSの低下も予測される．外来治療への移行に自信をつけてもらうためにも，経過を観察しながら適切な薬剤選択を行う必要がある．

肺がんのリスクファクター
修正可能なもの
- 喫煙の回避：喫煙の肺がんへの悪影響を指導し，会社内での分煙に努めさせる．

修正不可能なもの
- 喫煙ならびに受動喫煙以外のリスクファクターは必ずしも明確とはなっていない．

非薬物療法は必要か？　⇒必要
- リスクファクターの是正

薬物療法は必要か？　⇒必要
- 非小細胞肺がんのⅣ期では化学療法の有用性が確認されており，生存期間を延長しQOLを改善することが期待できる薬物療法（化学療法）を行うべきである．

選択されている薬物は適切か？
☑ ペメトレキセドナトリウム水和物/シスプラチン
⇒適切
- 非小細胞肺がん（非扁平上皮がん）のⅣ期で，PS 0, 75歳未満，EGFR遺伝子変異，ALK融合遺伝子転座，ROS-1遺伝子転座陰性，PD-L1陽性率50％未満の患者では，プラチナ製剤と第3世代以降の抗がん薬併用を行うよう勧められている．シスプラチンに他の新規抗がん薬を組み合わせた2剤併用療法が標準治療である．最近では制吐療法が発達し，シスプラチンによる腎毒性軽減のためのショートハイドレーション法が開発されたことで，外来でもシスプラチンを含むレジメンを選択することが可能となった．そこで本症例では，最も非扁平上皮がんに有効性が示されているペメトレキセドナトリウム水和物＋シスプラチン療法が選択された．

選択されなかった薬物について
☑ **ベバシズマブの選択はあるのか？**
- プラチナ製剤併用療法にベバシズマブを追加することで，ORRの上昇，PFSの延長が示される一方，Grade 3以上の毒性（蛋白尿，高血圧，出血性イベント，好中球減少，発熱性好中球減少，治療関連死）の有意な増加が報告されており，出血リスクに関してその適応を十分に検討する必要がある．

☑ **どの薬剤が併用可能か？**
- ペメトレキセドナトリウム水和物とシスプラチンの2剤併用療法以外に，ペメトレキセドナトリウム水和物をゲムシタビン塩酸塩などの第3世代以降の抗がん薬に変更することが可能である．

薬物の用法・用量について
- ペメトレキセド（アリムタ注）：$500\ mg/m^2 = 905 ≒ 900\ mg$ を生理食塩液100 mLに溶解して10分で点滴静注 ⇒ **適切**

  ペメトレキセドは肝機能，腎機能が低下した患者には注意しながら投与する必要があるが，本患者においてその必要はなく，目標投与量 $500\ mg/m^2$ に従い900 mgの初回投与量設定とした．

- シスプラチン：腎機能障害 DLT（dose limiting toxicity，用量制限毒性）である．本症例において患者はSCr：0.53 mL/min，Ccr 146.8 mL/min であり，そのほか考慮すべき基礎疾患も有していないため，目標投与量 $75\ mg/m^2$ の135 mgを初回投与量に設定とした．

注意すべき副作用の把握
☑ ペメトレキセドナトリウム水和物：悪心・嘔吐，食欲不振，倦怠感，骨髄抑制，肝機能障害，腎機能障害，間質性肺炎，発疹など．

☑ シスプラチン：骨髄抑制，悪心・嘔吐，神経障害，肝機能障害，腎機能障害，聴覚障害など．

注意すべき相互作用の把握
☑ ペメトレキセドナトリウム水和物：
①アミノグリコシド系抗菌薬との併用で腎毒性および聴器毒性が発生する可能性が高くなることがある．
②非ステロイド性抗炎症薬（NSAIDs）（イブプロフェンなど）との併用で，ペメトレキセドナトリウム水和物の血中濃度が上昇し，副作用が増強する恐れがある．
③腎毒性を有する薬剤または腎排泄型薬剤（プロベネシド，ペニシリンなど）との併用により，ペメトレキセドナトリウム水和物のクリアランスが低下し，血中濃度の増加により副作用が増強する恐れがある．

☑ シスプラチン：
①アミノグリコシド系抗菌薬との併用で腎機能障害および聴器毒性が発生する可能性が高くなることがある．

アドヒアランスの評価
☑ ペメトレキセドナトリウム水和物：
①ペメトレキセドナトリウム水和物による副作用軽減のため，1日0.5 mgの葉酸が必要である．これを摂取するため，調剤用パンビタン末1 g（1 g中葉酸0.5 mg含有）を服用する必要がある．外来加療となった際は残薬などを確認し，アドヒアランス向上に努める必要がある．

☑ シスプラチン：
①シスプラチンの悪心・嘔吐対策にアプレピタント，デキサメタゾンリン酸エステルナトリウム，5-HT$_3$受容体拮抗薬が推奨されている．服薬意義を十分に説明し，予防効果を十分に説明する必要がある．また，アドヒアランスの確認と同時に効果の評価も重要である．

P 治療計画（Plan）

治療のゴール
☑ 短期的ゴール：
- 化学療法に伴う副作用の回避や軽減
- 外来治療への移行と治療の継続

☑ 長期的ゴール：
- QOLの維持
- 社会復帰

治療計画
薬物療法
- ペメトレキセド（アリムタ注）
  900 mg（$500\ mg/m^2$）＋生理食塩液100 mL，10分間点滴静注，Day 2
- シスプラチン（ランダ注）
  135 mg（$75\ mg/m^2$）＋生理食塩液330 mL，1時間点滴静注，Day 2

非薬物療法
- 脱毛に備えた事前の対策（散髪，かつらや帽子などの準備）

治療効果のモニタリングパラメータ
- 腫瘍マーカー，CT

副作用のモニタリングパラメータ
☑ 自覚症状/毎日
- 悪心・嘔吐，倦怠感，食欲不振，耳鳴り，吃逆，脱毛（シスプラチン）
- 悪心・嘔吐，発疹，倦怠感，発熱（ペメトレキセドナトリウム水和物）

☑ 他覚症状
- 骨髄抑制（RBC，WBC，PLTなどの低下）
- 肝機能異常（AST，ALTの上昇）（ペメトレキセドナトリウム水和物，シスプラチン）
- 腎機能低下（SCr，BUNの上昇）（シスプラチン）

患者カウンセリング・服薬指導

- ペメトレキセドナトリウム水和物による副作用軽減目的にビタミン B_{12} 製剤の筋注および葉酸を服用する．これは，ペメトレキセドナトリウム水和物により体内の葉酸とビタミン B_{12} が欠乏し，血中ホモシステインとメチルマロン酸レベルが上昇して副作用を示すためであり，葉酸により軽減できる．このため，ビタミン B_{12} 製剤は9週間ごとに，葉酸は，ペメトレキセドナトリウム水和物の最終投与21日後まで服用が必要であり，自己中断しないよう指導が必要である．

その他の問題点のSOAP解析後のプラン

- **#1-2. 悪心**：今回実施された化学療法は，シスプラチンを含むレジメンであることから，高度催吐性リスクに分類できる．高度催吐性リスクレジメンで推奨される制吐対策は，アプレピタントまたはホスアプレピタントメグルミン＋5-HT_3受容体拮抗薬＋デキサメタゾンリン酸エステルナトリウムとなっている．アプレピタントやホスアプレピタントメグルミンとデキサメタゾンリン酸エステルナトリウムの併用により，デキサメタゾンリン酸エステルナトリウムのAUCが2倍に上昇することが知られている．このため，デキサメタゾンリン酸エステルナトリウムの投与量は，アプレピタント，ホスアプレピタントメグルミンを併用しないときの半量となる．
- **#1-3. 骨髄抑制**：発熱を伴わない好中球減少症では，一般に抗菌薬や抗真菌薬の投与は推奨されていない．発熱性好中球減少症（febrile neutropenia：FN）では，ガイドラインを参考に抗菌薬や抗真菌薬の投与が行われる．この際日本では，同時に顆粒球コロニー刺激因子（granulocyte-colony stimulating factor：G-CSF）が投与されることも多い．一方，血小板減少や貧血が生じた場合，血小板輸血や赤血球輸血が行われることもあるが，本レジメンで輸血が必要となることは考えにくい．
- **#1-4. 脱毛**：現在のところ，がん化学療法により生じる脱毛を防ぐ確実な対処法はない．頭部全体を冷却する方法がかつて盛んに行われたが，十分な効果は得られなかった．脱毛対策の実際は，低刺激性シャンプーによる洗髪や低温でのドライヤー使用などに限定される．精神的負担を軽減させるために，脱毛が始まる前から適切な対応策（ヘアスタイルの変更，帽子，バンダナ，かつらの準備など）を講じておくべきである．
- **#1-5. 間質性肺炎**：間質性肺炎や肺線維症の既往のある患者では，肺毒性を強く呈する場合がある．胸部単純Ｘ線検査などを行うといった観察を十分に行う必要がある．
- **#1-6. 腎機能障害**：シスプラチン投与による腎機能障害は，遊離型シスプラチンが腎糸球体から濾過された後に近位尿細管へ蓄積し，近位尿細管細胞を障害することによるとされている．遊離型シスプラチンの濃度は投与終了時にピークに達し，投与終了後2時間で測定限界まで低下することから，投与2時間後まで経口補水に努めるよう指導する必要がある．
- **#2. 外来療法への移行，#4. 病識・アドヒアランスに対する不安**：1コース目を入院で受けた患者について，尿量管理，体重管理，および経口補液などに問題を生じず，腎障害を生じなかった場合，次コース以降は，外来での化学療法継続が可能である．その際，自宅における患者の副作用発現時の適切な対応が重要となる．悪心対策ばかりでなく，万が一のFNについても患者教育が必要である．
- **#3. 骨転移**：骨転移による骨折，疼痛，麻痺や血清Ca濃度の上昇などが起こる可能性がある．骨転移に対して，放射線治療やビスホスホネート製剤などの薬物治療を行う．

SOAP作成後/退院時

Day2では有害事象の発生はなかったが，Day3よりアプレピタント（イメンドカプセル80 mg）を1日1回朝食後2日間およびデキサメタゾン（デカドロン錠4 mg）を1日2回朝・昼食後3日間内服開始．さらに，悪心の出現に備え，メトクロプラミド（プリンペラン錠5 mg）2錠の頓服が処方された．しかし，その後悪心と食欲不振が出現．Day 4では悪心はあるものの自制内．食欲不振により食事は通常の半分程度となり，倦怠感があるが生活に支障ない程度であった．Day5では悪心は改善し，食事量も回復した．Day8以降，倦怠感も改善し，その後は特に副作用を認めず，入院期間中大きな問題が生じなかったことから2コース目以降は外来通院治療が可能であると判断され，Day16に退院となった．

患者教育・退院時服薬指導

☑ 退院時処方（Day 16）

▶ 調剤用パンビタン末　1 g，
　1回1包，1日1回朝食後　7日分

☑ 退院時服薬指導

- 調剤用パンビタン末は，ペメトレキセドナトリウム水和物による副作用軽減目的に継続処方されている．毎日，朝食後に1包服用すること．次回のヒドロキソコバラミン（フレスミンＳ注）の投与は6週後であることを指導する．
- 2コース目以降の治療で自宅療養中，万が一発熱，

強い倦怠感や激しい下痢，尿量の低下などが生じた場合は，ただちに主治医に連絡をする．

3 経過表の作成

Day1〜22までの経過を表8にまとめた．

▼引用文献
1) 国立がん研究センターがん情報サービス「がん登録・統計」http://ganjoho.jp/public/index.html［参照 2018-3-6］
2) Oken MM et al：Screening by chest radiograph and lung cancer mortality：the Prostate, Lung, Colorectal, and Ovarian（PLCO）randomized trial. JAMA 306：1865-1873, 2011
3) National Lung Screening Trial Research Team：Reduced lung-cancer mortality with low-dose computed tomographic screening. N Engl J Med 365：395-409, 2011
4) 日本肺癌学会（編）：EBMの手法による肺癌診療ガイドライン 悪性胸膜中皮腫・胸腺腫瘍含む 2017年版
5) 日本肺癌学会（編）：臨床・病理 肺癌取扱い規約第8版，金原出版，東京，p6, 7, 2017
6) Hamada C et al：Meta-analysis of postoperative adjuvant chemotherapy with tegafur-uracil in non-small-cell lung cancer. J Clin Oncol 23：4999-5006, 2005
7) Reck M et al：Pembrolizumab versus Chemotherapy for PD-L1-Positive Non-Small-Cell Lung Cancer. N Engl J Med 375：1823-1833, 2016

▼本疾患をもっとよく理解するために（参考文献）
1) 日本臨床腫瘍学会（編）：新臨床腫瘍学改訂第4版 がん薬物療法専門医のために，南江堂，東京，2015
2) 日本肺癌学会：シスプラチン投与におけるショートハイドレーション法の手引き
http://www.haigan.gr.jp/uploads/photos/1022.pdf［参照 2018-3-6］
3) がん診療 UP TO DATE 編集委員会（編）：がん診療 UP TO DATE，日経BP社，東京，2013

> **確認テスト**
> 1．肺がんの集団検診に関する有用性について説明しなさい．
> 2．肺がんの病期分類と病期に応じた治療方針について概説しなさい．
> 3．非小細胞肺がんの化学療法で，シスプラチンとカルボプラチンはそれぞれどのように評価されているのか説明しなさい．
> 4．非小細胞肺がんの化学療法で，多剤併用療法として好ましい薬剤の組み合わせとその評価について説明しなさい．
> 5．再発小細胞肺がんに対する化学療法はどのように行われるべきか説明しなさい．

（執筆：石丸博雅，執筆協力：西村直樹）

表8 Day 1～22の経過表

Day		1	2	3	4	5	6	7	8	9	16（退院）	22
処方薬	用法											
アプレピタント（イメンドカプセル125 mg）	分1，抗がん薬投与1～1.5時間前	1 CP										
アプレピタント（イメンドカプセル80 mg）	分1，朝食後		1 CP	1 CP	→							
ベネトレキセド（アリムタ注）	生理食塩液100 mL 10分間点滴静注		900 mg									
シスプラチン（ランダ注）	生理食塩液330 mL 1時間点滴静注		135 mg									
パロノセトロン（アロキシ注）	生理食塩液100 mL 30分間点滴静注 抗がん薬投与前		0.75 mg									
デキサメタゾン（デカドロン注）			9.9 mg									
塩化カリウム（K.C.L）	生理食塩液500 mL 1時間点滴静注		10 mEq									
硫酸Mg補正液1 mEq/mL			8 mEq									
塩化カリウム（K.C.L）	生理食塩液500 mL 1時間点滴静注		10 mEq									
D-マンニトール（マンニットール）	30分間点滴静注		300 mL									
デキサメタゾン（デカドロン錠4 mg）	分2，朝・昼食後			2T	1T	→	→					
メトクロプラミド（プリンペラン錠5 mg）	悪心時頓服			2T								
調剤用バンビタン末	分1，朝食後	1 g	→									→
自覚症状・患者の訴えなど		・緊張する ・副作用が心配	・吐き気はまだない	・吐き気と食欲不振がある	・調子良くない ・吐き気，食欲不振と倦怠感がある ・吐き気は薬でおさまる	・少しずつ食事の量が増えてきた ・倦怠感は変わらない	→ ・吐き気はおさまった ・昨日より倦怠感が強い	→ ・倦怠感はあるが，我慢できる程度	・倦怠感がなくなった	→ ・調子は戻った ・食事も前と同じように食べられる	→ ・調子良い ・退院許可が出た	→ ・少し髪が抜けた

臨床検査値	施設基準値											
WBC	3,300～8,700/μL	6,100				5,900				2,600↓	3,000↓	6,800
RBC	4.12～5.57×10⁶/μL	5.21				5.03				5.12	4.88	4.97
Hb	13.1～16.9 g/dL	14.4				13.7				13.4	13.9	14.2

PLT	13.7~30.9×10⁴/μL	28.7		28.9	28.3	25.9	25.1
NEUT	1,500~6,000/μL	3,465					
分葉好中球	41.3~72.8 (%)	56.58		58.10	61.10	43.55	68.12
好酸球	0.5~9.2 (%)	1.8		1.7	1.6	1.7	2.1
リンパ球	18.4~47.9 (%)	34.9		32.9	29.8	27.6	49.1
単球	3.4~8.8 (%)	6.3		6.2	5.7	6.8	6.5
TP	6.4~8 g/dL	7.2		7.0	7.2	6.7	6.7
Alb	4.1~5.1 g/dL	3.6↓		3.7↓	3.9↓	4.3	4.4
BUN	8~21 mg/dL	16.3		18.3	16.5	13.2	13.2
Scr	0.61~1.04 mg/dL	0.53↓		0.62	0.72	0.69	0.82
TB	0.2~1.2 mg/dL	0.44		0.5	0.4	0.41	0.39
TG	30~180 mg/dL	30		49	52	74	86
ALP	103~289 U/L	226		208	196	213	222
LDH	118~223 IU/L	332↑		321↑	311↑	283↑	206
AST	9~32 IU/L	16		22	20	17	19
ALT	3~38 IU/L	13		18	19	15	16
γ-GTP	15~90 IU/L	20		20	20	21	21
ALP	103~335 IU/L	285		265	245	209	228
Ca	8.4~10.2 mEq/L	9.2		9.3	8.9	8.7	9.1
IP	2.5~4.5 mEq/L	2.5		3.3	3.2	3.3	3.6
Na	137~149 mEq/L	143		143	143	144	144
K	3.7~5 mEq/L	4.2		4.2	4.2	4.0	3.9
CL	102~110 mEq/L	102		109	102	106	105
CRP	<0.3 mg/dL	0.33↑		0.05	0.06	0.05	0.03

第 2 章
乳がん

> **この疾患解説のゴール**
>
> 1. 乳がんの病期分類に応じた標準治療が説明できる.
> 2. 乳がんの予後および治療法選択に影響を及ぼす因子をあげることができる.
> 3. 手術施行乳がんにおける術前補助化学療法,術後補助化学療法について説明できる.
> 4. 転移・再発乳がんに対する薬物療法について説明できる.
> 5. ホルモン受容体やHER2発現状況およびKi67発現情報などに基づくintrinsic subtype分類に応じた治療選択が説明できる.
> 6. 化学療法,内分泌療法,分子標的療法の標準治療をあげることができる.
> 7. 支持療法について適切な対処策をあげることができる.

> **キーワード** 浸潤性乳がん,非浸潤性乳がん,ホルモン受容体状況,HER2発現状況,intrinsic subtype分類,化学療法,内分泌療法,分子標的療法

解 説

I 乳がんの病態生理

乳房は皮膚,皮下組織,脂肪組織,乳腺からなる器官である.乳腺は前胸壁の外側に位置し,厚い線維性の間質を伴った腺組織であり,乳頭から放射状に分布する15〜20の腺葉により形成されている.腺葉は乳管と小葉より構成され,乳がんは小葉部分の細胞ががん化することによって発生し,時間の経過とともに小葉・乳管の周囲(間質)に浸潤していく.

乳がんは組織学的に非浸潤がん,浸潤がんに分類される.非浸潤がんはがん細胞が腺葉内のみに存在することから,存在部位によって非浸潤性乳管がんと非浸潤性小葉がんに分類される.一方,浸潤がんには浸潤性乳管がんと特徴的な形態を示す特殊型があり,浸潤性乳管がんは全乳がん症例の70〜80%を占めている.浸潤性乳管がんでは血行性およびリンパ行性の遠隔転移をきたしやすく,転移は骨,肺,皮膚,リンパ節,肝,胸膜,中枢神経系の順に多い.

II 乳がん患者に対する検査

問診,視触診,マンモグラフィ(乳腺X線検査),超音波検査により乳がんが疑われた場合,最終的には細胞診もしくは組織診により確定診断が行われる.続いて,乳房内でのがんの進展状況や腋窩リンパ節転移の有無,遠隔転移の有無が画像検査などにより評価され,おおむねの病期が診断される.生検標本から得られるホルモン受容体すなわちエストロゲン受容体(ER)およびプロゲステロン受容体(PgR)の発現状況とヒト上皮増殖因子受容体2型(HER2)の発現状況は,個々の患者における乳がん増殖メカニズムに基づいた薬物療法選択における規定因子となる.さらに手術対象乳がんでは,切除組織の病理検査結果より,がんの組織型,がん細胞の悪性度と核異型度,脈管侵襲の有無に関する情報を得たうえで,転移・再発リスクなども考慮した統合的な治療方針が決定される.なお,乳がんの腫瘍マーカーであるCA15-3やCEA,NCC-ST-439などは,進行・再発乳がんにおける補助的な治療指標として値の変動がモニタリングされ,また,Oncotype DX®,MammaPrint®などの遺伝子検査が自由診療で実施可能となっている(表1).

表1 乳がん患者に実施される検査とその目的

目的	検査
確定診断	●画像検査（マンモグラフィ，超音波，MRI，CT） ●病理検査（穿刺吸引細胞診，針生検）
治療法決定	●全身の視触診・画像検査 ●ホルモン受容体状況 ●HER2発現状況 ●病理検査（術中切除組織）：手術施行例の場合 ●Oncotype DX®，MammaPrint®：自由診察
進行・再発がんに対する治療効果の評価	●腫瘍マーカー検査（CA15-3，CEA，NCC-ST-439など）

表2 乳がんのintrinsic subtypeと代替定義および推奨療法

intrinsic subtype	臨床病理的代替定義	推奨療法	特記事項
luminal A	'luminal A-like' 以下をすべて満たす ER陽性かつPgR陽性 HER2陰性 Ki67 '低値' MEGAにて再発リスク低い	大部分で内分泌療法単独	以下は化学療法を考慮 組織学的異型度3 リンパ節転移4個以上 など
luminal B	'luminal B-like（HER2陰性）' ER陽性かつHER2陰性 かつ以下のいずれかが該当 Ki67 '高値' PgR '陰性か低値' MEGAにて再発リスク高い	全例内分泌療法 大部分で化学療法追加	
	'luminal B-like（HER2陽性）' ER陽性かつHER2陽性	化学療法＋抗HER2療法＋内分泌療法	
erb-B2過剰発現	'HER2陽性（非luminal）' HER2陽性 ER陰性かつPgR陰性	化学療法＋抗HER2療法	抗HER2療法はpT1b以上またはリンパ節転移陽性症例に適応
basal-like	'Triple negative（ductal）' ER陰性かつPgR陰性 HER2陰性	化学療法	
	特殊型 A．ホルモン応答性*1 B．ホルモン非応答性*2	内分泌療法 化学療法	腺様囊胞がんはリンパ節転位陰性なら化学療法不要

・Ki67のカットオフ値は，20％，14％など施設によりまちまちである．PgRについては20％での報告がある．いずれのカットオフ値も各施設での設定が推奨される
・MEGA：multi-gene-expression assay
・HER2状況：免疫組織化学的方法あるいは*in situ* hybridization法による
*1：浸潤性篩状がん（invasive cribriform carcinoma），管状がん，粘液がん
*2：アポクリンがん，髄様がん，腺様囊胞がん，化生がん
(Goldhirsch A et al：Personalizing the treatment of women with early breast cancer：highlights of the St Gallen International Expert Consensus on the Primary Therapy of Early Breast Cancer 2013. Ann Oncol 24：2206-2223, 2013 より改変し引用)

2011年以降においてはER，PgR，HER2，Ki67の病理検査情報を基にしたintrinsic subtype分類を臨床現場で用いるケースが増えてきている（表2）[1]．さらに近年では，遺伝性乳がん卵巣がん（hereditary breast and ovarian cancer：HBOC）症候群に対してBRCA1および2（breast cancer susceptibility geneⅠおよびⅡ）遺伝子検査を実施することが可能となっている．

III 乳がんの病期分類

乳がんの病期分類を表3[2]に示す．乳がんの場合，T因子は腫瘍径のみならず胸壁固定の有無や皮膚症状（浮腫，潰瘍，衛星皮膚結節）の有無により評価される．N因子は同側腋窩リンパ節，胸骨傍リンパ節，

表3　乳がんの病期分類

[T：原発巣]

	大きさ (cm)	胸壁固定	皮膚の浮腫，潰瘍，衛星皮膚結節
TX	評価不可能		
Tis	非浸潤がんあるいはPaget病		
T0	原発巣を認めず		
T1	≦2.0	−	−
T2	2.0< ≦5.0	−	−
T3	5.0<	−	−
T4 a	大きさを問わず	+	−
T4 b		−	+
T4 c		+	+
T4 d	炎症性乳がん		

[N：所属リンパ節]

	同側腋窩リンパ節レベルⅠ, Ⅱ 可動	周囲組織への固定あるいはリンパ節癒合	胸骨傍リンパ節	同側腋窩リンパ節レベルⅢ	同側鎖骨上リンパ節
NX	評価不可能				
N0	−	−	−	−	−
N1	+	−	−	−	−
N2 a	−	+	−	−	−
N2 b	−	−	+	−	−
N3 a	+/−	+/−	+/−	+/−	−
N3 b	+ または +		+	+	−
N3 c	+/−	+/−	+/−	+/−	+

[M：遠隔転移]

M0	遠隔転移なし
M1	遠隔転移あり

[TNM分類]

転移＼腫瘍	T0	T1	T2	T3	T4
M0 N0	×	Ⅰ	ⅡA	ⅡB	ⅢB
M0 N1	ⅡA	ⅡA	ⅡB	ⅢA	ⅢB
M0 N2	ⅢA	ⅢA	ⅢA	ⅢA	ⅢB
M0 N3	ⅢC	ⅢC	ⅢC	ⅢC	ⅢC
M1	Ⅳ	Ⅳ	Ⅳ	Ⅳ	Ⅳ

病期0：Tis（非浸潤癌）
〔日本乳癌学会（編）：乳癌取扱い規約，第17版，金原出版，東京，p4-5, 2012より許諾を得て転載〕

同側腋窩リンパ節および同側鎖骨上リンパ節が評価対象となる．

表4　乳がんの予後および治療法選択に影響を及ぼす因子

- 年齢および閉経状況
- 病期
- 原発腫瘍の組織学的悪性度および核異型度
- 腫瘍におけるERおよびPgRの発現状況
- HER2発現状況
- 腫瘍の増殖能測定値（Ki67発現など）

ER：エストロゲン受容体，PgR：プロゲステロン受容体
（Simpson JF et al：Prognostic value of histologic grade and proliferative activity in axillary node-positive breast cancer：results from the Eastern Cooperative Oncology Group Comparion Study, EST 4189. J Clin Oncol 18：2059-2069, 2000より引用）

Ⅳ　乳がんの治療

乳がんの治療においては，手術療法，放射線照射，薬物療法のなかから必要な手段が適切な順序で施行される．予後および治療法の選択は，表4[3]に示す影響因子に依存する．

1　手術療法

手術の対象となるのは非浸潤性乳管がん（0期）とⅠ～ⅢA期の浸潤性乳がんである．術式には乳房温存術と乳房切除術があり，乳房温存術では乳房内再発リスクに対し術後に放射線照射が行われ，この一連の治療は乳房温存療法と呼ばれている．手術時の腋窩リンパ節郭清は，腋窩リンパ節への転移の有無とリンパ節転移数の検索，および再発予防といった目的により，以前は必ず手術時に実施されていた．しかし現在では術前の画像検査により腋窩リンパ節への転移がないと判断された場合は，術中にセンチネルリンパ節生検を行い，センチネルリンパ節への転移が認められた場合にのみ腋窩リンパ節郭清が施行される．なお，腋窩リンパ節郭清に伴う術後のリンパ浮腫は患者のQOLを低下させるため，その対応としては術後早期のリハビリテーション開始など複合的理学療法が実施されている．なお，センチネルリンパ節生検の導入により重度のリンパ浮腫の発現頻度は低下したものの，生検自体が引き金となってリンパ浮腫が生じる場合もある．

2　放射線照射

放射線照射は，乳房温存術後のみならず乳房切除術後の場合も生存率を改善することが明らかとなっている．したがって，リンパ節転移数が4個以上の乳房切除後患者では放射線照射が施行される．なお放射線照

射による主な副作用には照射部位の皮膚炎があり，またしばらくの間は色素沈着として残る場合がある．皮膚炎に対しては必要に応じて外用剤が使用される．

3 薬物療法

薬物療法には殺細胞作用を有する抗がん薬による化学療法と，エストロゲンの作用を抑制する内分泌療法，および特定機能分子の作用を抑制する分子標的療法がある．化学療法のkey drugはアントラサイクリン系薬とタキサン系薬である．主な標準化学療法レジメンとその催吐リスクは『制吐薬適正使用ガイドライン（第2版）』を参照されたい．内分泌療法の対象となるのはERもしくはPgRが陽性の患者であり，閉経状況も考慮したうえでエストロゲン受容体拮抗薬（タモキシフェンクエン酸塩，トレミフェンクエン酸塩），アロマターゼ阻害薬（アナストロゾール，レトロゾール，エキセメスタン），LH-RHアゴニスト製剤が投与される．また2011年には，エストロゲン受容体分解促進によるエストロゲンのERへの結合を阻害する抗エストロゲン薬 フルベストラントがわが国で承認された．分子標的療法で用いられる抗HER2薬にはモノクローナル抗体製剤のトラスツズマブやペルツズマブ，抗HER2抗体チューブリン重合阻害薬複合体であるトラスツズマブエムタンシンと，チロシンキナーゼ阻害薬のラパチニブトシル酸塩水和物がある．その他，血管新生阻害薬として抗VEGF〔vascular endothelial growth factor（血管内皮増殖因子）〕ヒト化モノクローナル抗体製剤のベバシズマブ，mTOR（mammalian target of rapamycin）阻害薬のエベロリムスがある．

外科手術後の薬物療法は，潜在的な微小転移の制御による遠隔転移の予防および治癒達成のために施行される．また，これら術後補助療法（adjuvant therapy）に加え，腫瘍径が大きく乳房温存療法の対象とならない患者に対し，乳房温存を目的とした術前補助療法（neoadjuvant therapy）が行われている．なお，手術可能浸潤性乳がんにおける術前化学療法と術後化学療法の生存率の同等性が，NSABP B-18試験[4]やNSABP B-27試験[5]などの大規模な無作為化比較試験により報告されている．またNSABP B-27試験では，術前化学療法により得られた病理学的完全奏効（pCR）が全生存期間（OS）および無病生存期間（DFS）の予測因子となることも明らかとされた[5,6]．

術後薬物療法の選択においては，隔年で開催されるSt. Gallenコンセンサス会議で提示された治療指針が国際的に参考とされている．①内分泌療法の適応があるか，②抗HER2療法の適応があるか，③化学療法の適応があるか，をまず判断し，ER陽性かつHER2陰性乳がんではリスクファクターを考慮しながら化学療法または内分泌療法の適応が検討される．なおER陽性かつHER2陽性の患者に対する内分泌療法と抗HER2療法のみの治療での有用性は検証されていないため，化学療法の併用が推奨されている．2011年の会議で，ER/PgR/HER2/Ki67情報に基づく代替的intrinsic subtype分類が採択されて以降，2015年の同会議でも基本的に継承されている．

4 非浸潤性乳がんに対する標準治療

非浸潤性乳がんは0期がんであり，非浸潤性小葉がんでは経過観察を行い，リスク軽減のためにタモキシフェンクエン酸塩が投与される．非浸潤性乳管がんでは外科手術が基本である．ホルモン受容体陽性患者に対しては，術後にタモキシフェンクエン酸塩を予防的に5年投与する選択肢もある．

5 浸潤性乳がんに対する標準治療

浸潤性乳がんでは再発リスクに応じて局所療法（外科手術，放射線照射）と薬物療法が行われる．Ⅰ～ⅢA期の手術可能な浸潤性乳がんに対する術前および術後の標準薬物療法を表5に示す．

ⅢB期およびⅢC期の局所進行乳がんでは根治切除が不可能であり，局所制御が急がれるため化学療法が施行される．なお再発リスクが高いことから，高リスクの手術可能乳がんに準じてアントラサイクリン系薬やタキサン系薬のレジメンが推奨される．HER2陽性であればトラスツズマブが併用される．化学療法による腫瘍縮小効果が得られた場合には手術が施行され，ホルモン受容体陽性の場合は術後に内分泌療法が行われる．

Ⅳ期の転移性乳がんに対しては，延命および症状緩和をはじめとしたQOLの改善を目的に，薬物療法を中心とした集学的治療が行われる．なお転移巣ではホルモン受容体状況やHER2発現状況が原発巣と一致しないことがあるため，可能であれば転移巣から組織を採取して評価することが望ましい．なおホルモン受容体陽性乳がんでは，臓器転移の進行が遅く差し迫った危機のない場合には，内分泌療法から開始される．一方，化学療法から開始する場合には，併用療法における毒性増加を考慮し，単剤治療も選択肢の1つとして検討される．表6に転移・再発乳がんに対する標準薬物療法を示す．なお骨転移による疼痛，病的骨折，脊髄圧迫症，高カルシウム血症などの骨関連合併症を防ぐ目的で，ビスホスホネート製剤のゾレドロン酸水和物やヒト型抗RANKLモノクローナル抗体製剤であるデノスマブが投与される．

表5 手術可能な浸潤性乳がんに対する薬物療法

分類		因子	標準薬物療法
術前	化学療法	―	・アントラサイクリン系薬を含むレジメンにタキサン系薬の順次投与
術後	化学療法	リンパ節転移陰性	・アントラサイクリン系薬を含むレジメン ・CMF療法：再発リスクが低く，心毒性や脱毛，二次がんなどを避けたい場合（高齢者など）
		リンパ節転移陽性	・アントラサイクリン系薬を含むレジメンにタキサン系薬の順次または同時投与 または ・タキサン系薬を含むレジメン
	内分泌療法	閉経前，ホルモン受容体陽性	・タモキシフェン5年または10年 または ・LH-RHアゴニスト2～3年/タモキシフェン5年または10年間併用
		閉経後，ホルモン受容体陽性	・アロマターゼ阻害薬5年間 または ・タモキシフェン2～3年後にアロマターゼ阻害薬を5年
	化学療法＋抗HER2療法	HER2陽性	・アントラサイクリン系薬を含むレジメン後トラスツズマブ1年間 もしくは ・アントラサイクリン系薬を含むレジメン後タキサン系薬剤/トラスツズマブ併用1年間

表6 転移・再発乳がんに対する標準薬物療法

	因子	治療状況	標準薬物療法
内分泌療法	閉経前 ホルモン受容体陽性	一次（内分泌療法未治療または術後治療終了後12ヵ月超経過）	・LH-RHアゴニスト/タモキシフェン併用
		二次以降	・LH-RHアゴニスト/アロマターゼ阻害薬併用 もしくは ・フルベストラント もしくは ・メドロキシプロゲステロン
	閉経後 ホルモン受容体陽性	一次（内分泌療法未治療または術後治療終了後12ヵ月超経過）	・アロマターゼ阻害薬
		二次以降：タモキシフェン抵抗性	・アロマターゼ阻害薬
		二次以降：アロマターゼ阻害薬抵抗性	・タモキシフェン もしくは ・構造の異なるアロマターゼ阻害薬＊ もしくは ・フルベストラント，アロマターゼ阻害薬＋エベロリムスなど
化学療法	HER2陰性	一次（アントラサイクリン系薬またはタキサン系薬未治療）	・アントラサイクリン系薬またはタキサン系薬を含むレジメン
		二次以降	・アントラサイクリン系薬またはタキサン系薬を含むレジメン（一次療法で使用されていない薬剤） もしくは ・エリブリン，ゲムシタビン，ビノレルビン，イリノテカン，カペシタビン，S-1，ベバシズマブ＋パクリタキセルなど
抗HER2療法	HER2陽性	一次	・トラスツズマブ/ペルツズマブ/ドセタキセル併用 もしくは ・トラスツズマブ＋化学療法 もしくは ・トラスツズマブ単独（比較的緩徐に進行する症例の場合）
		二次	・トラスツズマブエムタンシン もしくは ・ラパチニブ＋カペシタビン

＊ステロイド系と非ステロイド系

炎症性乳がんに対しては，薬物療法による全身治療が先行され，続いて外科手術や放射線照射などの治療が行われる．

再発乳がんでは再発領域によって治療法が異なる．温存乳房内再発，乳房切除後の局所再発および領域リンパ節再発の場合は，治癒を目指して外科手術および放射線照射，ならびに必要に応じて薬物療法が施行される．一方，遠隔臓器での再発の場合にはⅣ期の転移性乳がんと同様の集学的治療が行われる．

6 高齢者乳がんに対する治療

高齢者での乳がんは，一般に若年者に比べて悪性度の低い場合が多い．一方，加齢に伴う薬物動態や薬物感受性の変化は，若年者を対象に検証された標準治療の用量や毒性プロファイルを不確実にする．したがって，高齢者乳がんに対する薬物療法においては，標準治療施行の妥当性が検討されたうえで，個々の患者に最適な治療法が選択される．高齢者に対する具体的な用量調節指針がない場合の不適切な減量は過少治療（undertreatment）を招き，患者の余命そのものに影響を及ぼしかねないため，根拠のない減量は避け，頻回のモニタリングをはじめとした副作用マネジメントに注意を払う．なお，ホルモン受容体陽性乳がんに対する術後内分泌療法については，高齢者を対象とした臨床試験で有用性が明らかとされているため，高齢者でのエビデンスに基づいて推奨される治療法といえる．しかしこれ以外の場合では，患者の余命期間，併存症，臓器機能，全身状態などを考慮し，薬物療法によるリスク・ベネフィットのバランスが十分検討されたうえで治療実施の可否，さらには治療内容が決定されなければならない．

Ⅴ 症 例

患者は，浸潤性乳がん（T3N1M0 Stage ⅢA）に対し手術施行．手術時切除組織の病理検査結果は ER 陽性，PgR 陰性，HER2 陽性であった．術後補助療法として FEC（フルオロウラシル，エピルビシン塩酸塩，シクロホスファミド水和物）療法 4 コース，weekly パクリタキセル療法（全 12 回）＋triweekly トラスツズマブ療法（全 18 回）および，内分泌療法として①抗エストロゲン薬のタモキシフェンクエン酸塩 10 年間[7]，②卵巣機能抑制剤として LH-RH アゴニストであるリュープロレリン酢酸塩 2～3 年が計画された．今回内分泌療法を開始するにあたり，教育入院となり薬剤指導を行うこととなった．以下に初回服薬指導時（教育入院 1 泊 2 日時）の患者情報を記す．

患 者 33 歳，女性
主 訴 左乳房のしこりを自覚
現病歴 左乳房部分切除術とセンチネルリンパ節生検施行．術後に外来通院で FEC 療法 4 コース（12 週間）施行し，続いて weekly パクリタキセル療法＋triweekly トラスツズマブ療法を実施．パクリタキセル終了後はトラスツズマブのみ全 18 回施行．また，放射線照射（50 Gy/5 週間）を終了している．
既往歴 うつ病（以前抗うつ薬にて治療していたが，現在は薬物治療は行わずにコントロール中）
家族歴 親族に乳がん罹患者なし
生活歴
- 喫煙：なし
- アルコール：機会飲酒
- 閉経前
- 夫と二人暮らし（2 年前に結婚し将来的には子供を希望している）

社会歴 職業：公務員（事務）
アレルギー歴・副作用歴 なし
OTC・健康食品服用歴 なし
病識・アドヒアランス 理解力あり．親族に医療関係者がおり情報を入手できる．インターネットなどを通じて自身でも情報を収集している．
薬 歴
- 現在服用薬はなし
- うつ病に対し，1 年前までパロキセチン塩酸塩水和物（パキシル錠 20 mg）を服用．
- FEC 療法施行時は制吐薬，パクリタキセル投与時は関節痛が強く NSAIDs を使用．

入院時身体所見（Day 1）
＜全身所見＞身長 160 cm，体重 50 kg，BMI 19.5
＜バイタルサイン＞BP 118/93 mmHg，HR 62/min，RR 18/min，体温 36.2℃
＜全身状態＞PS 0（p.6，表 6 参照）
＜その他＞心音・呼吸音：異常なし，腹部：平坦，軟，リンパ節：触知せず，脱毛あり：Grade 1（p.12，表 7 参照，ウィッグ使用）

入院時検査所見
- 胸部単純 X 線：心拡大（－），肺うっ血（－），胸水（－），肺血流異常や左右差なし
- 心電図：洞調律，不整脈（－）
- 心エコー：左室駆出率（LVEF）：63％
- 血液検査
＜血球算定検査＞正常範囲内
＜臨床化学検査＞正常範囲内
＜血液凝固検査＞正常範囲内
- 尿一般検査：正常範囲内

入院時臨床診断名

#1. 左乳がん（T3N1M0，ER 陽性，PgR 陰性，HER2 陽性）

処方薬（Day 1）

- ▶ タモキシフェン（ノルバデックス錠 20 mg），1回1錠（1日1錠），1日1回朝食後
- ▶ リュープロレリン酢酸塩（リュープリン SR 注），1回 11.25 mg，皮下注，3ヵ月ごとに投与

> **練習問題**
> この患者の外来での内分泌療法開始（Day1）における問題リスト，SOAP チャート，経過表を作成しなさい．その際に薬物相互作用，妊孕性についての内容も考慮すること．
> （⇒解答例は p.25 以降参照）

症例解析

まず前述の患者情報に基づき Day 1 における問題リストを作成し，各問題点ごとに SOAP チャートを作成する．次いで，タモキシフェンクエン酸塩投与前に必要なモニタリングパラメータを設定し，経過表を作成する．また，患者の生活歴を踏まえたうえで情報収集事項を記載する．

1 問題リストの作成

問題リスト：Problem List

#1．左乳がん部分切除術後
▶ タモキシフェン（ノルバデックス錠 20 mg）
1 回 1 錠（1 日 1 錠），1 日 1 回朝食後
▶ リュープロレリン酢酸塩（リュープリン SR 注）
1 回 11.25 mg，皮下注，3 ヵ月ごとに投与

#2．うつ病（抗うつ薬との相互作用）
▶ 現在薬物治療は終了しているが，1 年前までパロキセチン塩酸塩水和物（パキシル錠 20 mg）
1 回 1 錠（1 日 1 錠），1 日 1 回朝食後

#3．乳がん治療中の妊娠希望
▶ タモキシフェンクエン酸塩錠服用中の催奇形性や再発の危険性についての理解

2 SOAP チャートの作成

この患者の**問題点 #1．**に関する SOAP 解析例を示す．

問題点 #1：左乳がん部分切除術後の SOAP 解析（Day 1）

S 自覚症状（Subjective data）

"自覚症状はありません"

O 他覚症状（Objective data）

患　者　33 歳，女性．160 cm，50 kg，BMI 19.5
既往歴　うつ病（1 年前までパロキセチン塩酸塩水和物にて治療）
現病歴　左乳房部分切除術とセンチネルリンパ節生検施行．術後に外来通院にて化学療法に続き放射線照射施行．その後，タモキシフェンクエン酸塩およびリュープロレリン酢酸塩療法開始．
病　期　Stage ⅢA（T3N1M0）
治療法選択に影響を及ぼす因子　閉経前，ER 陽性，PgR 陰性，HER2 陽性

既治療
- FEC 療法 4 コース（12 週間）
- weekly パクリタキセル療法（全 12 回）＋triweekly トラスツズマブ療法（全 18 回）
- 放射線照射（50 Gy/5 週間）

心機能
- 胸部単純 X 線：心拡大（－），肺うっ血（－），胸水（－），肺血流異常や左右差なし
- 心電図：洞調律，不整脈（－），QT 延長なし
- 心エコー：左室駆出率（LVEF）：63％

処方薬
- タモキシフェン（ノルバデックス錠 20 mg）
1 回 1 錠（1 日 1 錠），1 日 1 回朝食後
- リュープロレリン酢酸塩（リュープリン SR 注）
1 回 11.25 mg，皮下注，3 ヵ月ごとに投与

A 薬物療法評価（Assessment）

病因・病態
- 術後補助療法後の内分泌療法中．

乳がんのリスクファクター
- HER2 陽性，PgR 陰性．

非薬物療法は必要か？　⇒必要（施行済み）
- Stage ⅢA（T3N1M0）であり，手術および放射線療法を施行済み．

薬物療法は必要か？　⇒必要
- Stage ⅢA（T3N1M0），ER 陽性かつ HER2 陽性であり，内分泌療法と抗 HER2 療法に化学療法が併用される．
- 化学療法と抗 HER2 療法は施行済み．

選択されている薬物療法は適切か？　⇒適切
- 閉経前であり，抗エストロゲン薬と LH-RH アゴニストによる内分泌療法が適応となる．タモキシフェンクエン酸塩を 10 年間連日投与およびリュープロレリン酢酸塩 11.25 mg を 2～3 年間，3 ヵ月ごとに皮下投与．

選択されなかった薬物について
- 閉経後乳がんに用いる薬剤としてアロマターゼ阻害薬がある．

薬物の用法・用量について
- ☑ タモキシフェン（ノルバデックス錠 20 mg）：1 回 1 錠（1 日 1 錠），1 日 1 回朝食後　⇒適切
- ☑ リュープロレリン酢酸塩（リュープリン SR 注）：11.25 mg を 3 ヵ月ごとに皮下注　⇒適切

注意すべき副作用の把握
- ☑ 更年期様症状：ホットフラッシュ（ほてり，のぼせ）など

- ☑ 血液系：静脈血栓症など
- ☑ 生殖器系：子宮内膜症，子宮体がんなど
- ☑ 精神・神経系：うつ病など
- ☑ 骨・筋肉系：骨密度低下や関節痛など

■ 注意すべき相互作用の把握
- 特記すべき事項なし．ただし，現在は内服してないがうつ病に対して以前パロキセチン塩酸塩水和物による治療歴あり．

■ アドヒアランスの評価
- タモキシフェンクエン酸塩は5年以上の長期間にわたり内服する治療となる．1日1回必ず内服することについて確認する．また，日誌などを用いて飲み忘れの有無や副作用の発現状況，さらに残薬の錠数を確認することでアドヒアランスの評価を行う．

P 治療計画 (Plan)

■ 治療のゴール
- ☑ 短期的ゴール：タモキシフェンクエン酸塩およびリュープロレリン酢酸塩の導入
- ☑ 長期的ゴール：両薬剤の投与完遂および無再発

■ 治療計画
薬物療法
- タモキシフェンは10年間，1回1錠20 mgを連日経口投与．
- リュープロレリン酢酸塩11.25 mgは2〜3年間，3ヵ月ごとに皮下投与．

■ 治療効果のモニタリングパラメータ
- ☑ 自覚症状
- 乳房および頸部や鎖骨上のリンパ節などのしこりの有無．
- 痛み発現の有無．
- ☑ 他覚症状
- CT，MRI，超音波などの画像検査．

■ 副作用のモニタリングパラメータ
- ☑ 更年期様症状：ホットフラッシュの頻度や重症度
- ☑ 血液系：静脈血栓症などによる浮腫や疼痛
- ☑ 生殖器系：子宮内膜症，子宮体がんなどに伴う不正出血
- ☑ 精神・神経系：うつ病発症による意欲低下
- ☑ 骨・筋肉系：骨密度低下に伴う骨折など

■ 患者カウンセリング・服薬指導
- 長期にわたる治療の意義・重要性の説明と理解度確認．
- うつ病発症時の薬剤選択（相互作用）についての説明．
- 妊娠希望に対するタモキシフェンクエン酸塩の催奇形性についての説明．

その他の問題点のSOAP解析後のプラン

#2．うつ病（抗うつ薬との相互作用）：選択的セロトニン再取り込み阻害薬（selective serotonin reuptake inhibitor：SSRI）との併用によりタモキシフェンクエン酸塩の作用が減弱し，死亡リスクが増加する可能性がある．特にパロキセチン塩酸塩水和物の併用においては死亡リスクが有意に増加するため，今後抗うつ薬を使用する際には他剤への変更が望ましい．

#3．乳がん治療中の妊娠希望：G.G.Briggsらによるタモキシフェン塩酸塩水和物の妊婦に対するリスク分類（Drugs in Pregnancy & Lactation, 11th ed.）は"Contraindicated"すなわち"禁忌"に該当する．

理由はGoldenhar症候群や胎児の生殖器異常などの催奇形性の報告が複数あるためである．したがってタモキシフェンクエン酸塩服用中の妊娠は避ける必要がある．

一方で，本症例は将来的に子供を希望している33歳の女性である．タモキシフェンクエン酸塩内服中の10年間妊娠できないことは，患者にとって精神的な苦痛を伴う可能性がある．したがって，精神的ケアを必要とするケースも存在する．薬剤師による正確な薬剤情報提供とともに，乳がん治療医師による治療と妊娠とのリスク・ベネフィットの説明，婦人科などの生殖医療専門家への受診などチームでサポートする必要がある．

SOAP作成後

本症例ではアレルギー症状や急性の副作用症状の出現なく内分泌療法を開始した．Day28頃よりほてりや潮紅の症状を自覚していたが，軽度（Grade 1）であったため薬物療法は行っていなかった．その後，Day84頃よりホットフラッシュが頻繁に出現することから漢方薬による治療を開始し，症状は緩和している状況である．

■ 患者教育
- ☑ 外来処方

> ▶ タモキシフェン（ノルバデックス錠20 mg），
> 1回1錠（1日1錠），1日1回朝食後，28日分

- ☑ 薬剤指導・生活指導
- 微小転移を制御して再発を防ぎ，治癒を達成するために，タモキシフェンクエン酸塩を10年，リュープロレリン酢酸塩11.25 mgを3年間投与する予定である．
- 長期にわたる内分泌療法の重要性を説明し，理解度

を確認する．
- ほてり，ホットフラッシュなどの更年期様症状が出現してくる可能性がある（発現までの時期は個人差がある）．
- 抗うつ薬を再開する場合には，薬剤の種類に注意する必要がある．
- タモキシフェンクエン酸塩には催奇形性のリスクがあるため，内服中は避妊する．

3 経過表の作成

外来での導入となった内分泌療法における経過表を表7に示す．

タモキシフェンクエン酸塩およびリュープロレリン酢酸塩開始時においては，内分泌療法を継続して長期間行うための患者理解度の評価に必要な項目を確立しておくことが必要である．また，副作用の発現時期を考慮し，効率良く必要項目を個々の患者にアセスメントしていく．

また当該内分泌療法の有用性が検証された臨床試験の論文に必ず目を通し，有効性が確認された患者群の特徴や有害事象特性，さらには各リスクファクターを理解することは，質の高い症例解析を実践するために非常に重要である．

▼引用文献

1) Goldhirsch A et al：Personalizing the treatment of women with early breast cancer：highlights of the St Gallen International Expert Consensus on the Primary Therapy of Early Breast Cancer 2013. Ann Oncol **24**：2206-2223, 2013
2) 日本乳癌学会（編）：乳癌取扱い規約，第17版，金原出版，東京，p4-5, 2012
3) Simpson JF et al：Prognostic value of histologic grade and proliferative activity in axillary node-positive breast cancer：results from the Eastern Cooperative Oncology Group Comparion Study, EST 4189. J Clin Oncol **18**：2059-2069, 2000
4) Wolmark N et al：Preoperative chemotherapy in patients with operable breast cancer：nine-year results from National Surgical Adjuvant Breast and Bowel Project B-18. J Natl Cancer Inst Monogr **30**：96-102, 2001
5) Bear HD et al：Sequential preoperative or postoperative docetaxel added to preoperative doxorubicin plus cyclophosphamide for operable breast cancer：National Surgical Adjuvant Breast and Bowel Project B-27. J Clin Oncol **24**：2019-2027, 2006
6) Rastogi P et al：Preoperative chemotherapy：updates of National Surgical Adjuvant Breast and Bowel Project Protocols B-18 and B-27. J Clin Oncol **26**：778-785, 2008
7) Davies C et al：Long-term effects of continuing adjuvant tamoxifen to 10 years versus stopping at 5 years after diagnosis of oestrogen receptor-positive breast cancer：ATLAS, a randomised trial. Lancet **381**：805-816, 2013

▼本疾患をもっとよく理解するために（参考文献）

1) 日本乳癌学会（編）：科学的根拠に基づく乳癌診療ガイドライン1治療編2015年版，第3版，金原出版，東京，2015
2) NCCN Clinical Practice Guidelines in Oncology, Breast Cancer. V1. 2017
3) Coates AS et al：Tailoring therapies—improving the management of early breast cancer：St Gallen International Expert Consensus on the Primary Therapy of Early Breast Cancer 2015. Ann Oncol **26**：1533-1546, 2015

確認テスト
1. 内分泌療法を行うことで効果の得られる乳がんについて説明しなさい．
2. ATLAS試験の論文を読んで，タモキシフェンクエン酸塩10年間使用によりもたらされる利益について説明しなさい．
3. ATLAS試験の論文を読んで，タモキシフェンクエン酸塩10年間使用による副作用について説明しなさい．
4. タモキシフェンクエン酸塩と相互作用の可能性がある薬剤について説明しなさい．
5. 内分泌療法と妊孕性，催奇形性などとの関連性について説明しなさい．

（執筆：高山慎司，執筆協力：山内英子）

表7 内分泌療法開始における経過表（外来で導入）

Day		1	2	3		25	26
処方薬	用法						
タモキシフェン（ノルバデックス錠20 mg）	分1，朝食後	1 T	→	→		→	→
注射薬	用法						
リュープロレリン酢酸塩（リュープリンSR注11.25 mg）	12週に1回 皮下注	11.25 mg					
バイタルサイン							
	収縮期血圧（mmHg）	118					
	拡張期血圧（mmHg）	93					
	脈拍（/min）	62					
	呼吸数（/min）	18					
	体温（℃）	36.2					
副作用							
	ほてり（hot flashes）						
	投与部位反応（injection site reaction）*	Grade1			≈		
臨床検査値	施設基準値						
WBC	2,900〜7,800/μL	3,500					
RBC	3.81〜5.01×10^6/μL	4.21					
Hb	11.1〜14.9 g/dL	11.5					
PLT	146〜335×10^3/μL	273					
Alb	4.1〜5.1 g/dL	4.3					
LDH	118〜223 IU/L	185					
AST	9〜32 IU/L	25					
ALT	3〜38 IU/L	21					
γ-GTP	8〜68 IU/L	35					
ALP	103〜289 IU/L	205					
TB	0.2〜1.2 mg/dL	0.5					
BUN	8〜21 mg/dL	18					
Cr	0.47〜0.79 mg/dL	0.61					
Ca	8.4〜10.2 mg/dL	9.2					
Na	137〜149 mEq/L	145					
K	3.7〜5 mEq/L	4.1					
Cl	102〜110 mEq/L	105					
PT	10〜12秒	11.5					
APTT	25〜36秒	34.7					
INR	0.8〜1.2	1.01					

副作用のGrade分類はCTCAE v4.0（p.12，表7参照）に依った．
今回はGrade2の症状出現時点で漢方薬での対症療法を開始した．
*Grade1：症状を伴う/伴わない圧痛（例：熱感，紅斑，瘙痒）

27	28	29	30		81	82	83	84	85	86	87
→	→	→	→		→	→	→	→	→	→	→
								11.25 mg			
				≈							
	Grade1	Grade1	Grade1		Grade1	Grade1	Grade1	Grade2	Grade2	Grade2	Grade2
	4.2							4.1			
	3.95							3.98			
	11.2							11.3			
	251							262			
	4.1							4.2			
	177							190			
	18							22			
	25							20			
	28							31			
	188							195			
	0.6							0.5			
	20							19			
	0.58							0.62			
	8.9							9.1			
	141							142			
	3.9							3.8			
	103							105			
	11.2							11.1			
	32.5							33.2			
	1.03							1.02			

第3章
卵巣がん

この疾患解説のゴール

1. 卵巣がんの病態生理を説明できる．
2. 卵巣がんの治療戦略について説明できる．
3. 卵巣がんの初回化学療法における標準治療を設計・管理できる．
4. 卵巣がんに用いる抗がん薬の代表的な副作用のマネジメントができる．
5. 卵巣がんの維持化学療法について説明できる．
6. 卵巣がんに対する腹腔内化学療法の位置づけを説明できる．
7. 卵巣がんの再発症例に対する化学療法を説明できる．

キーワード 卵巣がん，デバルキング手術，CA125，家族歴，*BRCA1*，*BRACA2*，TC療法，急性過敏反応

解 説

I 卵巣がんの病態生理

卵巣にできる腫瘍の85％は良性である．卵巣の腫瘍はその発生する組織によって大別されるが，卵巣の表層を覆う細胞に由来する上皮性腫瘍がその大部分を占め，このなかには良性腫瘍と悪性腫瘍（がん）のほかに良性，悪性の中間的な性質をもつ腫瘍（境界群）がある．卵巣腫瘍の病理学的組織分類には上皮性，性索間質性，胚細胞性などがあり，上皮性のものが90％を占める．全上皮性卵巣がんのうち10％が家族性に発症する．上皮性腫瘍はさらに細胞型によって異なった性格をもっている（表1）．

卵巣がんは早期にはほとんど症状はない．診断時にはStageⅢ〔国際産科婦人科連合（FIGO）手術進行期分類〕以上が75～80％を占める．腹膜播種とリンパ行性転移が主であり，初期には血行性転移が少ないため早期発見が難しい．腹膜播種による腹水・がん性腹膜炎や，後腹膜リンパ節転移による腹囲の増大，腹部膨満感，下腹部痛，背部痛などが最初の自覚的所見としてみられる．また，下腹部の不快感や食欲不振，便通異常，月経異常，悪心といった不定愁訴的所見で現れる場合があり，見落としやすいので注意する．

*BRCA1*または*BRCA2*遺伝子に変異を認める女性は乳がんおよび卵巣がんの発症リスクが高まることが知られており，遺伝性乳がん卵巣がん症候群（hereditary breast and ovarian cancer：HBOC）と呼ばれ，卵巣がんについては，*BRCA1*変異で生涯発症危険率は36～63％，*BRCA2*変異で10～27％といわれる．

II 卵巣がん患者に対する診断と検査

卵巣がんの診断は以下の問診，内診，画像診断，腫瘍マーカーなどの検査を用いて行う．

- 問 診：現病歴，月経歴（閉経前・閉経後），妊娠歴・不妊治療歴，家族歴，子宮内膜症の有無・治療歴，ピル服用の有無，肥満
- 骨盤内腫瘤の存在診断：内診，超音波検査（経腟，経腹）
- 画 像：単純・造影CT/MRI
- 腫瘍マーカー：CA125

CA125の発現頻度は漿液性嚢胞腺がん患者で高く，上皮性卵巣がんで陽性率が80％ときわめて高い．また良性疾患をもつ女性でもかなりの率で上昇していることや，子宮頸がん・子宮体がん，胃がんなど，他のがん種や子宮内膜症，また妊娠や肝硬変などでも上昇する．CA125は治療効果，再発示唆などさまざまなマーカーとして用いられるが，決して万能ではないことを認識する必要がある．

表1　上皮性細胞がんの組織学的分類

漿液性がん（低異型度・高異型度）	70〜80%（最も多い），低異型度は数%でまれ，抗がん薬が比較的効きやすい
粘液性がん	約10%，消化管のがんとの関連が示唆，予後不良，抗がん薬が効きにくい
類内膜がん	約10%，子宮内膜症と関連，時に子宮体がんと合併，抗がん薬が比較的効きやすい
明細胞がん	日本人に多い（日本25%，欧米10%），子宮内膜症と関連，予後不良，化学療法が効きにくい
その他	

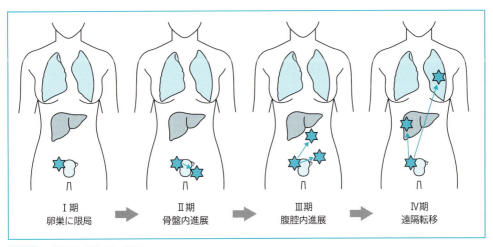

図1　卵巣がん進行期の概要
（国立がん研究センター中央病院婦人腫瘍科 高橋健太先生よりご提供）

腫瘍穿刺細胞診は皮膜破綻をきたし，予後を不良にする危険性があるため原則禁忌である．

III　卵巣がんの治療

卵巣がんの病期分類（staging）は，FIGOの手術進行期分類に従って決定されることが一般的である（図1，詳細については『卵巣腫瘍・卵管癌・腹膜癌取扱い規約 臨床編』を参照されたい）．TNM分類もこれに準拠する形になっている．実際には卵巣がんの初回治療はほとんどの病期で手術と化学療法の組み合わせである（図2）[1]．再発期は化学療法が中心となる（図3）[1]．

1　手術療法

手術の目的は卵巣腫瘍の確定診断と良悪性診断を行うこと，さらに悪性腫瘍ならばその組織型および分化度と進行期の確定（surgical staging），病巣の完全摘出または最大限の腫瘍減量，後療法のための情報を得ることである．特にⅢ期がんで初回術後の残存腫瘍が1 cm未満の場合（optimal disease）と1 cm以上の場合（suboptimal disease）では予後が異なる[2]．

初回手術は，staging laparotomy（病期確定のための開腹術）が重要となる．さらに進行がんでは腹腔内播種病巣を最大限に切除することを目的とした初回腫瘍減量術（primary debulking surgery）を行う．

interval debulking surgery（IDS）は，初回手術で試験開腹やsuboptimal diseaseに終わった症例に対して初回化学療法中に行う腫瘍減量術である．

2　初回化学療法（first-line chemotherapy）

卵巣がんの初回化学療法の標準治療はTC療法（パクリタキセル175 mg/m^2，カルボプラチン目標AUC 5〜7.5 いずれもDay 1，3〜4週ごと，3〜6コース）である[3]．

早期がんであるⅠ期のうち，明細胞がんを除くⅠA・ⅠB期で高分化型（Grade 1）の場合，術後の化学療法は省略し経過観察でよいとされている（図2）．一方で高分化型以外のⅠA・ⅠB期および全ⅠC期と明細

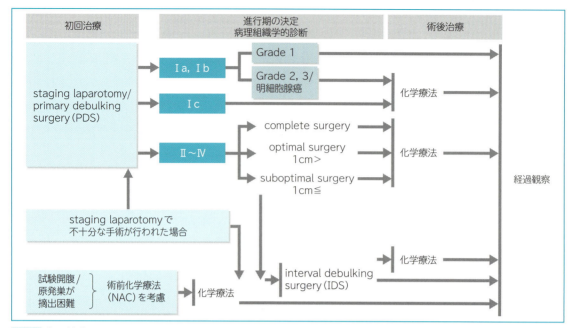

図2 初回治療のフローチャート
IDS：interval debulking surgery
〔日本婦人科腫瘍学会（編）：卵巣がん治療ガイドライン2015年版，金原出版，東京，p19，2015より許諾を得て改変し転載〕

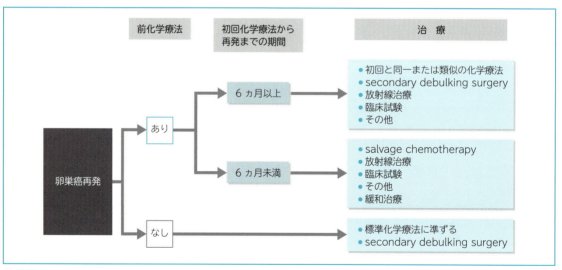

図3 再発卵巣癌の治療
再発卵巣癌は根治が困難で，治療の目標はQOLの維持，症状の緩和を第一に考え，次に延命効果について考慮されることが多い．そこで治療の限界を十分に認識してその適応・内容を厳密に検討すべきである．再発症例で条件を満たせば，新しい治療の開発を目的とした臨床試験への積極的な参加が推奨される．
〔日本婦人科腫瘍学会（編）：卵巣がん治療ガイドライン2015年版，金原出版，東京，p21，2015より許諾を得て改変し転載〕

胞がんでは術後にTC療法3～6コースを施行することが推奨される．

Ⅱ～Ⅳ期の進行がんにおいて，初回手術で完全摘出ができた症例やoptimal症例は術後TC療法6コースを行う．suboptimalに対してもTC療法を行うが，試験開腹例や大きな残存腫瘍があり，3（2～4）コース後の奏効例に対してIDSを施行した後，さらにTC療法を3～5コース（合計6～8コース）行うこともある．

図4 卵巣がんの標準治療の変遷

臨床試験	標準治療 vs. 新治療	報告年
GOG22	L-PAM vs. CA	1983
GOG47	CA vs. CAP	1986
GOG52	CAP vs. CP	1989
GOG111, OV10	CP vs. TP	1996, 2000
GOG158, AGO	TP vs. TC	2003
SCOTROC	TC vs. DC	2004
GOG182	TC vs. TC + GEM, TOPO リポソーム化ドキソルビシン	2009
JGOG3016	TC vs. dose-dense TC	2009, 2013

略号の正式名称は p.ix, 抗がん薬略号一覧を参照.
GOG：米国婦人科腫瘍学グループ, AGO：Arbeitsgemeinschaft Gynäkologische Onkologie, SCOTROC：Scottish Randomised Trial in Ovarian Cancer, JGOG：Japanese Gynecologic Oncology Group, CA：シクロホスファミド＋ドキソルビシン, CAP：シクロホスファミド＋ドキソルビシン＋シスプラチン, CP：シクロホスファミド＋シスプラチン, TP：パクリタキセル＋シスプラチン, TC：パクリタキセル＋カルボプラチン, DC：ドセタキセル＋カルボプラチン

表2 卵巣がんの主な標準化学療法レジメン

レジメン	代表的な用法・用量	
TC±BV	・PTX 175〜185 mg/m², 静注, Day1 ・CBDCA AUC5〜7.5, 静注, Day1 ・BV 15 mg/kg, 静注, Day1	3週ごと
Dose-dense TC	・PTX 80 mg/m², 静注, Day1, 8, 15 ・CBDCA AUC6, 静注, Day1	3週ごと
DC	・DTX 75 mg/m², 静注, Day1 ・CBDCA AUC5, 静注, Day1	3週ごと
TP	・PTX 135 mg/m², 静注, Day1 ・CDDP 75 mg/m², 静注, Day1	3週ごと

略号の正式名称は p.ix, 抗がん薬略号一覧および p.33 図4を参照.

ⓐ 初回化学療法の key drug

1980年以降，初回化学療法の key drug は長年にわたりシスプラチンであった．米国婦人科腫瘍学グループ（GOG）の GOG47 試験においてシスプラチンとドキソルビシン塩酸塩，シクロホスファミド水和物との3剤併用療法（CAP 療法）が標準治療として確立された．その後，CAP 療法からドキソルビシン塩酸塩を除いた CP 療法，さらにタキサン系薬（パクリタキセルおよびドセタキセル水和物）の開発とともに，パクリタキセル＋シスプラチンの2剤併用療法（TP 療法）が標準治療となった．また，シスプラチンをカルボプラチンに変えても効果には差がなく，毒性の面で管理しやすい TC 療法が現時点での標準的化学療法と位置づけられた．最近では JGOG3016 試験により dose-dense TC 療法の有用性が認められ，初回化学療法の選択肢の1つとなっている（図4）．

パクリタキセルが使用しづらい状況でのオプションの治療法として，ドセタキセル水和物＋カルボプラチンの2剤併用療法（DC 療法）は奏効率，無増悪生存期間（PFS）に TC 療法と差がなかったことから選択肢となりうるが，長期生存についての結論はまだ出ていない．卵巣がんの主な化学療法レジメンを表2に示す．催吐リスクについては『制吐薬適正使用ガイドライン』の最新版を参照されたい．

ⓑ key drug の臨床薬理学的マネジメント

パクリタキセルとシスプラチンは相互作用により，投与順序がパクリタキセル→シスプラチンに対して，シスプラチン→パクリタキセルではパクリタキセルのクリアランスが25％低下することから骨髄抑制がより高度に出現する[4]．カルボプラチンとの間には報告はないが，パクリタキセルとプラチナ製剤を併用する際にはパクリタキセルを投与した後にシスプラチンまたはカルボプラチンを投与する．

カルボプラチンの AUC は奏効率，血液毒性（PLT 減少）と相関する[5]．AUC は7を上回ると奏効率が頭打ちとなる．また既治療例では目標を4〜6とする必要がある．

表3 再発卵巣がんの化学療法

薬剤名	用法用量
イリノテカン	100 mg/m² 静注，Day1, 8, 15　4週ごと
ゲムシタビン	1,000 mg/m² 静注，Day1, 8, 15　4週ごと
ノギテカン（トポテカン）	1.5 mg/m² 静注，Day1〜5　3週ごと
ドセタキセル	70 mg/m² 静注，Day1　3週ごと
パクリタキセル*	180 mg/m² 静注，Day1　3週ごと (80 mg/m² 静注，毎週)
リポソーム化ドキソルビシン	40〜50 mg/m² 静注，Day1　4週ごと
エトポシド	50 mg/m² 経口，Day1〜21　4週ごと

*保険適用外

　カルボプラチンの目標AUCによる投与量の算出には，患者個々のもつ糸球体濾過速度（GFR）が得られている必要がある．日常臨床ではCockcroft-Gault式やJelliffe式といったGFR算出のための簡易計算公式を用いて算出することが多い．実際には得られたCcrをGFRの代用として以下のCalvertの公式によって投与量を算出する．

> カルボプラチン投与量＝目標AUC×（GFR＋25）

ⓒ key drugの副作用対策のための支持療法の投与設計

　パクリタキセルおよびカルボプラチンには急性過敏反応がある．パクリタキセルでは初回または2回目の投与で多く発症するのに対し，カルボプラチンでは長期治療後に発症することが多い．症状はパクリタキセル，カルボプラチンとも同様で，全身の紅斑，頻脈，胸部苦悶感，呼吸困難などがみられる．特にパクリタキセルは①投与前12〜14時間および6〜7時間前にデキサメタゾン16.5 mg静注，30分前までにラニチジン50 mg静注（またはファモチジン20 mg静注）とジフェンヒドラミン塩酸塩50 mg経口投与もしくは，②short-course pre-medicationとして投与30分前までにデキサメタゾン16.5 mg静注，30分前までにラニチジン50 mg静注（またはファモチジン20 mg静注）とジフェンヒドラミン塩酸塩50 mg経口投与のどちらかを行う．
　TC療法など卵巣がんに用いられる化学療法レジメンは骨髄抑制対策として顆粒球コロニー刺激因子（G-CSF）の予防投与やルーチンの使用は推奨されない．また，催吐リスクは中等度であり，制吐療法は$5-HT_3$受容体拮抗薬とデキサメタゾンの併用が予防的に用いられる．

3 維持化学療法（maintenance chemotherapy/consolidation chemotherapy）

　初回化学療法で完全奏効（CR）または部分奏効（PR）が得られた後の追加治療をいう．maintenanceは初回治療と同じ薬剤を使用，consolidationは別の薬剤を用いて治療する．殺細胞性抗がん薬による維持療法については，意義が示されておらず推奨されない．GOG0218試験およびICON7試験では，初回治療としてTC療法にベバシズマブを併用し，その後maintenance治療でベバシズマブを単独投与する治療法が従来のTC療法に対し有意にPFSを延長することが証明された．しかし，全生存期間（OS）に関しては有意差は認められなかった．

4 腹腔内化学療法（intraperitoneal chemotherapy：IP療法）

　卵巣がんの腹腔内病変に対して直接高濃度の抗がん薬を接触させることができる腹腔内化学療法は，optimalに減量手術ができた進行病期（Ⅲ期）を対象とした治療の選択肢の1つである．腹腔内投与そのものの有用性は認められるが特定のレジメンが定まっていない，毒性（血液，神経）が強い，治療の完遂率が低い，初回手術時に腹腔内ポートを挿入する必要がありポート管理の標準化が必要であるなどの問題点もある．使用する抗がん薬としては，初日にシスプラチンを腹腔内投与，パクリタキセルを静脈内投与し，8日目にパクリタキセルを腹腔内投与するなど，シスプラチンが中心的薬剤である．

5 再発卵巣がんの化学療法（second-line chemotherapy）（表3）

　初回治療においてプラチナ製剤＋タキサン系薬の化学療法が施行された症例が対象となる．初回化学療法終了後から再発までの期間（treatment-free interval：

TFI）と再発がんに対する化学療法の奏効率は相関する．一般に TFI が 6 ヵ月以上の場合をプラチナ感受性，6 ヵ月未満の再発および初回化学療法で CR または PR とならなかった症例をプラチナ抵抗性として治療方針が決定される（図 3）．

プラチナ感受性再発がんに対しては，初回と同一または類似のレジメン（プラチナ製剤＋タキサン系薬）の延命効果が証明されており推奨される．プラチナ抵抗性再発がんの場合は，単剤による治療が基本となる（表 3）．しかし現時点で初回治療に抵抗性の再発卵巣がんに対する標準治療はなく，延命効果も証明されていない．化学療法の限界を十分ふまえ，患者の QOL を最優先に考え，緩和医療を提示することもありうる．

IV 症 例

腹部の膨満感を主訴に受診した卵巣がんⅢ期の患者である．全身状態が急激に変化し，初診から 1 週間で PS 4 (p.6, 表 6 参照) となり緊急入院してきた．

本人が化学療法を強く希望したため，カンファレンスにて weekly TC 療法を選択し治療開始することを決定した．以下に患者情報を記す．

患 者 65 歳，女性
主 訴 腹部膨満，下肢浮腫
現病歴 1 ヵ月前に腹部膨満，下肢浮腫を自覚．近医受診したところ，卵巣がんを指摘された．1 週間ほど前に当院受診，精査開始となる．昨日，腹部膨満増強による全身状態の悪化により緊急入院となった．
既往歴 既婚（現在独身），妊娠分娩歴 2 回，閉経 52 歳，喘息（ステロイド治療中），副鼻腔炎，帯状疱疹
家族歴 姉：乳がん
生活歴
- 喫煙：なし
- アルコール：なし
- 食事：特に高脂肪というわけではない

社会歴 無職
アレルギー歴・副作用歴 なし
OTC・健康食品服用歴 なし
病識・アドヒアランス 病期についての理解はやや不安あり．服薬などのアドヒアランスは良好．
薬 歴 ステロイド吸入薬
入院時身体所見
＜全身所見＞身長 158 cm，体重 45 kg，Virchow の 3 徴あり，左右鼠径：腫大なし，腹部：腹水膨隆，外陰・腟：異常なし，子宮の向き・大きさ・硬さ：異常なし，可動性：直腸診でのみ触知，制限．直腸粘膜：正常，両側傍子宮組織：腫瘍進展なし，両側下肢：軽度浮腫，イレウス症状なし，経口摂取可能．尿量 430 mL，濃縮尿
＜バイタルサイン＞体温 37.1℃，HR 124/min，BP 116/70 mmHg，SpO$_2$ 95%
＜全身状態＞PS 4
＜腹部超音波下腹水細胞診＞腹水，class 5 腺がん

入院時検査所見（Day 1）
- 腫瘍マーカー：CA125 7,457 U/mL（基準値：35 以下），STN 549 U/mL（基準値：45 以下），SLX 61.5 U/mL（基準値：38 以下），CEA 0.5 ng/mL（基準値：5.0 以下），CA19-9 5 U/mL（基準値：37 以下）
- 血液検査：WBC 13,300/μL（基準値：3,900〜6,300），PLT 33.1×10^4/μL（基準値：12.5〜37.5×10^4），Hb 13.1 g/dL（基準値：11.3〜14.9）
- 生化学検査：TP 5.0 g/dL（基準値：6.3〜8.3），Alb 2.6 g/dL（基準値：3.7〜5.2），LDH 477 IU/L（基準値：119〜229），Cr 0.8 mg/dL（基準値：0.4〜0.7），UA 7.5 mg/dL（基準値：3.6〜7.0），K 5.4 mEq/L（基準値：3.6〜4.9），Na 135 mEq/L（基準値：138〜146），Ca 8.4 mg/dL（基準値：8.7〜10.3），CRP 11.6 mg/dL（基準値：<0.1）
- 凝固検査：D-ダイマー 8.30 μg/mL（基準値：0.00〜1.00）
- 尿検査：尿蛋白 2+，尿潜血 3+，尿ケトン体 2+
- 血液ガス所見：Po$_2$ 91.3，HCO$_3^-$ 25.7，Pco$_2$ 37.3
- 超音波検査：右下肢に massive に血栓形成を認める．

入院時臨床診断名
#1．卵巣がんⅢc 期
#2．がん性腹膜炎（多量腹水）
#3．低アルブミン血症
#4．深部静脈血栓症
#5．腸閉塞の疑い

入院後 Day 4（SOAP 作成時）までの経過
Day 2：超音波検査の結果から床上安静とし，ワルファリンカリウム内服開始 2 mg/日．尿量が保てていないため血清 K 値の上昇を認めている．in の流量を増やしたが腹水に逃げていると考えられ，ドパミン塩酸塩投与が一時的に必要と判断．尿量確保するため，ドパミン塩酸塩（イノバン注）600 mg を 3 μg/kg/min で持続点滴静注開始．

Day 3：尿量 700 mL．利尿良好．腹部膨満感相変わらず強い．腹水穿刺 3,200 mL．腹部膨満感著明に改善．

Day 4：MRI 施行．下肢超音波検査の結果を含めて診療科カンファレンスで治療方針を決定．がん性腹膜炎に伴う腹水による症状緩和を目的として weekly TC 療法を施行予定．表 4 にこの患者の Day 4 までの経過表を示す．

処方薬（Day 5；初回化学療法施行日）

- 1号開始輸液 2,000 mL，点滴静注，Day 3〜5
- ビタミン B_1，B_6，B_{12} 配合剤（ビタメジン注），1バイアル，点滴静注，Day 1〜5
- デキサメタゾン（デカドロン注）9.9 mg＋ラニチジン（ザンタック注）50 mg，点滴静注，Day 5（10：00），パクリタキセル投与30分前投与
- ジフェンヒドラミン塩酸塩（ベナ錠 10 mg），1回5錠，パクリタキセル投与30分前，Day 5（10：00）
- パクリタキセル（タキソール注）120 mg（80 mg/m^2），1時間点滴静注，Day 5（10：30）
- カルボプラチン（パラプラチン注）170 mg（目標 AUC 2），1時間点滴静注，Day 5（11：30）
- ワルファリンカリウム（ワーファリン錠 1 mg），1回2錠（1日2錠），1日1回 朝食後
- 酸化マグネシウム錠 250 mg，1回2錠（1日6錠），1日3回 毎食後
- ドパミン塩酸塩（イノバン注）600 mg，3 μg/kg/min，点滴静注

練習問題
この患者のDay 4（化学療法前日）における問題リスト，SOAPチャート，Day 5以降の経過表を作成しなさい。
（⇒解答例はp.38以降参照）

表4 入院後 Day 4（化学療法前日）までの薬物療法と検査所見などの経過表

	Day		1	2	3	4
	イベント		緊急入院		腹水穿刺 3,200 mL	
処方薬		用法				
ワルファリンカリウム（ワーファリン錠 1 mg）		分 1，朝食後		2T →	→	→
酸化マグネシウム錠 250 mg		分 3，毎食後			6T →	→
フルルビプロフェン アキセチル（ロピオン注）		点滴静注	50 mg			
ペンタゾシン（ペンタジン注）		点滴静注			15 mg	
ヒドロキシジン塩酸塩（アタラックス注）		点滴静注			25 mg	
3 号維持輸液		点滴静注	2,000 mL →	→		
1 号開始輸液		点滴静注			2,000 mL →	→
ビタミン B_1，B_6，B_{12} 配合剤（ビタメジン注）		点滴静注	1V →	→	→	→
ドパミン塩酸塩（イノバン注）		3 μg/kg/min，点滴静注		600 mg →	→	→
	体温（℃）		37.1	37.1	37.5	37.4
	食事		3 分粥	3 分粥	3 分粥	3 分粥
	尿量（mL）		430	450	700	500～700
	臨床検査値	施設基準値				
血液	TP	6.3～8.3 g/dL	5.0↓	5.0↓	4.9↓	4.4↓
	Alb	3.7～5.2 g/dL	2.6↓	2.6↓	2.7↓	2.5↓
	TB	0.3～1.2 mg/dL	0.5	0.5	0.6	0.7
	クロル	99～109 mEq/L	100.0	101.0	99.0	100.0
	Na	138～146 mEq/L	135.0↓	137.0↓	138.0	135.0↓
	K	3.6～4.9 mEq/L	5.4↑	5.4↑	4.4	4.3
	UA	3.6～7.0 mg/dL	7.5↑			
	Ca	8.7～10.3 mg/dL	8.4↓			
	AST	13～33 IU/L	28.0	29.0	32.0	30.0
	ALT	6～27 IU/L	17.0	16.0	16.0	14.0
	LDH	119～229 IU/L	477.0↑	400.0↑	390.0↑	338.0↑
	Cr	0.4～0.7 mg/dL	0.8↑	0.8↑	0.6	0.6
	CRP	～0.1 mg/dL	11.6↑	13.3↑	16.5↑	16.6↑
	WBC	3,900～6,300/μL	13,300↑	12,000↑	11,800↑	11,100↑
	Hb	11.3～14.9 g/dL	13.1	12.3	11.5	11.5
	PLT	12.5～37.5×10^4/μL	33.1	33.0	32.1	32.5
	APTT	23～40 秒	26.0			
	PT-INR	0.80～1.20	1.10			
	PT 時間	9.0～13.0 秒	11.0			
	D-ダイマー	0.00～1.00 μg/mL	8.3			
尿	蛋白定性	（−）	2＋			
	潜血	（−）	3＋			
	ケトン体	（−）	2＋			
腫瘍マーカー	CA125	35 U/mL 以下	7,457↑			
	STN	45 U/mL 以下	549↑			
	SLX	38 U/mL 以下	61.5↑			
	CEA	5.0 ng/mL 以下	0.5			
	CA19-9	37 U/mL 以下	5			
血液ガス	P_{O_2}		91.3			
	HCO_3^-		25.7			
	P_{CO_2}		37.3			

症例解析

まず，前述の患者情報に基づき Day 4 における問題リストを作成し，次に問題ごとに SOAP チャートを作成する．次いで，化学療法施行後の副作用マネジメントに必要なモニタリングパラメータを設定し，経過表を作成する．

1 問題リストの作成

この患者の Day 4（化学療法前日）の問題点は大きく分けて4つあげられる．最優先課題である「1. 初回化学療法」に関連した問題については，さらに選択レジメンの妥当性，急性期の副作用対策（急性過敏反応，悪心・嘔吐，骨髄抑制など），遅発期の副作用対策（末梢神経障害）に対する治療法や薬剤の選択が違うため，問題ごとに順次治療計画を考えていく．

問題リスト：Problem List
#1. 卵巣がん
#1-1. 初回化学療法
▶ パクリタキセル（タキソール注）
  120 mg（80 mg/m^2），1時間点滴静注，Day 5 毎週投与
▶ カルボプラチン（パラプラチン注）
  170 mg（目標 AUC 2），1時間点滴静注，Day 5 毎週投与

#1-2. 悪心・嘔吐予防
▶ デキサメタゾン（デカドロン注）9.9 mg，点滴静注，Day 5

#1-3. 急性過敏反応予防
▶ デキサメタゾン（デカドロン注）9.9 mg，点滴静注，Day 5
  パクリタキセル投与30分前
▶ ラニチジン（ザンタック注）50 mg，点滴静注，Day 5
  パクリタキセル投与30分前
▶ ジフェンヒドラミン塩酸塩（ベナ錠 10 mg）
  1回5錠，パクリタキセル投与30分前，Day 5

#1-4. 骨髄抑制対策
▶ 特になし

#1-5. 末梢神経障害治療
▶ 特になし

#2. 尿量確保
▶ ドパミン塩酸塩（イノバン注）600 mg，3 μg/kg/min，点滴静注
▶ 1号開始輸液 2,000 mL，点滴静注
▶ ビタミン B$_1$，B$_6$，B$_{12}$ 配合剤（ビタメジン注）
  1バイアル，点滴静注

#3. 深部静脈血栓症治療
▶ ワルファリンカリウム（ワーファリン錠 1 mg）
  1回2錠（1日2回），1日1回朝食後，〜Day 5
▶ ダルテパリンナトリウム（フラグミン注）
  5,000 IU/日，24時間持続点滴，Day 6〜

#4. 腸閉塞対策
#4-1. 栄養管理
▶ 1号開始輸液 2,000 mL，点滴静注
▶ ビタミン B$_1$，B$_6$，B$_{12}$ 配合剤（ビタメジン注）
  1バイアル，点滴静注

#4-2. 症状緩和（悪心・排便コントロール）
▶ 酸化マグネシウム錠 250 mg
  1回2錠（1日6錠），1日3回毎食後
▶ ヒドロキシジン塩酸塩（アタラックス-P 注）
  25 mg，点滴静注

2 SOAP チャートの作成

この患者の**問題点 #1-1.** に関する SOAP 解析例を示す．以下の内容は参考情報も記載してあるが，SOAP チャートにすべてを記載する必要はなく，ポイントのみを簡潔に記載する．

問題点 #1-1：初回化学療法の SOAP 解析（Day 4）

S 自覚症状（Subjective data）

"お腹が張って苦しいので，食事がほとんどできなくなってしまいました．"

O 他覚症状（Objective data）

患　者 65歳，女性．158 cm，53 kg，BSA[注] 1.5 m^2
主　訴 腹部膨満
既往歴 既婚（現在独身），妊娠分娩歴2回，閉経52歳
家族歴 姉：乳がん
生活歴
● 喫煙：なし

注：BSA の算出は所属医療機関の計算式による．

- アルコール：なし
- 食事：特に高脂肪というわけではない

アレルギー歴・副作用歴 なし

薬　歴　ステロイド吸入薬

入院時身体所見
＜全身所見＞腹部：腹水膨隆，尿量 430 mL，濃縮尿
＜バイタルサイン＞体温 37.1℃，HR 124/min，BP 116/70 mmHg，SpO_2 95％
＜腹部超音波下腹水細胞診＞腹水，class 5 腺がん

臨床検査値
- 腫瘍マーカー：CA125 7,457 U/mL，STN 549 U/mL，SLX 61.5 U/mL，CEA 0.5 ng/mL，CA19-9 5 U/mL
- 血液検査：WBC 13,300/μL，PLT 33.1×10^4/μL，Hb 13.1 g/dL
- 生化学検査：TP 5.0 g/dL，Alb 2.6 g/dL，LDH 477/μL，Cr 0.8 mg/dL，UA 7.5 mg/dL，K 5.4 mEq/L，Na 135 mEq/L，Ca 8.4 mg/dL，CRP 11.6 mg/dL
- 凝固検査：D-ダイマー 8.30 μg/mL
- 尿検査：尿蛋白 2＋，尿潜血 3＋，尿ケトン体 2＋
- 血液ガス所見：PO_2 91.3，HCO_3^- 25.7，PCO_2 37.3
- 超音波検査：右下肢に massive に血栓形成を認める．

処方薬
＜weekly TC 療法＞
- パクリタキセル（タキソール注）
  120 mg（80 mg/m^2），1 時間点滴静注
- カルボプラチン（パラプラチン注）
  170 mg（目標 AUC 2），1 時間点滴静注

A　薬物療法評価（Assessment）

病因・病態

現在（Day 4；初回化学療法前日）
- 卵巣がんⅢc 期，がん性腹膜炎
- PS 4（p.6，表 6 参照）
- 腎機能 Ccr：0.85×［（140－65）×53］/72×0.8＝58.7 mL/min
- 腹水（がん性腹膜炎）に伴う低アルブミン血症，血清 K 値上昇
- 深部静脈血栓症（ベッド上安静）
- 脱水，乏尿，食事摂取は可能（やや難しくなってきている）

卵巣がんのリスクファクター
- 姉が乳がん（遺伝性の可能性）

非薬物療法は必要か？
- 特記すべき事項なし

薬物療法は必要か？
⇒必要ではあるが行うべきかは判断が難しい
- 卵巣がんに対する初回化学療法の目的→延命が期待できる．
- 化学療法は一般に PS 2 までが対象．PS 4 は緩和医療が主．
- 合併症状である腹水，がん性腹膜炎による乏尿，低アルブミン血症，腸閉塞などは，治療の奏効により軽減が期待される．
- 患者の強い希望がある．

選択されている薬物は適切か？　⇒適切
☑ パクリタキセル/カルボプラチン
- weekly TC 療法については適切性の判断が難しい．
- 卵巣がんに対する初回化学療法の標準治療は TC 療法である．
- TC 療法は延命を目的とする治療であり，その場合の投与量はパクリタキセル 175 mg/m^2，カルボプラチン AUC 5〜7.5，3 週間隔である．

weekly TC 療法に関するコンセンサス
　Bremer ら[6]の報告ではカルボプラチン AUC 2＋パクリタキセル 100 mg/m^2（1 時間点滴静注）を初回化学療法として 26 例の卵巣がん患者に毎週投与し，88％の奏効率を認めている．血液毒性は Grade 4（p12 表 7 参照）は認めず，非血液毒性も許容される範囲であった．国内では勝俣ら[7]の報告により，再発卵巣がん患者に対して weekly TC 療法（パクリタキセル 80 mg/m^2＋カルボプラチン AUC 2）を投与した結果 67％（22/33）の奏効率が得られ，血液毒性は好中球減少（Grade 3〜4）が 57％に認められたが，G-CSF は 1 例も使用されておらず，発熱性好中球減少も認められなかった．さらに非血液毒性は神経障害（Grade 3）を 4％に認めたのみで全体として標準治療よりも低い傾向にあった．Pignata ら[8]による，進行卵巣がん患者における標準治療（TC 療法，3 週間隔）と weekly TC 療法（カルボプラチン AUC 2＋パクリタキセル 60 mg/m^2）の比較試験を実施した結果では，weekly TC 療法の優越性が確認されなかった（PFS が週 1 回投与群で 18.3 ヵ月 vs 標準群で 17.3 ヵ月）が，毒性に違いはなく，週 1 回投与群で生活の質の低下は 3 週間隔投与群と比較して低かった．

　⇒今回の治療は延命を目的としたものではなく，症状緩和が目的であり，より安全な治療が望ましいこと，weekly TC 療法に一定のエビデンスが存在すること，患者の化学療法施行に対する強い希望があることから**不適切とはいえない．**

選択されなかった薬物について
- 特記すべき事項なし

薬物の用法・用量について
☑ パクリタキセル（タキソール注）：80 mg/m^2×1.5 m^2＝120 mg を 5％ブドウ糖液 250 mL に溶解し 1 時間で点滴静注　⇒適
- 肝代謝型薬剤（CYP 3A4，CYP2C8 による代謝）
- 併用薬剤に相互作用なし

- ☑ カルボプラチン（パラプラチン注）：目標 AUC 2×（Ccr 約 60＋25）＝170 mg を生理食塩液 250 mL に溶解し 1 時間で点滴静注　⇒適切
- 目標 AUC 2
- 腎機能を反映した形で投与設計

■ 注意すべき副作用の把握
- ☑ パクリタキセル：急性過敏反応，悪心・嘔吐，末梢神経障害，肝機能障害
- ☑ カルボプラチン：悪心・嘔吐，骨髄抑制（好中球減少，血小板減少），腎機能障害，遅発型アレルギー反応

■ 注意すべき相互作用の把握
- ☑ パクリタキセル：CYP3A4 阻害薬・誘導薬，CYP2C8 阻害薬・誘導薬，一部のセフェム系抗菌薬などアルコール反応を起こすおそれがある薬剤
- ☑ カルボプラチン：NSAIDs，アミノグリコシド系抗菌薬など腎機能障害をもつ薬剤

■ アドヒアランスの評価
服薬アドヒアランス良好．ただし，化学療法による悪心や，原病による腹水・腸閉塞の悪化に伴い経口薬の摂取が不良となる可能性がある．

P 治療計画（Plan）

■ 治療のゴール
- ☑ 短期的ゴール：卵巣がんの進行に伴う症状の緩和（腹水軽減，がん性腹膜炎の改善による低アルブミン血症，乏尿の改善），PS の向上
- ☑ 長期的ゴール：化学療法奏効後の腫瘍減量手術の可能性の検討，延命を目的とした標準的治療（TC 療法，3 週間隔）への変更・継続治療，延命

■ 治療計画
薬物療法
- パクリタキセル（タキソール注）120 mg（80 mg/m^2）点滴静注，Day 5，毎週投与
- カルボプラチン（パラプラチン注）170 mg（目標 AUC 2）点滴静注，Day 5，毎週投与

■ 治療効果のモニタリングパラメータ
- ☑ 自覚症状
- 食欲，腹痛の有無，腹部膨満感 / 毎日
- ☑ 他覚症状
- 尿量（in-out のバランス）
- 血清アルブミン値，血清 K 値
- CA125 など腫瘍マーカーの変動推移
- 画像診断結果

■ 副作用のモニタリングパラメータ
- ☑ 自覚症状/毎日
- 投与当日：血圧低下，不整脈，嘔吐，めまい，発熱，アレルギー反応，息苦しさなど
- 投与翌日〜1 週間後：食欲不振，嘔吐，便秘，全身倦怠感など
- 2 週間後：下痢，食欲不振，口内炎，胃痛，全身倦怠感，骨髄抑制関連（寒気，息切れ，動悸，咽頭痛，悪寒，出血傾向，視野の欠損）など
- 3 週間後：手足のしびれ，耳鳴りなど．肝・腎・心機能障害も起こりやすいため，治療の継続は様子を見て判断．
- 4 週間後：脱毛など
- ☑ 他覚症状
- 投与中〜投与終了 24 時間後：心電図
- 骨髄抑制：WBC，Hb，PLT，NEUT，生化学検査所見（電解質，腎機能，肝機能，栄養状態など）

■ 患者カウンセリング・服薬指導
- 事前にアレルギー症状の初期症状（動悸，息苦しさなど）について情報提供．
- 悪心について不安があれば，催吐リスクは高くないことを説明．症状が出たとしても，制吐薬の追加や増量で対応していくことを説明．
- 筋肉痛，関節痛出現の可能性を情報提供．
- 末梢神経障害出現の可能性について情報提供．
- 外見の変化（脱毛，爪障害など）について情報提供．精神的サポートも必要．

その他の問題点の SOAP 解析後のプラン

#1-2. 悪心・嘔吐予防：
- パクリタキセル＋カルボプラチンは moderate risk であるが，イレウスの既往があることから初回は 5-HT$_3$ 受容体拮抗薬は使用しないことを検討．低用量であることから，moderate risk から low risk に相当すると考え，初回予防投与はデキサメタゾンリン酸エステルナトリウム単剤でも許容される．
- 1 コース目で Grade 1 の悪心が出現したため，次コースからデキサメタゾンリン酸エステルナトリウムの増量もしくはグラニセトロン 1 mg，点滴静注追加を推奨（ただし，イレウスの既往があるため，5-HT$_3$ 受容体拮抗薬の使用は慎重に行う必要がある）．

#1-3. 急性過敏反応予防：
デキサメタゾンリン酸エステルナトリウム，ジフェンヒドラミン塩酸塩は継続を推奨．

#1-4. 骨髄抑制対策：
好中球減少時の発熱について患者教育．

#1-5. 末梢神経障害治療：
重篤化を防ぐためのモニタリング．

#2. 尿量確保：
化学療法の奏効により改善．腹水，がん性腹膜炎からの合併症状であるため，今後疾患の悪化による再燃の危険性があることから自覚症状のモニターを教育．

#3. 深部静脈血栓症治療：経口摂取可能となった時点でPT-INR，D-ダイマーを評価しながら抗凝固薬の再開を推奨．今後もアルブミンが変動する可能性があるため，ワルファリンカリウムではなく，エドキサバントシル酸塩水和物（リクシアナ錠30 mg）を推奨．

#4. 腸閉塞対策：栄養管理の面では，適宜電解質異常の補正を繰り返しながら，基礎エネルギー消費量（BEE），活動係数から必要カロリーを算出，中心静脈栄養（TPN）製剤による非経口的管理の後，経口摂取可能となった時点で食事再開，TPN中止を推奨．症状緩和の面では，閉塞症状（悪心・嘔吐，腹部膨満，腸蠕動消失）について確認し，消化管の運動性を低下させる薬剤の中止を検討，また感染が原因であることを否定したうえで最適な対症療法を施すことを提案．

SOAP作成後／退院時

この症例では，化学療法施行により，症状の改善に伴い腹水や腸閉塞による合併症状も改善した．PSの改善（治療開始時4→2）に伴いTC療法を3週間隔の標準的レジメンに変更するかどうかを医師と協議した結果，あくまで症状緩和を目的とした治療であり，リスクを冒してまで増量するだけの意義に乏しいとの判断から現在の治療を継続することになった．SOAP作成後，Day 24には，経口摂取による食事開始．深部静脈血栓症もワルファリンカリウムの内服治療に切替え，ADLの改善が図られた．今後腫瘍減量術（debulking surgery）の検討をするまでに至っている．

■ 患者教育・退院時服薬指導

☑ 退院時処方（Day 32）

- シプロフロキサシン（シプロキサン錠200 mg），1回2錠（1日6錠），1日3回（8時間ごと），1週間飲みきる
- アセトアミノフェン（カロナール錠200 mg），1回2錠（1日2錠），10回分，疼痛時または発熱時
- メトクロプラミド（プリンペラン錠5 mg），1回1錠，10回分，悪心時
- アルプラゾラム（ソラナックス錠0.4 mg），1回1錠，10回分，不安時，イライラ時
- エドキサバントシル酸塩水和物（リクシアナ錠30 mg），1回1錠（1日1錠），1日1回朝食後，7日分
- 酸化マグネシウム錠250 mg，1回2錠（1日6錠），1日3回 毎食後，7日分

☑ 退院時服薬指導
- 発熱時には必ず主治医に電話連絡する．そのうえで退院時事前に処方されている経口抗菌薬を服用し，解熱を図る．2日間服用後解熱しない場合は再度主治医に連絡し新たな指示を仰ぐ．
- 発熱時は，酸化マグネシウムとシプロフロキサシンの相互作用回避のため，服用時間の調整をする．
- 悪心時は我慢することなく制吐薬を服用する．
- エドキサバントシル酸塩水和物服用に際し，出血傾向に注意し，症状出現時はすぐに主治医に連絡する．
- 卵巣がんの増悪に伴う症状の悪化の所見（腹部膨満や腹痛など）が起こったら主治医に連絡する．

3 経過表の作成

Day 5から退院までの経過を表5にまとめた．経過表作成時には，薬物の投与経過，治療効果，治療効果の経過，副作用の経過が一目でわかるようなデータ（モニタリングパラメータ）を選択できることが重要である．薬剤師が科学的・合理的に卵巣がん患者をフォローするときに有用となる経過表を作成することを目標とする．

▼引用文献

1) 日本婦人科腫瘍学会（編）：卵巣がん治療ガイドライン2015年版，金原出版，東京，p19，21，2015
2) Tingulstad S et al：Survival and prognostic factors in patients with ovarian cancer. Obstet Gynecol 101（5 Pt 1）：885-891, 2003
3) du Bois A et al：A randomized clinical trial of cisplatin/paclitaxel versus carboplain/paclitaxel as first line treatment of ovarian cancer. J Natl Cancer Inst 95：1320-1329, 2003
4) Rowinsky EK et al：Sequences of taxol and cisplatin：a phase I and paharmacologic study. J Clin Oncol 9：1692-1703, 1991
5) Jodrell DI et al：Relationships between carboplatin exposure and tumor response and toxicity in patients with ovarian cancer. J Clin Oncol 10：520-528, 1992
6) Bremer K et al：Weekly paclitaxel/carboplatin as first-line chemotherapy in advanced ovarian cancer. Proc Am Soc Clin Oncol 18：367a（#1419），1999
7) Katsumata N et al：A phase II trial of weekly paclitaxel/carboplatin（TJ）as salvage chemotherapy in patients with relapsed ovarian cancer. Proc Am Soc Clin Oncol 20：217a（#865），2001
8) Pignata S et al：Carboplatin plus paclitaxel once a week versus every 3 weeks in patients with advanced ovarian cancer（MITO-7）：a randomised, multicentre, open-label, phase 3 trial. Lancet Oncol 15：396-405, 2014

表5 Day 5〜退院までの薬物療法と検査所見等の経過表

Day		5	6	7	8	9	10	11	12	13
イベント		TC ①				腹水穿刺 2,200 mL			TC ②	排便2回
処方薬	用法									
ワルファリンカリウム（ワーファリン錠1 mg）	分1，朝食後	2 T								
エドキサバントシル酸塩水和物（リクシアナ錠30 mg）	分1，朝食後									
酸化マグネシウム錠250 mg	分3，毎食後（適宜調節）	6 T →	→	→	→	→	→	→	→	→
ペンタゾシン（ペンタジン注）	点滴静注					15 mg				
ヒドロキシジン塩酸塩（アタラックス-P注）	点滴静注				25 mg →	→				
1号開始輸液	点滴静注	2,000 mL	1,000 mL →	→						
ビタミンB_1，B_6，B_{12}配合剤（ビタメジン静注用）	点滴静注	1 V →	→	→						
ドパミン塩酸塩（イノバン注）	点滴静注	600 mg (3μg/kg/min) →	→	→	→	600 mg (1.5μg/kg/min) →	→	→		
デキサメタゾン（デカドロン注）	点滴静注，パクリタキセル投与30分前	9.9 mg							9.9 mg	
ラニチジン（ザンタック注）	点滴静注，パクリタキセル投与30分前	50 mg							50 mg	
ジフェンヒドラミン塩酸塩（ベナ錠10 mg）	パクリタキセル投与30分前	5 T							5 T	
パクリタキセル（タキソール注）	5％ブドウ糖液 250 mL 1時間点滴静注，毎週投与	120 mg							120 mg	
カルボプラチン（パラプラチン注）	生理食塩液 250 mL 1時間点滴静注，毎週投与	170 mg							170 mg	
ダルテパリンナトリウム（フラグミン注）	点滴静注		5,000 IU →	→	→	→	→	→	→	→
ファモチジン（ガスター注）	静注									20 mg →
カンレノ酸カリウム（ソルダクトン注）	静注					100 mg →	→	→	→	→
フロセミド（ラシックス注）	静注			20 mg →	→					
TPN製剤＋アミノ酸輸液	中心静注点滴					1,403 mL →	→	1,503 mL →	→	2,006 mL →
体温（℃）		36.8								
食事		3分粥	停食	停食	停食	停食	停食	停食	停食	停食
尿量（mL）		500〜700	700	1,350	1,280	1,100	1,250	1,350	2,600	2,060
自覚症状	腹部膨満感	++	++	++	++	++	++	++	++	+"/-"
	腹痛	+	+	+	+		+	−	−	−
	悪心	−	−	−	−	−	−	−	+	+

14	15	16	17	18	19	20	22	26	27	29	32
					TC③			TC④			退院
		1T→	→	→	→	→	→	→	→	→	→
→	→	→	→	→	→	→					
25 mg											
					9.9 mg	6.6 mg →	→	9.9 mg	6.6 mg →	→	
					50 mg			50 mg			
					5T			5T			
					120 mg			120 mg			
					170 mg			170 mg			
→	→	→	→	→	→	→	→	→			
→	→	→	→	→							
→	→	→	→	→							
			20 mg →	→	→						
→	→	→	→	→	1,103 mL →	→	→				
停食	停食	停食	流動食	流動食	流動食	3分粥	3分粥	全粥	全粥	常食	常食
4,700	3,400	2,500	2,100	2,700	3,500	2,000	1,950	1,535	1,800	3,300	
+	+	+	+	++	+'/−	−	−	−	−	−	
−	−	−	−	+	−	−	−	−	−	−	
+	−	−	−	−	−	−					

	臨床検査値	施設基準値								
血液	TP	6.3～8.3 g/dL	4.7↓	4.7↓	4.4↓	4.2↓	4.2↓		4.3↓		4.1↓
	Alb	3.7～5.2 g/dL	2.7↓	2.6↓	2.4↓	2.2↓	2.2↓		2.2↓		2.1↓
	TB	0.3～1.2 g/dL	0.7	0.5	0.6	0.6	0.7		0.4		0.3
	クロル	99～109 mEq/L	95.0↓				94.0↓		93.0↓		
	Na	138～146 mEq/L	132.0↓	134.0↓	133.0↓	133.0↓	131.0↓		130.0↓		130.0↓
	K	3.6～4.9 mEq/L	4.7	5.2↑	5.2↑	5.1↑	4.5		4.3		4.5
	Ca	8.7～10.3 mg/dL		7.8↓	7.6↓	7.6↓					7.6↓
	AST	13～33 IU/L	29.0	28.0	35.0↑	36.0↑	67.0↑		44.0↑		40.0↑
	ALT	6～27 IU/L	15.0	14.0	15.0	20.0	33.0↑		32.0↑		26.0
	LDH	119～229 IU/L	361.0↑				433.0↑		454.0↑		
	Cr	0.4～0.7 mg/dL	0.8↑	0.5	0.6	0.6	0.6		0.5		0.4
	CRP	～0.1 mg/dL	18.2↑	18.6↑	8.2↑	4.6↑	5.7↑		8.5↑		8.1↑
	WBC	3,900～6,300/μL	11,800↑	8,900↑	11,600↑	9,800↑	10,400↑		6,100		6,100
	Hb	11.3～14.9 g/dL	11.9	12.3	11.9	12.0	11.9		11.2↓		10.0↓
	PLT	12.5～37.5×10⁴/μL	33.6	35.4	36.6	34.5	33.2		27.4		30.7
	APTT	23～40 秒	28.2				25.5				
	PT-INR	0.80～1.20	1.1				1.13				
	PT 時間	9.0～13.0 秒	11.0				11.2				
	D-ダイマー	0.00～1.00 μg/mL	14.2↑				9.6↑				
尿	蛋白定性	(－)								2+	
	潜血	(－)								3+	
	ケトン体	(－)								－	

	4.3↓		4.3↓	4.4↓		4.9↓	4.9↓	5.4↓	5.9↓
	2.1↓		2.1↓	2.2↓		2.5↓	2.5↓	2.7↓	3.2↓
	0.4		0.3	0.3		0.4	0.2↓	0.3	0.5
	93.0↓		91.0↓	91.0↓		88.0↓	92.0↓	97.0↓	98.0↓
	130.0↓		125.0↓	127.0↓		125.0↓	128.0↓	134.0↓	136.0↓
	4.6		4.9	5.7↑		4.7	3.9	3.9	4.0
	33.0		37.0↑	32.0		34.0↑	30.0	30.0	27.0
	26.0		31.0↑	29.0↑		32.0↑	33.0↑	28.0↑	19.0
	417.0↑		407.0↑	402.0↑		417.0↑	378.0↑	375.0↑	310.0↑
	0.4		0.4	0.5		0.4	0.4	0.4	0.4
	4.1↑		6.7↑	6.4↑		3.7↑	3.6↑	2.0↑	1.0↑
	5,200		3,800↓	3,800↓		4,500	4,800	3,500↓	2,500↓
	10.6↓		9.9↓	9.7↓		9.3↓	8.6↓	8.6↓	9.0↓
	29.3		28.2	33.5		33.9	33.9	31.4	20.5
			29.6	31.2	30.8	30.4	36.9	33.3	31.2
			1.15	1.2	1.18	1.29↑	1.53↑	1.71↑	1.65↑
			11.3	11.6	11.5	12.1	13.4↑	14.3↑	14.0↑
			7.7↑	7.4↑	7.0↑	8.3↑			

▼本疾患をもっとよく理解するために（参考文献）
1) 日本臨床腫瘍学会（編）：新臨床腫瘍学，第4版，南江堂，東京，2015
2) 日本婦人科腫瘍学会（編）：卵巣がん治療ガイドライン2015年版，金原出版，東京，2015
3) NCCN Clinical Practice Guidelines in Oncology, Ovarian Cancer. V1. 2016
4) PDQ® 日本語版 上皮性卵巣がんの治療

確認テスト
1. 卵巣がんの早期がんと進行がんのすみ分けについて説明しなさい．
2. 手術療法における debulking surgery について述べなさい．また，optimal disease と suboptimal disease の違いについて，予後も含めて説明しなさい．
3. 初回化学療法の key drug について説明しなさい．またなぜ key drug なのか述べなさい．
4. TC療法の管理上重要なカルボプラチンの投与設計について，PK/PD の観点から実臨床上用いられている方法の有益性および技術的な問題点を述べなさい．
5. 再発症例に対する治療戦略について説明しなさい．

（執筆：宇田川涼子，執筆協力：高橋健太）

第4章
前立腺がん

> **この疾患解説のゴール**
> 1. 前立腺がんの病期診断のために必要な検査を列挙できる．
> 2. 限局性前立腺がん治療の選択肢とその概要を説明できる．
> 3. 前立腺がんの内分泌療法において使用される薬物とその特徴を説明できる．
> 4. 前立腺がんに対する内分泌療法の治療方針を説明できる．
> 5. 前立腺がんに対する化学療法の適応と具体的なレジメン，注意点を説明できる．
> 6. 前立腺がんの骨転移に対する治療について説明できる．

キーワード 前立腺がん，PSA，内分泌療法，CAB療法，化学療法，骨転移

解 説

I 前立腺がんの病態生理

前立腺は精液の一部である前立腺分泌液を分泌する組織で，その機能はアンドロゲン依存的である．前立腺は発生学上，4つの領域（移行領域，辺縁領域，中心領域および線維筋性間質）に分類される（図1）[1]．このうち，前立腺がんは辺縁領域に好発する．95％以上が腺がんで，ほかに尿路上皮がんや扁平上皮がんなどがある．

前立腺がんでは非常に鋭敏な腫瘍マーカーである前立腺特異抗原（PSA）が，診断や治療効果判定で広く用いられている．近年，PSAの上昇を契機に前立腺がんが診断されることが多く，早期は無症状でPSA上昇のみ認めることが多い．進行は他のがん種と比べ比較的緩やかで，後述するとおり，早期の症例では患者の年齢などを考慮したうえで待機療法（PSA監視療法）も選択肢の1つになりうる．進行すると排尿困難や血尿などの下部尿路症状，隣接臓器への浸潤やリンパ節への転移を認める．さらに前立腺がんの場合，遠隔転移は骨への転移が多く，これに対する治療も重要である．

罹患率は高齢になるほど高く，50歳以前ではまれだが，80歳以上では精査すれば約20％で前立腺がんが見つかるといわれている．前立腺がんは増加傾向にあり，2015年には胃がん，肺がんを抜いて日本の男性における罹患率の第1位となった[2]．この要因とし

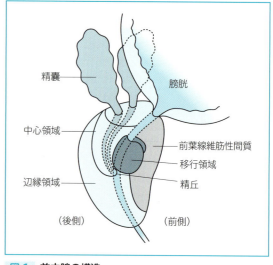

図1 前立腺の構造
〔市川智彦ほか（編）：前立腺癌のすべて 基礎から実地診療まで，第3版，メジカルビュー社，東京，p30，2011より許諾を得て転載〕

て，日本人の食生活が欧米型に近づいていることなど，生活環境の変化が関連していると考えられている．さらに，後述するPSA検査の普及により，従来は見つけることができなかった，より早期のがんが発見可能となったことも，前立腺がんの増加に強く関係しているとされる．

II 前立腺がん患者に対する診断と検査

1 PSA，直腸診，超音波検査

スクリーニング検査としてPSA検査と直腸診，超音波検査が重要で，これらの結果から，後述する前立腺生検の適応が検討される．PSAは前立腺上皮から分泌されるセリンプロテアーゼで，前立腺特異的で非常に鋭敏なマーカーである．ただし，前立腺がんだけでなく，前立腺肥大症や前立腺炎などでも上昇する．全年齢を対象とした基準値は4.0 ng/mL以下だが，より余命の長い年齢層における感度改善のため，年齢階層別の基準値（50〜64歳：3.0 ng/mL以下，65〜69歳：3.5 ng/mL以下，70歳以上：4.0 ng/mL以下）も推奨されている．

直腸診（触診）で前立腺がんは硬く触知され，前立腺の大きさや硬さ，表面の凹凸などを評価する．

2 前立腺生検

前立腺がんが疑われた場合，経直腸超音波ガイド下に針生検が行われ，確定診断される．経直腸生検と経会陰生検のがん検出率は同等である．早期前立腺がんが最も好発する辺縁領域の外側を含めて，10〜12ヵ所の生検が推奨される．

前立腺がんの大部分は腺がんである．生検によって得られた検体は病理検査によって確定するが，この際，前立腺がんにのみ適用されるGleason分類（図2）[3]という5段階で評価した組織分類が用いられる．がん組織上において面積が最も多いものをprimary pattern，次に多いものをsecondary patternとし，「5+4=9」のようにそれぞれ5段階で評価した合計スコアで示される．Gleasonスコアが高値であるほど悪性度が高い．

3 病期診断

病巣が前立腺の被膜内にとどまっている（T1, T2）か，被膜を越えている（T3, T4）かを知ることが，治療方針を選択するうえできわめて重要である．腫瘍の進展や転移の状況は胸部単純X線検査，超音波検査，CT，MRIなどを組み合わせて診断される．また，前立腺がんは骨転移をきたしやすいがんの1つで，骨シンチグラフィは骨転移を検出する有用な検査法である．

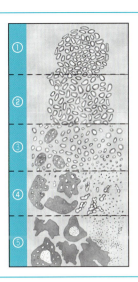

図2 Gleason分類
前立腺生検によって得られた組織は，組織構造と浸潤様式から①〜⑤の5段階で評価される．最も多くの面積を占めるものをprimary pattern，次に多いものをsecondary patternとし，両者の合計がGleasonスコアとして評価される．
〔Epstein JI et al：The 2005 International Society of Urological Pathology (ISUP) Consensus Conference on Gleason Grading of Prostatic Carcinoma. Am J Surg Pathol **29**：1228-1242, 2005 より引用〕

III 前立腺がんの治療

治療は待期療法（PSA監視療法），外科治療（前立腺全摘除術），放射線療法（外照射または組織内照射）および薬物療法（内分泌療法または抗がん薬治療）が広く行われている．PSA監視療法とは，あえて侵襲の大きな治療を行わずに無治療でPSAなどを指標として経過をみることである．限局性がんに対して根治を目的とする場合は，前立腺全摘除術か放射線療法が行われる．図3[4]に，限局性前立腺がんのリスク分類と選択可能な治療法を示す．

1 内分泌療法

内分泌療法は，前立腺がんがアンドロゲン依存性であることを利用した治療法で，多くはやがて抵抗性となるものの，初期の効果は優れており，特に転移性前立腺がんに対しては第一選択である．内分泌療法は以下の4種類に大別される．それぞれの作用機序を図4に示す．

なお，内分泌療法によって骨密度が低下し，骨折のリスクが増加する．これらに対して，経口ならびに静注のビスホスホネート（BP）製剤およびデノスマブ（60 mg製剤）の有用性が示されている．

	PSA	進行の程度	Gleason スコア
低リスク	≦10	直腸診で触れず，画像診断でも映らないがん	4～6
		がんが前立腺の左右どちらかにあり，大きさが前立腺の半分まで	
中リスク	>10≦20	がんが前立腺の左右どちらかにあり，大きさが前立腺の半分以上	7
		がんが前立腺の左右両方にある	
高リスク	20<	前立腺を覆う膜を越えてがんが広がっている	8～10
		膀胱，直腸などにもがんが及んでいる	

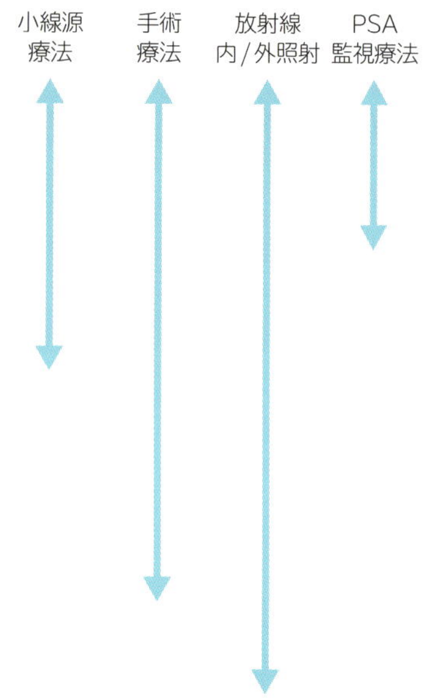

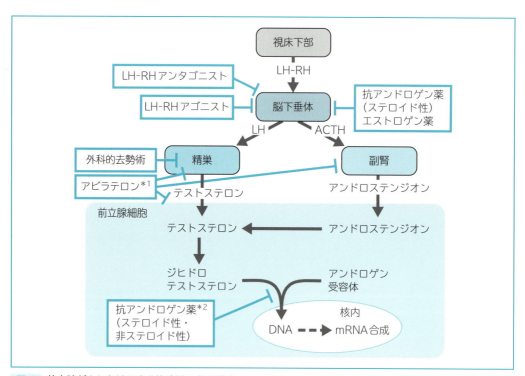

図3　前立腺がんのリスク分類と選択できる治療法
(川喜田睦司：新ひょうごの医療 がん診療最前線Ⅱ 前立腺がん．神戸新聞2017年1月7日より改変し引用)

図4　前立腺がんにおける内分泌療法の作用機序

＊1：精巣，副腎および前立腺がん組織内に発現するCYP17 (テストステロン合成のさまざまな段階に関与する酵素) を阻害する．

＊2：エンザルタミドも抗アンドロゲン薬の一種である．ただし，エンザルタミドはアンドロゲン受容体のシグナル伝達を複数の段階で阻害する．すなわち，①アンドロゲンとアンドロゲン受容体の結合阻害，②アンドロゲン受容体の核内移行阻害，③核内移行したアンドロゲン受容体とDNAの結合阻害およびコアクチベーターの集合阻害により前立腺がんの増殖を抑制する．

ⓐ LH-RH アゴニストまたは外科的去勢

精巣由来のテストステロンを除去することを目的とした治療法である．LH-RH アゴニストは脳下垂体に作用し，一過性にテストステロン値を上昇させるため，フレアアップ現象と呼ばれる症状の増悪がみられ，排尿障害の悪化による尿閉や骨転移による骨痛がみられることがある．その後，LH-RH 受容体への継続的な刺激によって受容体数が減少し（down-regulation），精巣からのテストステロン分泌が抑制される．ゴセレリン酢酸塩の1ヵ月製剤と3ヵ月製剤およびリュープロレリン酢酸塩の1ヵ月，3ヵ月，6ヵ月製剤がある．骨転移による疼痛のある症例など，フレアアップ現象による症状が懸念される場合は，後述する抗アンドロゲン薬との併用，あるいは LH-RH アンタゴニストの使用が必要である．

ⓑ 抗アンドロゲン薬

アンドロゲン受容体の阻害薬で，非ステロイド性のビカルタミドおよびフルタミド，ステロイド性のクロルマジノン酢酸エステルがある．ステロイド性抗アンドロゲン薬は，前立腺細胞内でのアンドロゲン受容体拮抗作用に加えて，精巣からのテストステロン分泌抑制作用も有するが，非ステロイド性抗アンドロゲン薬はテストステロン分泌を抑制しないため，単独で用いられた場合には性機能を維持することが可能である．

抗アンドロゲン薬は LH-RH アゴニストとの併用で用いられることが多い．これは，前述した LH-RH アゴニストによるフレアアップ現象を予防するためだけでなく，精巣と副腎由来のアンドロゲンをともに抑制することを目的としており，複合アンドロゲン遮断（combined androgen blockade：CAB）療法と呼ばれる．日本では約60％の症例で CAB 療法が行われている．メタアナリシスの結果では，非ステロイド性抗アンドロゲン薬を用いた CAB 療法によって，LH-RH アゴニスト単独療法よりも生存期間が有意に延長することが示されている．ただし，その差はわずかであり，治療選択にあたっては QOL や経済性なども考慮して検討される．

最近の新規抗アンドロゲン薬の登場により，海外では旧抗アンドロゲン薬の使用は激減しており，今後日本でも使用頻度の減少が予想される．

ⓒ LH-RH アンタゴニスト

LH-RH アンタゴニストであるデガレリクス酢酸塩は，その薬理学的特性から LH-RH アゴニストの投与初期に認められるフレアアップ現象が認められず，効果発現までに要する時間が短い．わが国では2012年に発売された．前立腺がんに対する一次内分泌療法として，LH-RH アゴニスト＋抗アンドロゲン薬による CAB 療法と同様に，標準治療として推奨されている．

ⓓ エストロゲン薬

CAB 療法後に再燃した場合に二次内分泌療法として用いられることが多い．エチニルエストラジオールとエストラムスチンリン酸エステルナトリウム水和物が使用される．ただし，進行が非常に早い場合などでは，より早い段階で抗がん薬投与が検討される．有害事象として心血管障害が報告されており，血栓症のリスクの高い患者への使用には十分な注意が必要である．

2 去勢抵抗性前立腺がんに対する治療

去勢抵抗性前立腺がんは CRPC（castration-resistant prostate cancer）と呼ばれ，テストステロンが去勢レベル（＜0.5 ng/mL）にもかかわらず，連続した PSA の上昇あるいは病勢の増悪をきたしたもので，抗アンドロゲン薬投与の有無は問わない．内分泌療法後に再燃した，去勢抵抗性進行前立腺がんに対してドセタキセル水和物を含む化学療法，アビラテロン酢酸エステルおよびエンザルタミドによる治療が推奨される．さらに，ドセタキセル水和物による化学療法を行って再燃した例に対して，カバジタキセル アセトン付加物＋プレドニゾロン療法を行うことが推奨されている．

ⓐ ドセタキセル水和物を含む化学療法

去勢抵抗性前立腺がん患者1,006名を対象として，従来の標準治療である MIT 群（ミトキサントロン塩酸塩＋プレドニゾロン）と DTX 毎週投与群（ドセタキセル水和物 毎週＋プレドニゾロン）および DTX3週ごと投与群（ドセタキセル水和物3週ごと＋プレドニゾロン）の3群による無作為化比較試験が行われた．生存期間中央値（MST）はそれぞれ16.3ヵ月，17.8ヵ月，19.2ヵ月と DTX3週ごと投与群が有意に長かった[5]．

わが国でも，去勢抵抗性前立腺がん患者43名を対象として，DTX（ドセタキセル水和物70 mg/m^2 3週ごと＋プレドニゾロン5 mg を1日2回）の有効性と安全性を検討した第Ⅱ相試験が行われた．PSA 有効率は44.4％，奏効期間中央値は19.3週と良好な成績であった．グレード3以上の好中球減少症は93.0％に発現し，その他の主な副作用は脱毛（88.4％），食欲不振（65.1％）および倦怠感（53.5％）などであった．なお，承認されているドセタキセル水和物の投与量は75 mg/m^2 を3週ごとである．わが国では発熱性好中球減少症（FN）の頻度が高いことから，初回から投与量を80％程度に減量している施設もある．

ⓑ アビラテロン酢酸エステル

精巣，副腎および前立腺がん組織に発現するCYP17Aを選択的に阻害し，アンドロゲン合成を抑制する．化学療法未治療の去勢抵抗性前立腺がん，化学療法（主にドセタキセル水和物）既治療の前立腺がんに対して，アビラテロン酢酸エステル＋プレドニゾロン療法のプレドニゾロン単独に対する優越性が証明されている．わが国の第Ⅱ相試験でも，化学療法未治療または既治療の去勢抵抗性前立腺がんに対する有用性が示されている．なお，アビラテロン酢酸エステル単独で反復投与すると，鉱質コルチコイドが上昇し高血圧などが発現する可能性が高くなるため，プレドニゾロン〔1回5 mg（1日10 mg）を1日2回〕を併用する．

主な副作用として倦怠感，肝機能障害，低カリウム血症および体液貯留に注意が必要である．また，アビラテロン酢酸エステルは食事の影響によりCmaxおよびAUCが上昇するため，食事の1時間前から食後2時間までの間の服用は避け，空腹時に服用する．

ⓒ エンザルタミド

抗アンドロゲン薬の一種であるが，エンザルタミドはアンドロゲン受容体のシグナル伝達を複数の段階で阻害する．すなわち，①アンドロゲンとアンドロゲン受容体の結合阻害，②アンドロゲン受容体の核内移行阻害，③核内移行したアンドロゲン受容体とDNAの結合阻害およびコアクチベーターの集合阻害により前立腺がんの増殖を抑制する．

ドセタキセル水和物を含む化学療法未治療および既治療の去勢抵抗性前立腺がんに対して，ともにプラセボ群に対する優越性が証明されている．わが国の第Ⅰ/Ⅱ相試験でも，ドセタキセル水和物による治療歴を有する去勢抵抗性前立腺がんに対する有用性が示されている．主な副作用として疲労感，食欲不振に注意が必要である．

ⓓ カバジタキセル アセトン付加物＋プレドニゾロン療法

ドセタキセル水和物による治療歴を有する去勢抵抗性前立腺がん患者755名を対象として，カバジタキセル群（カバジタキセル アセトン付加物3週ごと＋プレドニゾロン）とMIT群〔ミトキサントロン塩酸塩＋プレドニゾロン〕を比較した第Ⅲ相無作為化比較試験が行われた．MSTはそれぞれ15.1ヵ月，および12.7ヵ月であり，カバジタキセル群が有意に長かった[6]．

わが国の第Ⅰ相試験では，FNの発現率が54.5％（24/44例）と高かった[7]ことから，症例解析でも後述するが，顆粒球コロニー刺激因子（G-CSF）製剤による一次予防投与が推奨される．本試験において発現したGrade 3以上の副作用のうち，主なものは好中球減少（100％），発熱性好中球減少（54.5％）および貧血（47.7％）であった．また，すべてのGradeでは，好中球減少（100％），発熱性好中球減少（54.5％），貧血（100％），血小板減少（72.7％），疲労（54.5％），悪心（47.7％），AST増加（47.7％）および下痢（45.5％）の頻度が高かった．

カバジタキセル アセトン付加物の量は25 mg/m^2が標準であるが，PROSELICA試験[8]において，20 mg/m^2でもPSAの減少率は悪いものの生存率には差がなく，FNなどの有害事象は有意に少ないことが示されており，ドセタキセル水和物同様わが国では20 mg/m^2で開始する施設もある．

3 骨転移に対する治療

前立腺がんは骨に転移しやすく，疼痛コントロールをはじめ骨関連事象の対策は重要である．疼痛コントロールには非オピオイド鎮痛薬，オピオイド鎮痛薬および鎮痛補助薬が，一般に世界保健機関（WHO）が提唱する3段階除痛ラダーに準じて適宜併用される．

前立腺がんの骨転移は画像上造骨性転移であることが多いが，破骨細胞による骨吸収も亢進している．骨転移を有する去勢抵抗性前立腺がんにおける骨関連事象（病的骨折，高カルシウム血症，脊髄圧迫など）を予防するため，ゾレドロン酸水和物およびデノスマブの投与が推奨される．ゾレドロン酸水和物は破骨細胞のアポトーシスを誘導し，一方，RANKL（receptor activator of NF-κB ligand）阻害薬であるデノスマブは破骨細胞の分化誘導を抑制する．これらの薬物を投与されている患者では，まれに顎骨壊死が発生することがある．このため事前に歯科受診し，顎骨壊死のリスク評価と歯科治療が終了したあとに投与を開始することが望ましい．

骨転移巣が比較的限局している症例では，放射線の外照射が有効である．また，放射性同位元素である塩化ストロンチウム（^{89}Sr）注射液も疼痛緩和に効果がある．骨転移巣など骨代謝の亢進した部位に集積してβ線を放出する．全身投与されるため多発性骨転移に有効だが，骨髄抑制のために抗がん薬治療に支障をきたす可能性があり，慎重に適応が検討される．一方，塩化ラジウム（^{223}Ra）注射液も同様に骨代謝が亢進している部位に集積してα線を放出する．第Ⅲ相試験において，症候性骨転移を有する去勢抵抗性前立腺がんにおける全生存期間（OS）の有意な延長と，骨関連事象の発現を遅延させる効果が示されている．

IV 症例

転移性前立腺がんにおいて，一般に内分泌療法は90％以上の患者で奏効するが，開始後2〜3年で抵抗性となることが多い．

この患者の場合は，CAB療法後に再燃したため他の抗アンドロゲン薬に切り替えてCAB療法が継続された．やがて再燃したため，治療開始から2年4ヵ月後にドセタキセル水和物＋プレドニゾロンによる化学療法を開始した．その後，エンザルタミドによる治療へと切り替え治療を継続したが再燃し，ドセタキセル水和物による化学療法再燃後の去勢抵抗性前立腺がんに対する標準治療として推奨されるカバジタキセルアセトン付加物＋プレドニゾロン療法を受けることとなった．以下に患者情報を記す．

患者 73歳，男性
主訴（カバジタキセル開始時） 左肩から上腕にかけての疼痛
現病歴
- 201X年1月：左上腕の痛みとしびれを自覚し，近医整形外科を受診．骨MRIにて転移性骨腫瘍が疑われ，当院を紹介受診．精査の結果，前立腺がん（腺がん），骨盤内リンパ節転移，多発性骨転移，T4N1M1b．Gleasonスコア：4＋5＝9，PSA：18,600 ng/mL．リュープロレリン酢酸塩＋ビカルタミド（CAB療法）による治療開始．加えて，歯科受診後にゾレドロン酸水和物による治療開始．その後，疼痛の状態は改善．PSA：21.1 ng/mLまで低下．
- 201X＋1年7月：CT画像の所見では変化を認めないものの，PSA値が36.4 ng/mLと上昇したためビカルタミド中止．
- 同7月：ビカルタミドからフルタミドに変更．
- 同9月：PSA：59.3 ng/mLと上昇し，フルタミド中止．
- 同10月：ドセタキセル水和物＋プレドニゾロン療法開始．リュープロレリン酢酸塩およびゾレドロン酸水和物の投与は継続．
- 201X＋2年3月：ドセタキセル水和物＋プレドニゾロン療法を6コース投与後，CTでは変化を認めなかったがPSA：113.1 ng/mLと上昇したため化学療法を中止し，エストラムスチンリン酸エステルナトリウム水和物に変更．
- 同8月：PSA：一時80.2 ng/mLまで低下したが100.3 ng/mLと上昇し，エストラムスチンリン酸エステルナトリウム水和物中止．エンザルタミドに変更．
- 201X＋3年6月：PSAは一時57.2 ng/mLまで低下したが178.0 ng/mLと上昇し，エンザルタミド中止．カバジタキセルアセトン付加物＋プレドニゾロン療法導入となった．

既往歴 特記すべき事項なし
生活背景 妻と2人暮らし
生活歴
- 喫煙：35〜55歳まで20本／日
- アルコール：日本酒を1日1合程度

社会歴 職業：無職
アレルギー歴・副作用歴 ドセタキセル水和物で脱毛，貧血（Grade 1）（p.12，表7参照）
OTC・健康食品服用歴 なし
病識・アドヒアランス 理解は良好
薬歴
- アセトアミノフェン（カロナール錠300 mg）
  1回2錠（1日8錠），1日4回毎食後と就寝前
- ロキソプロフェンナトリウム（ロキソニン錠60 mg）
  疼痛時に1錠
- レバミピド（ムコスタ錠100 mg）
  疼痛時，ロキソニン錠とともに1錠

身体所見
＜全身所見＞身長 159 cm，体重 63 kg，BSA[注] 1.65 m^2
＜バイタルサイン＞体温 36.5℃，血圧 125/75 mmHg
＜全身状態＞PS 1（p.6，表6参照），軽度の倦怠感，アセトアミノフェン内服によって疼痛NRSは1/10程度

検査所見
- CT/MRI/胸部単純X線検査/超音波検査：腫瘍は被膜外に進展し，精嚢にも浸潤．前立腺のサイズはエンザルタミド開始前と変化なし．
- 骨シンチグラフィ：頸椎，胸椎，腰椎，右上腕骨，肩甲骨，肋骨，骨盤，大腿骨に異常集積を認めるが，状態に著変なし．
- 腫瘍マーカー：PSA 178.0 ng/mL（基準値：≦4.0）
- 内分泌学的検査：テストステロン 0.21 ng/mL（基準値：2.01〜7.50）⇒去勢レベル
- 血液検査：WBC 8,400/μL（基準値：3,900〜9,800），Hb 13.7 g/dL（基準値 13.4〜17.6），PLT 19.0×10^4（基準値：13.0〜37.0×10^4）
- 生化学検査：Alb 3.8 g/dL（基準値：3.9〜4.9），AST 39 IU/L（基準値：8〜40），ALT 29 IU/L（基準値：8〜40），ALP 184 IU/L（基準値：100〜340）
- eGFR：$194 \times 0.56^{-1.094} \times 73^{-0.287} = 107$ mL/min/1.73 m^2

臨床診断名
#1．去勢抵抗性前立腺がん（T4N1M1b）
#2．がん性疼痛

注：BSAの算出は所属医療機関の計算式による．

Day 1までの経過

外来にてカバジタキセル アセトン付加物＋プレドニゾロン療法を行う予定である．この患者の本治療投与当日（Day 1）までの薬物治療と検査値などの経過表を表1に示す．

処方薬（Day 1）

化学療法

- d-クロルフェニラミンマレイン酸塩（ポララミン注）5 mg，
  静注，カバジタキセルの投与前，3週ごと
- デキサメタゾン（デカドロン注）6.6 mg，
  点滴静注，カバジタキセルの投与前，3週ごと
- ファモチジン（ガスター注）20 mg，
  30分間点滴静注，カバジタキセルの投与前，3週ごと
- カバジタキセル（ジェブタナ注）40 mg（25 mg/m^2），
  1時間点滴静注，3週ごと
- プレドニゾロン（プレドニン錠5 mg），
  1回2錠（1日2錠），1日1回朝食後
- レボフロキサシン（クラビット錠500 mg），
  1回1錠（1日1錠），1日1回朝食後
  38度以上の発熱を認めたら服用開始
- オンダンセトロン（ゾフランザイディス錠4 mg），
  悪心時1錠服用
- ロペラミド塩酸塩（ロペミンカプセル1 mg），
  下痢時に1カプセル服用

その他

- アセトアミノフェン（カロナール錠300 mg），
  1回2錠（1日8錠），1日4回毎食後と就寝前
- ロキソプロフェンナトリウム（ロキソニン錠60 mg），
  疼痛時に1錠
- レバミピド（ムコスタ錠100 mg），
  疼痛時，ロキソニン錠とともに1錠

練習問題
この患者のDay 1（化学療法当日）における問題リスト，SOAPチャート，経過表を作成しなさい．
（⇒解答例はp.54以降参照）

表1 カバジタキセル＋プレドニゾロン療法導入までの薬物治療と検査値などの経過表

経過（M：月，W：週）		用法	初診	201X+2年8月	201X+3年5月	当日（カバジタキセル＋プレドニゾロン開始）
処方薬						
リュープロレリン酢酸塩（リュープリンSR）		12週に1回皮下注	11.25 mg →	→	→	→
ビカルタミド（カソデックス錠 80 mg）		分1，朝食後	1T			
エンザルタミド（イクスタンジカプセル 40 mg）		分1，朝食後		4C →	→	→
ゾレドロン酸水和物（ゾメタ注）		生理食塩液 100 mL，15分間点滴静注	4 mg →	→	→	
アセトアミノフェン（カロナール錠 300 mg）		分4 毎食後と就寝前	8T →	→	→	→
ロキソプロフェンナトリウム（ロキソニン錠 60 mg）		疼痛時	1T →	→	→	→
レバミピド（ムコスタ錠 100 mg）		疼痛時	1T →	→	→	→
自覚症状						
疼痛			肩痛，上腕痛	改善		NRS 1
悪心						―
検査値		基準値				
PSA	≦4.0 ng/mL		18,600.0↑	100.3↓	178.0↑	
テストステロン	2.01〜7.50 ng/mL			0.24↓	0.21↓	
WBC	3,900〜9,800/μL			7,600	8,100	8,400
Hb	13.4〜17.6 g/dL			12.8↓	13.8	13.7
PLT	13〜37×10⁴/μL			18.9	22.8	19.0
Alb	3.9〜4.9 g/dL			3.3↓	3.8↓	3.8↓
TB	0.2〜1.2 mg/dL			0.5	0.6	0.6
AST	8〜40 IU/L			52↑	36	39
ALT	8〜40 IU/L			12	14	29
γ-GTP	<70 IU/L			60	11	16
ALP	100〜340 IU/L			194	187	184
Cr	0.60〜1.10 mg/dL			0.68	0.58↓	0.56↓
BUN	8.0〜20.0 mg/dL			18.9	21.0↑	28↑
Ca	8.0〜10.0 mg/dL			9.2	9.6	9.0

症例解析

まず前述の患者情報に基づき Day 1 における問題リストを作成し、次に、問題点ごとに SOAP チャートを作成する。さらに、去勢抵抗性前立腺がん患者のフォローに必要なモニタリングパラメータを設定し、経過表を作成する。

1 問題リストの作成

この患者の Day 1（化学療法当日）の問題点は大きく分けて3つ考えられる。化学療法と骨転移、がん疼痛では注意点やモニタリングパラメータが異なるため、問題ごとに順次治療計画を考えていく。

> **問題リスト：Problem List**
> **#1. 去勢抵抗性前立腺がん**
> **#1-1. カバジタキセル アセトン付加物＋プレドニゾロン療法**
> ▶ d-クロルフェニラミンマレイン酸塩（ポララミン注）5 mg
> 　静注、カバジタキセルの投与前、3週ごと
> ▶ デキサメタゾン（デカドロン注）6.6 mg
> 　点滴静注、カバジタキセルの投与前、3週ごと
> ▶ ファモチジン（ガスター注）20 mg
> 　30分間点滴静注、カバジタキセルの投与前、Day 1
> ▶ カバジタキセル（ジェブタナ注）40 mg（25 mg/m²）
> 　1時間点滴静注、3週ごと、Day 1
> ▶ プレドニゾロン（プレドニン錠5 mg）
> 　1回2錠（1日2錠）、1日1回朝食後、連日
> **#1-2. 副作用の対策**
> ▶ ペグフィルグラスチム（ジーラスタ注）3.6 mg
> 　皮下注、Day 3
> ＜必要時に屯用＞
> ▶ レボフロキサシン（クラビット錠500 mg）
> 　1回1錠（1日1錠）、1日1回朝食後
> 　38度以上の発熱を認めたら服用開始
> ▶ オンダンセトロン（ゾフランザイディス錠4 mg）
> 　悪心時1錠服用
> ▶ ロペラミド塩酸塩（ロペミンカプセル1 mg）
> 　下痢時に1カプセル服用
> **#2. 骨転移**
> ▶ ゾレドロン酸（ゾメタ注）4 mg
> 　15分間点滴静注、3～4週ごと
> **#3. がん性疼痛**
> ▶ アセトアミノフェン（カロナール錠300 mg）
> 　1回2錠（1日8錠）、1日4回毎食後と就寝前
> ▶ ロキソプロフェンナトリウム（ロキソニン錠60 mg）
> 　疼痛時に1錠
> ▶ レバミピド（ムコスタ錠100 mg）
> 　疼痛時、ロキソニン錠とともに1錠

2 SOAP チャートの作成

この患者の**問題点 #1.** に関する SOAP 解析例を示す。以下の内容は参考情報も記載しているが、SOAP チャートにすべてを記載する必要はなく、要点のみを簡潔に記載する。

問題点 #1：カバジタキセル アセトン付加物＋プレドニゾロン療法の SOAP 解析（Day 1）

> **S** 自覚症状（Subjective data）
>
> "以前、ドセタキセルの点滴を受けたときは髪が抜けてショックだったけど、今回は初めてじゃないし、髪の毛はしょうがないとも思っています。今回の抗がん薬では、白血球が下がるんでしょう？"

> **O** 他覚症状（Objective data）
>
> **患者** 73歳、男性、159 cm、63 kg、BSA 1.65 m²、PS 1、胸水（－）、末梢性浮腫（－）
> **生活歴** アルコール：日本酒を1日1合程度
> **既往歴** 間質性肺炎・肺線維症（－）
> **現病歴** 転移性前立腺がん（腺がん）、内分泌療法が奏効したが、やがて去勢抵抗性となりドセタキセル水和物およびエンザルタミドによる治療後に再燃した。
> **臨床検査値**
> ● PSA：178.0 ng/dL
> ● Gleason スコア：4＋5＝9
> ● CT/MRI：精嚢に浸潤、骨盤内リンパ節転移
> ● 骨シンチグラフィ：多発性骨転移（状態に著変なし）
> ● 骨髄機能：WBC 8,400/μL、NEUT 4,100/μL、Hb 13.7 g/dL、PLT 19.0×10⁴/μL
> ● 腎機能：Cr 0.56 mg/dL、BUN 28 mg/dL、eGFR 107 mL/min/1.73 m²
> ● 肝機能：AST 39 IU/L、ALT 29 IU/L
> **処方薬**
> ● d-クロルフェニラミンマレイン酸塩（ポララミン注）5 mg
> 　静注、カバジタキセルの投与前、3週ごと

- デキサメタゾン（デカドロン注）6.6 mg
  点滴静注，カバジタキセルの投与前，3週ごと
- ファモチジン（ガスター注）20 mg
  30分間点滴静注，カバジタキセルの投与前，3週ごと，Day 1
- カバジタキセル（ジェブタナ注）40 mg（25 mg/m²）
  1時間点滴静注，3週ごと，Day 1
- プレドニゾロン（プレドニン錠5 mg）
  1回2錠（1日2錠），1日1回朝食後，連日

A 薬物療法評価（Assessment）

病因・病態
- 内分泌療法開始後，2年2ヵ月で去勢抵抗性となった．その後，ドセタキセル水和物＋プレドニゾロン療法，エンザルタミドなどによる治療を1年3ヵ月行い，カバジタキセル アセトン付加物＋プレドニゾロン療法を行うことになった．

前立腺がんのリスクファクター
- 特記すべき事項なし

非薬物療法は必要か？
- 特記すべき事項なし

薬物療法は必要か？　⇒必要
- ドセタキセル水和物による化学療法再燃後の去勢抵抗性前立腺がんに対する標準治療として，カバジタキセル アセトン付加物＋プレドニゾロン療法が推奨されている．このがん薬物療法を行うことでOSの延長が期待される[6]．

選択されている治療法は適切か？　⇒適切
☑ カバジタキセル アセトン付加物，プレドニゾロン
- カバジタキセル アセトン付加物は去勢抵抗性前立腺がんに適応をもつ．
- カバジタキセル アセトン付加物はプレドニゾロンとの併用療法で第Ⅲ相試験において予後の改善が証明されている[6]．
- 日本泌尿器学会の『前立腺癌診療ガイドライン』において，ドセタキセル水和物による化学療法再燃後の去勢抵抗性前立腺がんに対する標準治療として推奨されている．
- カバジタキセル アセトン付加物＋プレドニゾロン療法は国内第Ⅰ相試験が実施されている[7]．

☑ d-クロルフェニラミンマレイン酸塩，デキサメタゾン，ファモチジン
- 過敏症を予防する目的で，カバジタキセル アセトン付加物の前投薬として投与する．

選択されなかった薬物について
☑ アビラテロン酢酸エステル，塩化ラジウム（²²³Ra）：PSAの上昇だけで，画像所見，臨床症状とも安定しており，急速な進行でないことからカバジタキセル アセトン付加物の絶対適応ではないと考えられる．骨痛に対し依然として鎮痛薬を要しており，症状緩和も視野に塩化ラジウムも選択肢となるが，原発巣やリンパ節転移には効果はない．本症例はこれまでの治療でPSAの低下が不十分であった．エンザルタミド後のアビラテロン酢酸エステルの有効性はかなり低くなる．さらに，PSも保たれている．
  ⇒先にカバジタキセル アセトン付加物による治療を行う有益性が高いと考えられ，カバジタキセル アセトン付加物＋プレドニゾロン療法が行われることとなった．

患者の全身状態は良好か？　⇒慎重投与
☑ PS 1，73歳，腎機能・肝機能正常，末梢性浮腫（−），間質性肺炎（−），WBC・NEUT・Hb・PLT数は正常
- カバジタキセル アセトン付加物の用量規制毒性は好中球減少である．
- 国内第Ⅰ相試験におけるFNの発症率は54.5％と高い．
- 日本癌治療学会のG-CSF適正使用ガイドラインでは，FNの発症率が20％以上のレジメンを使用するとき，発熱性好中球減少を予防するためにG-CSF製剤の一次予防投与が推奨されている．
- 高齢（65歳以上）患者ではFNの発症リスクが高く，これに加えて発症リスクを高めるその他の因子（PS，前治療でのFNの既往など）も考慮して慎重に投与が検討される．
  ⇒FNの発症リスクが高く，慎重投与．ガイドラインに準じてG-CSFの一次予防投与を行う．また，G-CSFを抗がん薬と同時投与した場合には骨髄抑制が重篤化する．今回投与するペグフィルグラスチムは，抗がん薬投与開始14日前から投与終了後24時間以内を避けて投与することが規定されており，本症例ではDay 3に投与が予定されている．

薬物の用法・用量について　⇒適切
☑ カバジタキセル（ジェブタナ注）：25 mg/m²×1.65 m²＝41.25≒40 mgを1時間で点滴静注，Day 1
☑ プレドニゾロン（プレドニン錠5 mg）：1回2錠（1日2錠），1日1回朝食後
☑ d-クロルフェニラミンマレイン酸塩（ポララミン注），デキサメタゾン（デカドロン注），ファモチジン（ガスター注）
  ⇒前投薬の用法・用量は適切

抗がん薬の調製方法
- カバジタキセル アセトン付加物の添付溶解液はアルコールを含むため，患者がアルコール過敏でないか確認が必要である．本例では患者は日常的に飲酒をしており，問題ない．外来で投与する患者には，自家用車を自身で運転して通院しないよう事前に説

明する．

■ 注意すべき副作用の把握

- ☑ カバジタキセル アセトン付加物：過敏症，血管外漏出，食欲不振，悪心・嘔吐，倦怠感，脱毛，末梢神経障害，骨髄抑制，浮腫，間質性肺炎
- ☑ プレドニゾロン：血糖値上昇，胃粘膜障害，不眠．ゾレドロン酸水和物による顎骨壊死のモニタリングと，カバジタキセル アセトン付加物による骨髄抑制に伴う感染症の発症リスクのアセスメントの2つの観点から，齲歯がないことを確認した．

■ 注意すべき相互作用の把握

- 特記すべき事項なし．

■ アドヒアランスの評価

- アドヒアランスは良好で問題なし．

P 治療計画 (Plan)

■ 治療のゴール

- ☑ 短期的ゴール：化学療法の安全な導入，FN発現時の適切な対応，副作用に対する不安の軽減．
- ☑ 長期的ゴール：PSA低下，症状緩和，QOL向上，がんの進展阻止，生命予後の改善．

■ 治療計画

薬物療法

- カバジタキセル（ジェブタナ注）
  40 mg（25 mg/m^2），1時間点滴静注，3週ごと，Day 1
- プレドニゾロン（プレドニン錠 5 mg）
  1回2錠（1日2錠），1日1回朝食後

■ 治療効果のモニタリングパラメータ

- ☑ 自覚症状：倦怠感，疼痛
- ☑ 他覚症状：PSA値，原発巣の状況，リンパ節転移の状況，骨転移の状況

■ 副作用のモニタリングパラメータ

- ☑ カバジタキセル アセトン付加物

＜Day 1（初回化学療法施行日）＞
- ☑ 自覚症状：過敏症，血管外漏出，食欲不振，悪心・嘔吐，倦怠感

＜Day 5まで＞
- ☑ 自覚症状：食欲不振，悪心・嘔吐，倦怠感，胃粘膜障害，不眠

＜Day 14まで＞
- ☑ 自覚症状：発熱，胃粘膜障害，不眠，下痢
- ☑ 他覚症状：骨髄抑制，感染徴候，血糖値上昇

＜Day 15以降＞
- ☑ 自覚症状：脱毛，末梢神経障害，間質性肺炎，胃粘膜障害，不眠
- ☑ 他覚症状：血糖値上昇

■ 患者カウンセリング・服薬指導

- 患者本人と家族に対してレジメンのスケジュールと注意すべき副作用と好発時期，支持療法を含めた生活上の留意点について指導した．特に，FNの対策として処方されているレボフロキサシンを服薬開始するタイミングについて強調した．また，ゾレドロン酸水和物による顎骨壊死のモニタリングと，カバジタキセル アセトン付加物によるFNの発症リスク評価の2つの観点から，齲歯がないことを確認した．

その他の問題点のSOAP解析後のプラン

#1-2．副作用の対策：引き続き副作用をモニタリングし，副作用発現時には対策を講じる．特に骨髄抑制には十分注意する．

#2．骨転移：ゾレドロン酸水和物投与前および定期的に歯科受診しており，顎骨壊死のモニタリングを継続．

#3．がん性疼痛：今後の疼痛の程度に応じて鎮痛薬を調節．

SOAP作成後

過敏症に注意が必要な薬物であるため看護師と情報共有し，投与開始後1時間は頻回にバイタルサインをモニタリングした．1コース目であり，ペグフィルグラスチム（ジーラスタ注）をDay 3に投与し，頻回に診察して骨髄抑制を中心に慎重なモニタリングを行った．Day 7にGrade 4の好中球減少を認め，発熱はないものの黄色の痰を認め，高齢でもあるためレボフロキサシン（クラビット錠）500 mg/日が投与された．翌日から連日電話で状況を確認し特に異常を認めなかったが，Day 10の外来受診時に発熱はないもののCRPが上昇しており，好中球減少はGrade 4で維持していた．いったん入院のうえセフェピム塩酸塩水和物注を4日間投与し，検査値を含め状態が改善したことを確認し退院となった．その後，特に副作用を認めず，Day 22には全身状態良好であった．以上の経過をふまえ，2コース目はカバジタキセル（ジェブタナ注）を33 mg（20 mg/m^2）に減量し，投与された．その後，FNは認めていない．

3 経過表の作成

Day 1から22までの経過を**表2**にまとめた．経過表作成時には，薬物の投与経過，治療効果の経過，副作用の経過が一目でわかるようなデータ（モニタリングパラメータ）を選択できることが重要である．薬剤師が科学的・合理的に去勢抵抗性前立腺がん患者をフォローする際に有用となる経過表を作成することを目標とする．

▼引用文献

1) 市川智彦ほか（編）：前立腺癌のすべて 基礎から実地診療まで，第3版，メジカルビュー社，東京，p30，2011
2) 国立がん研究センターがん対策情報センター．2015年のがん統計予測．
http://ganjoho.jp/reg_stat/statistics/stat/short_pred_past/short_pred2015.html［参照 2018-3-6］
3) Epstein JI et al：The 2005 International Society of Urological Pathology (ISUP) Consensus Conference on Gleason Grading of Prostatic Carcinoma. Am J Surg Pathol 29：1228-1242, 2005
4) 川喜田睦司：新ひょうごの医療 がん診療最前線 II 前立腺がん．神戸新聞 2017年1月7日
5) Berthold DR et al：Docetaxel plus prednisone or mitoxantrone plus prednisone for advanced prostate cancer：updated survival in the TAX 327 study. J Clin Oncol 26：242-245, 2008
6) de Bono JS et al：Prednisone plus cabazitaxel or mitoxantrone for metastatic castration-resistant prostate cancer progressing after docetaxel treatment：a randomised open-label trial. Lancet 376：1147-1154, 2010
7) Nozawa M et al：Japanese phase I study of cabazitaxel in metastatic castration-resistant prostate cancer. Int J Clin Oncol 20：1026-1034, 2015
8) de Bono JS et al：Phase III non-inferiority study of cabazitaxel (C) 20 mg/m^2 (C20) versus 25 mg/m^2 (C25) in patients (pts) with metastatic castration-resistant prostate cancer (mCRPC) previously treated with docetaxel (D). ［abstract］ASCO Meeting Abstracts 34：5008, 2016

▼本疾患をもっとよく理解するために（参考文献）

1) 日本泌尿器学会ほか（編）：前立腺癌取扱い規約 第4版，金原出版，東京，2010
2) 日本泌尿器科学会（編）：前立腺癌診療ガイドライン 2016年版，メディカルレビュー社，東京，2016
3) 日本泌尿器科学会（編）：前立腺がん検診ガイドライン 2010年増補版，金原出版，東京，2009
4) 日本癌治療学会（編）：G-CSF適正使用ガイドライン 2013年版 Ver.4，金原出版，東京，2015
5) 日本臨床腫瘍学会（編）：骨転移診療ガイドライン，南江堂，東京，2015

確認テスト
1．前立腺がんにおける腫瘍マーカーと基準値を述べなさい．
2．早期前立腺がんに対する治療法を列挙しなさい．
3．前立腺がんに対する内分泌療法（薬剤と特徴）について説明しなさい．
4．カバジタキセル アセトン付加物を含むレジメン（薬物名，用法用量，溶解方法，投与間隔）を示し，注意すべき副作用を列挙しなさい．
5．前立腺がんの骨転移に対する薬物やその他の治療法について説明しなさい．

（執筆：池末裕明・平畠正樹，執筆協力：川喜田睦司）

表2 カバジタキセル アセトン付加物＋プレドニゾロン療法における薬物治療と検査値などの経過表

Day			1	2	3	4
イベント			投与		外来受診	
処方薬		用法				
d-クロルフェニラミンマレイン酸塩（ポララミン注）		静注，カバジタキセルの投与前，3週ごと	5 mg			
デキサメタゾン（デカドロン注）		点滴静注，カバジタキセルの投与前，3週ごと	6.6 mg			
ファモチジン（ガスター注）		30分間点滴静注，カバジタキセルの投与前	20 mg			
カバジタキセル（ジェブタナ注）		生理食塩液 250 mL 1時間点滴静注，3週ごと	40 mg			
プレドニゾロン（プレドニン錠 5 mg）		分1，朝食後	2 T →	→	→	→
ペグフィルグラスチム（ジーラスタ注 3.6 mg）		皮下注			3.6 mg	
リュープロレリン酢酸塩（リュープリンSR注 11.25 mg）		3ヵ月ごとに皮下注				
アセトアミノフェン（カロナール錠 300 mg）		分4，毎食後と就寝前	8 T →	→	→	→
ゾレドロン酸（ゾメタ注）		15分間点滴静注，3～4週ごと	4 mg			
レボフロキサシン（クラビット錠 500 mg）		分1，朝食後				
セフェピム塩酸塩水和物（マキシピーム注）		1日2回，点滴静注				
副作用						
		過敏症	―			
		食欲不振	―		Grade 1	
		悪心・嘔吐	―		―	
		全身倦怠感	―		―	
		脱毛	―			
		疼痛（NRS）	1/10			
臨床検査値		施設基準値				
骨髄抑制	WBC	3,900～9,800/μL	8,400		7,400	
	NEUT	≧1,500/μL	4,100		4,958	
	Hb	13.4～17.6 g/dL	13.7		13.7	
	PLT	13～37×10^4/μL	19.0		17.9	
感染症	CRP	0～0.50 mg/dL	0.17		1.37↑	
肝障害	AST	8～40 IU/L	39		40	
	ALT	8～40 IU/L	29		23	
腎障害	BUN	8.0～20.0 mg/dL	28↑		21↑	
	Cr	0.60～1.10 mg/dL	0.56		0.50	
	eGFR	≧60 mL/min/1.73 m^2	107		121	

副作用の Grade 分類は CTCAE v4.0（p.12，表7参照）に依った．

第 4 章　前立腺がん

5	6	7	8	9	10	11	12	13	14	22
		外来受診			入院				退院	投与
										5 mg
										6.6 mg
										20 mg
										33 mg
→	→	→	→	→	→	→	→	→	→	→
→	→	→	→	→	→	→	→	→	→	→
										4 mg
		1 T →	→	→	→					
					2 g×1 回	2 g×2 回→	→	→		
		Grade 1			Grade 1				―	―
		―			―				―	―
		Grade 1			Grade 1				―	―
		―			―				―	―
		1/10			1/10				1/10	1/10
		1,400↓			2,400↓	3,300↓			10,500↑	9,900↑
		70↓			288↓	1,584			7,298	5,356
		13.8			12.2↓	10.9↓			10.9↓	12.6↓
		13.2			12.4↓	11.1↓			11.6↓	30.4
		1.04↑			8.61↑	6.69↑			1.56↑	0.10
		31			20	20			21	30
		21			14	11			13	22
		24.8↑			23.6↑	11.9			8.2	19.8
		0.57			0.52	0.46			0.48	0.58
		105			116	132			126	103

第5章
食道がん

> **この疾患解説のゴール**
> 1. 食道がんの病態について説明できる．
> 2. 食道がんのリスクファクターについて列挙できる．
> 3. 食道がんに対する治療アルゴリズムを説明できる．
> 4. 食道がんに対する非薬物療法について説明できる．
> 5. 食道がんに対する薬物療法について説明できる．

キーワード 食道がん，リスクファクター，化学療法，術前補助化学療法，化学放射線療法

解 説

I 食道がんの疫学・病態生理

食道がんは60歳以上の高齢男性に好発し，男女比は5：1である．また，わが国の食道がんの多くは食道粘膜から発生する扁平上皮がんである．発生部位は胸部中部，次いで胸部下部が多い．食道には漿膜がないため，周辺組織へ浸潤しやすい．初期症状は，わずかに食べ物などがしみる，つかえ感などであるが，進行するにつれて嚥下障害，体重減少，反回神経麻痺による嗄声などが起こる．

発がんのリスクファクターとして，喫煙と飲酒があげられる．特に扁平上皮がんはそれらとの関連性が強い．また，腺がんは肥満や逆流性食道炎でリスクが高くなるとされる．欧米では腺がんが増加しており，日本でも生活習慣の欧米化により腺がんの増加が予想される．

II 食道がん患者に対する診断と検査

1 診 断

食道がんの病期分類は，主病巣の壁深達度（T因子），リンパ節転移（N因子）および遠隔転移（M因子）の有無によって行う（表1，図1）[1]．現在，病期分類として，『食道癌取扱い規約』と国際対がん連合（UICC）のTNM分類が用いられている．各因子のグレードに両者で相違があるため，注意を要する．

a 壁深達度診断
壁深達度が粘膜下層までのものを表在型，固有筋層よりも深いところまで及んでいるものを進行型とする．

b リンパ節および遠隔転移診断
食道がんのリンパ節転移は，頸部・胸部・腹部に及ぶことが多い．また，遠隔転移臓器として肺・肝のほかに，脳・骨があげられる．

2 検 査

a 内視鏡検査
食道粘膜病変の局在や深達度の診断に有用である．

b X線造影検査
がんの形状，位置を判断する．比較的簡便にがんによる食道の狭窄，変形を描出することができるが，早期がんの診断は難しい．

c 超音波内視鏡検査
食道がんの深達度を判断するために施行される．縦隔周囲リンパ節への転移も評価できる．

d CT，PET
食道がんの転移診断にCT，FDG-PETが使用される．FDG-PETは早期食道がんの発見には有用でないが，転移診断においては特異性が高い．

転移 壁深達度	N0	N1	N2	N3	N4	M1
T0, T1a	0	II	II	III	IVa	IVb
T1b	I	II	II	III	IVa	IVb
T2	II	II	III	III	IVa	IVb
T3	II	III	III	III	IVa	IVb
T4a	III	III	III	III	IVa	IVb
T4b	IVa	IVa	IVa	IVa	IVa	IVb

T4a：胸膜，心膜，横隔膜，肺，胸管，奇静脈，神経
T4b：大動脈（大血管），気管，気管支，肺静脈，肺動脈，椎体

図1 食道がんの進行度
〔日本食道学会（編）：食道癌取扱い規約，第11版，金原出版，東京，p21，2015より許諾を得て転載〕

表1 食道がんの病期分類

T（壁深達度）	TX	癌腫の壁深達度が判定不可能
	T0	原発巣としての癌腫を認めない
	T1a	癌腫が粘膜内にとどまる病変
		T1a-EP：癌腫が粘膜上皮内にとどまる病変（Tis） T1a-LPM：癌腫が粘膜固有層にとどまる病変 T1a-MM：癌腫が粘膜筋板に達する病変
	T1b	癌腫が粘膜下層にとどまる病変（SM）
		SM1：粘膜下層を3等分し，上1/3にとどまる病変 SM2：粘膜下層を3等分し，中1/3にとどまる病変 SM3：粘膜下層を3等分し，下1/3に達する病変
	T2	癌腫が固有筋層にとどまる病変（MP）
	T3	癌腫が食道外膜に浸潤している病変（AD）
	T4	癌腫が食道周囲臓器に浸潤している病変（AI）
N（リンパ節転移）	NX	リンパ節転移の程度が不明である
	N0	リンパ節転移を認めない
	N1	第1群リンパ節のみに転移を認める
	N2	第2群リンパ節まで転移を認める
	N3	第3群リンパ節まで転移を認める
	N4	第3群リンパ節より遠位のリンパ節（第4群）転移を認める
M（遠隔臓器転移）	MX	遠隔臓器転移の有無が不明である
	M0	遠隔臓器転移を認めない
	M1	遠隔臓器転移を認める

〔日本食道学会（編）：食道癌取扱い規約，第11版，金原出版，東京，p9，15，27，2015より許諾を得て改変し転載〕

e 腫瘍マーカー

食道がんにおける腫瘍マーカーは，主としてSCC，CEA，CYFRA21-1が用いられている．ただし，治療前の陽性率は20～30％程度にとどまっている．

III 食道がんの治療

腫瘍の壁深達度，リンパ節転移の有無，遠隔転移の有無を診断し，悪性度，全身状態を評価したうえで治療方針を決定する．図2[2)]に食道がんの治療アルゴリズムを示す．

1 非薬物療法

a 内視鏡的切除術

内視鏡的切除法として，内視鏡的粘膜切除術（EMR）と内視鏡的粘膜下層剥離術（ESD）がある．壁深達度が粘膜層（T1a）のうち，粘膜上皮，粘膜固有層にとどまっている病変では内視鏡的切除術により根治性が得られる．粘膜筋板に達したもの，粘膜下層に浸潤するもの（200μmまで）でも臨床的にリンパ節転移がないものは粘膜切除可能である．

b 手術治療

食道がん治療の大部分を占めており，Stage IIおよびIII（T1b-T3）の標準治療である．頸部食道がんでは進行がんの頻度およびリンパ節転移率が高く，他臓器浸潤を生じやすいが，リンパ節転移の範囲は比較的頸部に限局しているため根治手術の適応となる症例が多い．胸部食道がんは広範囲に転移がみられることが多

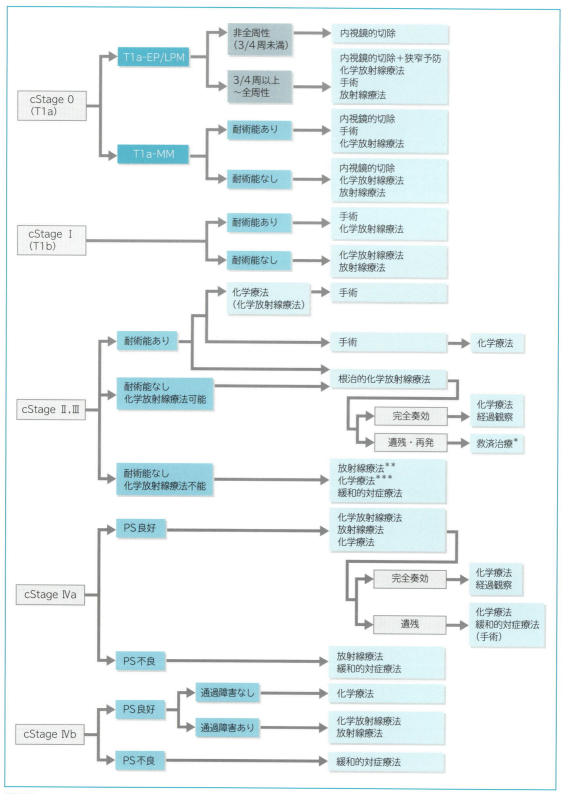

図2 食道がん治療のアルゴリズム

＊：内視鏡的切除，手術　＊＊：腎機能低下症例，高齢者など　＊＊＊：放射線照射歴のある患者など
〔日本食道学会（編）：食道癌診療ガイドライン2017年版，金原出版，東京，pviii-ix，2017より許諾を得て転載〕

表2 食道がんの主な標準化学療法レジメン

治療目的	対象	レジメン	代表的な用法・用量	投与間隔	コース数
術前化学療法	StageⅡ〜Ⅲ（T4除く）	FP	5-FU 800 mg/m² 24時間，点滴静注，Day1〜5 CDDP 80 mg/m² 2時間，点滴静注，Day1	21日	2コース
化学放射線療法	StageⅡ〜Ⅲ（Non-T4），Ⅳa	FP＋Radiation（JCOG）	5-FU 700 mg/m² 24時間，点滴静注，Day1〜4，29〜32 CDDP 70 mg/m² 2時間，点滴静注，Day1，29 RT 2 Gy/回/日（計60 Gy）Day1〜5，8〜12，15〜19，22〜26，29〜33，36〜40 ＊StageⅡ〜ⅢではFPを2コース追加する	56日	1コース
緩和的化学療法	StageⅣ（初回治療）	FP	5-FU 800 mg/m² 24時間，点滴静注，Day1〜5 CDDP 80 mg/m² 2時間，点滴静注，Day1	28日	PDまで（CDDPの聴覚毒性に注意）
	StageⅣ（二次治療）	weekly PTX	PTX 100 mg/m² 1時間 点滴静注，Day1，8，15，22，29，36	49日	PDまで

略号の正式名称はp.ix，抗がん薬略号一覧を参照．

く，一般に食道亜全摘およびリンパ節郭清が行われる．日本の食道がん手術成績は欧米と比較して良好であるが，ほかの消化管がん手術と比べ手術関連死が多い．また，縫合不全，反回神経麻痺などの術後合併症も高率でみられる．

c 放射線療法

表在がん，局所進行がんの両者に根治的治療法として行われている．放射線療法の適応は放射線照射によりすべての病巣の制御が期待でき，かつ治癒が望める場合である．すなわち，根治的放射線照射の適応となるのはT1-3N0-1M0の切除可能例であるが，T4N0-1M0や鎖骨上窩リンパ節転移を有する進行例でも適応となる場合がある．なお，全身状態の良好な症例では放射線療法単独よりも化学放射線療法が標準的治療となる．

2 薬物療法

表2に食道がんの主な標準化学療法レジメンを示す．

a 化学療法

食道がんに対する化学療法として，フルオロウラシル（5-FU），シスプラチン，ネダプラチン，マイトマイシンC，ドセタキセル水和物，パクリタキセルなどで有効性が認められている．このうち，5-FUとシスプラチンが最も頻用されており，これらを用いた併用療法が標準的治療と位置づけられている．

現時点で日本では初回治療を5-FU/シスプラチン，二次治療としてドセタキセル水和物，パクリタキセルを使用することが多い．しかし化学療法単独では効果に限界があるため，適応は切除不能の転移を有する症例に限られる．

b 術後補助化学療法

StageⅡおよびⅢの扁平上皮がんを対象とした手術単独と術後補助化学療法（5-FU/シスプラチン）併用を検討したJCOG9204試験が日本で行われた[3]．この結果，術後補助化学療法施行群が手術単独群に比較して無病生存期間（DFS）を有意に向上させたが，全生存期間（OS）は両群で有意差を認めなかった．一方，サブグループ解析により，リンパ節転移陽性例で5年生存率が化学療法施行群で良好であった．

欧米での同様の無作為化比較試験ではDFSでも両群に差を認めず，日本における結果との乖離がみられる．

c 術前化学療法

術前化学療法は，原発病巣を縮小してリンパ節転移や微小転移をコントロールし，病期改善後に外科的切除を行うことで，遠隔成績を向上させることを目的とする．

日本におけるJCOG9907試験では，StageⅡおよびⅢ（T4を含む）で75歳未満のPS 0〜2（p.6，表6参照）の扁平上皮がん患者において，5-FU/シスプラチンによる化学療法術前施行群と術後施行群でアウトカムが比較された．結果として，術前群は術後群に比較してStageⅡおよびⅢの無増悪生存期間（PFS）およびOSを改善した（図3）[4]．

一方，欧米での術前化学療法と切除単独を比較した無作為化比較試験をもとにしたメタアナリシスでは，一定の結論を得ていない．

d 化学放射線療法

化学放射線療法は放射線単独療法に比較して有意に生存率を上昇させることが示されており，非外科的治療を行う際の標準的治療と位置づけられる[5,6]．対象は，T1-3N0-1M0（UICCのTNM分類）の切除可能症

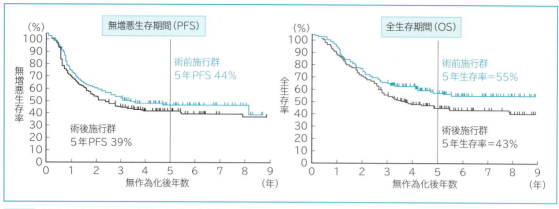

図3 JCOG9907試験における無増悪生存期間と全生存期間

(Ando N et al : Surgery plus chemotherapy compared with surgery alone for localized squamous cell carcinoma of the thoracic esophagus : a Japan Clinical Oncology Group Study — JCOG9204. J Clin Oncol **21** : 4592-4596, 2003 より改変し引用)

例, 切除不能のT4N0-1M0, および一部の鎖骨上窩リンパ節転移を有する症例である. 現在, 5-FU/シスプラチンによる化学療法に放射線照射 (50〜60 Gy) を同時併用する方法が汎用されている. 日本では, 5-FUは 700〜800 mg/m^2/日を4〜5日間持続静注, シスプラチンは 70〜80 mg/m^2/日で実施されているものが多い.

有害事象は早期障害と晩期障害に大別される. 主な早期障害として, 悪心・嘔吐, 骨髄抑制, 食道炎などがあげられる. 晩期障害として, 放射線性肺臓炎, 胸水, 心嚢水貯留などがある.

Ⅳ 症 例

人間ドック時の胃カメラで食道がんが指摘された. 患者に特に自覚症状は認めず, PS 0でありT3N4M0 StageⅣaと診断され, 化学放射線治療目的で入院となった.

患 者 60歳, 男性
主 訴 自覚症状なし
現病歴 人間ドック時の内視鏡検査にて門歯より35 cmに1/3周性の扁平な隆起型腫瘍を認めた. 病理組織診断で扁平上皮がんと診断された. PET-CTにて胃小彎, リンパ節にも異常集積を認めたため入院加療となった.
既往歴 高血圧症, 脂質異常症にて投薬加療中
家族歴 特記すべき事項なし

生活歴
- 喫煙:なし
- アルコール:日本酒1合程度/日

社会歴 職業:会社員
アレルギー歴・副作用歴 なし
OTC・健康食品服用歴 なし
病識・アドヒアランス 病識は十分であり, アドヒアランスも良好.

薬 歴
- アムロジピン(アムロジン錠5 mg)
  1回1錠(1日1錠), 1日1回朝食後
- プラバスタチンナトリウム(メバロチン錠10 mg)
  1回1錠(1日1錠), 1日1回夕食後

入院時身体所見
＜全身所見＞身長170 cm, 体重78 kg, BSA^{注} 1.90 m^2
＜バイタルサイン＞BP 145/80 mmHg, HR 70/min
＜全身状態＞特に問題なし

入院時検査所見
- 腫瘍マーカー:SCC 2.6ng/mL(基準値:＜1.5), CEA 1.4ng/mL(基準値:＜5), CA19-9 20U/mL(基準値:＜37)
- 血液検査:WBC 4,500/μL(基準値:4,000〜8,000), NEUT 3,900/μL(基準値:2,000〜4,000), Hb 13.8 g/dL(基準値:14.0〜18.0), PLT 15.0×10^4/μL(基準値:13.0〜44.0×10^4)
- 生化学検査:CRP 0.1 mg/dL(基準値:＜0.3), AST 16 IU/L(基準値:8〜38), ALT 13 IU/L(基準値:4〜44), γ-GTP 15 IU/L(基準値:10〜65), TB 0.7 mg/dL(基準値:0.2〜1.0), BUN 15 mg/dL(基準値:8〜20), Cr 0.99 mg/dL(基準値:0.4〜1.1),

注:BSAの算出は所属医療機関の計算式による.

Ccr 86 mL/min（基準値：＞80）
- **内視鏡検査**：門歯より 35 cm に 1/3 周性の扁平な隆起型腫瘍を認めた．深達度は MP より深いと考えられた．
- **食道透視**：下部食道に 1/3 周，3 cm 程度の隆起性病変を認めた．
- **PET-CT**：胃小彎，リンパ節にも異常集積を認めた．

入院時臨床診断名
#1．食道がん
#2．高血圧症
#3．脂質異常症

処方薬（Day 1）

化学放射線療法
- フルオロウラシル（5-FU 注）1,300 mg（700 mg/m^2），24 時間持続点滴，Day 1〜4，Day 29〜32
- シスプラチン（ランダ注）130 mg（70 mg/m^2），2 時間点滴静注，Day 1，Day 29
- 放射線 2 Gy × 30 回

その他
- パロノセトロン（アロキシ注）0.75 mg，15 分間点滴静注，抗がん薬投与前
- デキサメタゾン（デカドロン注）9.9 mg，点滴静注，抗がん薬投与前
- ホスアプレピタント（プロイメンド注）150 mg，1 時間点滴静注，抗がん薬投与 1 時間前
- アムロジピン（アムロジン錠 5 mg），1 回 1 錠（1 日 1 錠），1 日 1 回朝食後
- プラバスタチンナトリウム（メバロチン錠 10 mg），1 回 1 錠（1 日 1 錠），1 日 1 回夕食後

練習問題
この患者の Day 1 における問題リスト，SOAP チャート，経過表を作成しなさい．
（⇒解答例は p.66 以降参照）

症例解析

まず前述の患者情報に基づき Day 1 における問題リストを作成し，次に問題点ごとに SOAP チャートを作成する．さらに，食道がん化学放射線療法患者のフォローに必要なモニタリングパラメータを設定し，経過表を作成する．

1 問題リストの作成

この患者の問題点は大きく 3 つあげられる．最も優先度が高いものは「1．食道がん化学放射線療法」であり，化学放射線療法および化学放射線療法に伴う副作用対策が重要となる．以下に解析を行う．

問題リスト：Problem List

#1．食道がん化学放射線療法

#1-1．化学放射線療法
- フルオロウラシル（5-FU 注）1,300 mg（700 mg/m²）
  24 時間持続点滴，Day 1～4，Day 29～32
- シスプラチン（ランダ注）130 mg（70 mg/m²）
  2 時間点滴静注，Day 1，Day 29
- 放射線　2 Gy × 30 回

#1-2．化学放射線療法に伴う副作用

骨髄抑制，消化器障害（悪心・嘔吐，下痢，口内炎），腎機能障害，肝機能障害，神経障害，放射線障害
- パロノセトロン（アロキシ注）0.75 mg
  15 分間点滴静注，抗がん薬投与前
- デキサメタゾン（デカドロン注）9.9 mg
  点滴静注，抗がん薬投与前
- ホスアプレピタント（プロイメンド注）150 mg
  1 時間点滴静注，抗がん薬投与 1 時間前

#2．高血圧症
- アムロジピン（アムロジン錠 5 mg）
  1 回 1 錠（1 日 1 錠），1 日 1 回朝食後

#3．脂質異常症
- プラバスタチンナトリウム（メバロチン錠 10 mg）
  1 回 1 錠（1 日 1 錠），1 日 1 回夕食後

2 SOAP チャートの作成

この患者の**問題点 #1-1．**に関する SOAP 解析例を示す．以下の内容はポイントのみを簡潔に記載する．

問題点 #1-1：化学放射線療法の SOAP 解析（Day 1）

S 自覚症状（Subjective data）

"自覚症状はありません"．

O 他覚症状（Objective data）

患　者　60 歳，男性，170 cm，78 kg，BSA 1.90 m²
既往歴　高血圧症，脂質異常症
家族歴　特記すべき事項なし
生活歴
- 喫煙：なし
- アルコール：日本酒 1 合程度／日

内視鏡検査　門歯より 35 cm に 1/3 周性の扁平な隆起型腫瘍を認めた．また，病理組織診断で扁平上皮がんと診断された．深達度は MP より深かった．
食道透視　下部食道に 1/3 周，3 cm 程度の隆起性病変を認めた．
PET-CT　胃小彎，上腸間膜動脈根部，後横隔膜脚，左鎖骨上窩リンパ節にも異常集積を認めた．

臨床検査値
- 腫瘍マーカー：SCC 2.6 ng/mL
- 血液検査：WBC 4,900/μL，NEUT 2,500/μL，Hb 13.2 g/dL
- 生化学検査：PLT 15.0×10^4/μL，CRP 0.1 mg/dL
- 肝機能：AST 15 IU/L，ALT 14 IU/L，γ-GTP 15 IU/L，TB 0.8 mg/dL
- 腎機能：BUN 14 mg/dL，Cr 1.03 mg/dL

処方薬
- フルオロウラシル（5-FU 注）1,300 mg（700 mg/m²）
  24 時間持続点滴，Day 1～4，Day 29～32
- シスプラチン（ランダ注）130 mg（70 mg/m²）
  2 時間点滴静注，Day 1，Day 29
- 放射線　2 Gy × 30 回

A 薬物療法評価（Assessment）

病因・病態
- Stage Ⅳa

食道がんのリスクファクター
- 喫煙（−），アルコール（＋）

非薬物療法は必要か？　⇒必要
- 全身状態が良好であり，放射線療法の併用が可能．

薬物療法は必要か？　⇒必要
- 食道がんの進行予防と症状改善のために必要．

選択されている薬物は適切か？　⇒適切
- [x] 5-FU/シスプラチン
- リンパ節転移を認めたため手術不能であり，化学放射線療法が標準療法である．治療レジメンとして，5-FU/シスプラチン療法が選択された．

選択されなかった薬物について
- 特記すべき事項なし．

薬物の用法・用量について　⇒適切
- [x] フルオロウラシル（5-FU注）：700 mg/m² × 1.9 m² = 1,330 ≒ 1,300 mg を24時間持続点滴にて4日間投与．
- [x] シスプラチン（ランダ注）：70 mg/m² × 1.9 m² = 133 ≒ 130 mg を生理食塩液 250 mL に溶解し，2時間かけて点滴静注．
- 肝機能，腎機能などの検査値，全身状態良好のため，5-FU，シスプラチンを減量せず，それぞれ 700 mg/m²，70 mg/m² で投与．また，シスプラチンは安定性の観点から，投与する際に混合する輸液にも注意．

注意すべき副作用の把握とその対策
- [x] 骨髄抑制：感染予防対策として手洗い，含嗽を励行するよう指示する．また，発熱性好中球減少症（FN）発症には顆粒球コロニー刺激因子（G-CSF）の投与を検討するが，放射線治療中は G-CSF 投与は推奨されないため，放射線治療を中断する．がん化学療法施行時にみられる骨髄抑制に関しては，すでに米国臨床腫瘍学会（ASCO），日本癌治療学会から G-CSF 投与ガイドラインが発表されている．
- [x] 悪心・嘔吐：日本癌治療学会『制吐薬適正使用ガイドライン（第2版）』での催吐リスク評価では，5-FU は軽度リスク，シスプラチンは高度リスクとして分類．また，ASCO ガイドラインでは放射線照射による悪心・嘔吐リスクは下胸部では低リスク，頸部および胸部では最小リスクに分類されている．
- [x] 下痢：止瀉薬の投与を検討する．
- [x] 口内炎：食事摂取困難となる場合には，経腸栄養剤投与や末梢静脈栄養などを適宜行い，栄養管理する．
- [x] 腎機能障害：シスプラチン投与前に 1,000～2,000 mL の補液を4時間以上かけて行う．投与時から投与終了後，1,500～3,000 mL の補液を6時間以上かけて行う．必要に応じて利尿薬を使用．
- [x] 肝機能障害：肝機能についても継続的に観察する．
- [x] 5-FU による高アンモニア血症
- [x] 神経障害：シスプラチンによる聴覚毒性．
- [x] 放射線による急性毒性：食道粘膜炎，皮膚障害，疼痛．
- [x] 血管炎：末梢からの持続点滴の場合，5-FU による血管炎の可能性あり．

注意すべき相互作用の把握
- [x] 5-FU：テガフール・ギメラシル・オテラシルカリウム配合剤（S-1）投与中，または投与中止後7日間以内の患者には投与しない．
- [x] シスプラチン：腎障害をもたらす可能性のある薬剤（利尿薬，NSAIDs など）．

アドヒアランスの評価
- [x] シスプラチン，放射線治療の副作用により悪心，食欲不振の発現の可能性が高く，経口摂取が困難になる場合もあるため，内服薬が継続可能か確認する．
- [x] 放射性食道炎で経口摂取困難例は，点滴での栄養管理，麻薬での疼痛コントロールも検討する．

P　治療計画（Plan）

治療のゴール
- [x] 短期的ゴール：治療完遂．臨床症状の改善，副作用コントロールによる治療の継続，dose intensity の確保，栄養管理による全身状態の保持．
- [x] 長期的ゴール：腫瘍の縮小，生存期間の延長．

治療計画
薬物療法
- フルオロウラシル（5-FU注）1,300 mg（700 mg/m²）24時間持続点滴，Day 1～4，Day 29～32
- シスプラチン（ランダ注）130 mg（70 mg/m²）2時間点滴静注，Day 1，Day 29

治療効果のモニタリングパラメータ
- [x] 自覚症状
- 消化器症状の有無/毎日
- 摂食状況/毎日
- [x] 他覚症状
- 画像診断/随時
- 腫瘍マーカー/随時

副作用のモニタリングパラメータ
- [x] 自覚症状
- 消化器症状の有無/毎日
- [x] 他覚症状
- 血圧などのバイタルサイン/毎日
- 血液検査/随時
- 肝機能検査/随時
- 腎機能検査/随時

患者カウンセリング，服薬指導
- [x] 治療期間が長期になり，気持ちの落ち込みなどを認めることが多いため，制吐薬や疼痛コントロールで症状緩和を行い，患者の気持ちを傾聴する．
- [x] 内服困難な場合には，嚥下ゼリーなどの工夫や剤形変更などの提案を患者と相談しながら行う．

表3 入院時から入院後10週目までの薬物療法と検査所見などの経過表

週 処方薬	用法	1	2	3
フルオロウラシル（5-FU注）	24時間持続点滴	1,300 mg ×4日/週		
シスプラチン（ランダ注）	生理食塩液250 mL 2時間点滴静注	130 mg ×1日/週		
放射線	2 Gy×5日/週	2 Gy×5日/週	→	→
スクラルファート（アルサルミン内用液10 mL/P）	分3，毎食後		3 P →	→
ロキソプロフェンナトリウム（ロキソニン錠60 mg）	分3，毎食後			
パロノセトロン（アロキシ注）	生理食塩液100 mL 15分間点滴静注 1週目，5週目初日	0.75 mg×1日/週		
ホスアプレピタント（プロイメンド注）	生理食塩液250 mL 1時間点滴静注	150 mg×1日/週		
デキサメタゾン（デカドロン注）	9.9 mg（初日） →3.3 mg（2日目以降） 点滴静注	9.9→3.3 mg ×4日/週		
デキサメタゾン（デキサルチン軟膏）	適宜塗布			
フィルグラスチム（グラン注75 μg）	75 μg皮下注			
経腸栄養剤（エンシュアリキッド）	適宜			
ビタミンB_1末梢静脈栄養用輸液（ビーフリード輸液）	点滴静注			1,000 mL
アムロジピン（アムロジン錠5 mg）	分1，朝食後	1 T →	→	→
プラバスタチンナトリウム（メバロチン錠10 mg）	分1，夕食後	1 T →	→	→
副作用				
	食欲不振		Grade 2	Grade 3
	悪心・嘔吐			Grade 3
	食道粘膜炎			Grade 2
	疼痛		Grade 1	Grade 1
	口内炎			Grade 1
	発熱性好中球減少症			
臨床検査値	施設基準値			
WBC	4,000~8,000/μL	4,900	4,400	4,000
NEUT	2,000~4,000/μL	2,500	2,200	2,000
Hb	14.0~18.0 g/dL	13.2↓	14.2	13.7↓
PLT	13.0~44.0×10⁴/μL	15	13.5	12.7↓
CRP	<0.3 mg/dL	0.1	0.3↑	0.2
AST	8~38 IU/L	15	18	14
ALT	4~44 IU/L	14	15	12
γ-GTP	10~65 IU/L	15	14	14
TB	0.2~1.0 mg/dL	0.8	0.8	0.7
Cr	0.4~1.1 mg/dL	1.03	1.02	1.1
BUN	8~20 mg/dL	14	14	16
SCC	<1.5 ng/mL	2.6↑		

副作用のGrade分類はCTCAE v4.0（p.12，表7参照）に依った．

4	5	6	7	8	9	10
	1,300 mg ×4日/週					
	130 mg ×1日/週					
	2 Gy×5日/週	→	→			
→	→	→	→	→	→	→
		3 T →	→	→	→	
	0.75 mg×1日/週					
	9.9→3.3 mg ×4日/週					
適宜 3日/週	適宜					
		250 mL →	→	500 mL		
		1,500 mL →	→	1,000 mL		
→	→	→	→	→	→	→
→	→	→	→	→	→	→
Grade 2		Grade 3	Grade 3	Grade 2		
		Grade 3	Grade 3	Grade 3		
		Grade 3	Grade 3	Grade 3	Grade 2	Grade 2
		Grade 2	Grade 2	Grade 2	Grade 1	
Grade 2	Grade 2					
Grade 3						
1,800↓	7,800	3,400↓	2,000↓	2,300↓	4,100	5,500
450↓	3,500	1,700↓	1,000↓	1,100↓	1,800↓	2,600
13.3↓	13.8↓	13.8↓	11.2↓	10.5↓	9.3↓	8.5↓
10↓	5.5↓	6.9↓	3.6↓	2.9↓	3.3↓	6.5↓
0.1	0.1	0.2	0.2	1.8↑	2.2↑	0.1
16	21	27	25	34	26	28
13	21	28	23	32	33	45↑
15	20	25	26	28	25	28
0.7	0.8	0.6	0.6	0.6	0.6	0.5
0.99	1.06	1.23↑	1.1	1.16↑	1.1	1.14↑
15	15	15	9	10	14	16
			1.2			0.9

その他の問題点のSOAP解析後のプラン

#1-2. **化学放射線療法に伴う副作用**：注意深く副作用モニタリングし，前述の副作用対策を随時実施する．
#2. **高血圧症**：アムロジピンベシル酸塩の継続と効果・副作用モニタリング
#3. **脂質異常症**：プラバスタチンナトリウム錠の継続と効果・副作用モニタリング

SOAP作成後/退院時

この症例では，患者の全身状態が良好であることから，化学放射線療法が施行された．当初顕著な副作用を認めることはなかったが，治療の継続に伴い，骨髄抑制，食道粘膜障害，摂食量減少を認めた．FNに対してはG-CSFを使用した．また，放射線治療による食道粘膜炎，疼痛に対してはそれぞれ粘膜保護薬，NSAIDs投与により対処した．さらに，摂食量減少に対しては，末梢静脈栄養，経腸栄養などを併用しながら全身状態の改善を図った．これらの対策を講じることにより治療を完遂し，Day 70に退院となった．

患者教育・退院時服薬指導
☑ 退院時処方（Day 70）

- アムロジピン（アムロジン錠5 mg）
  1回1錠（1日1錠），1日1回朝食後
- プラバスタチンナトリウム（メバロチン錠10 mg）
  1回1錠（1日1錠），1日1回朝食後
- エンシュア・リキッド250 mL 適宜

- 食道がんの進行・再発を予防するために化学療法が必要である．
- 患者自身による全身状態の観察など，副作用モニタリングが重要である．
- 骨髄抑制時における感染予防対策の励行が重要である．
- 体調不良時（急な発熱，悪心・嘔吐，下痢など）における対処法を十分に理解する．

3 経過表の作成

経過を表3にまとめた．

▼引用文献
1) 日本食道学会（編）：食道癌取扱い規約，第11版，金原出版，東京，p9, 15, 21, 27, 2015
2) 日本食道学会（編）：食道癌診療ガイドライン2017年版，金原出版，東京，pviii-ix, 2017
3) Ando N et al：Surgery plus chemotherapy compared with surgery alone for localized squamous cell carcinoma of the thoracic esophagus：a Japan Clinical Oncology Group Study — JCOG9204. J Clin Oncol **21**：4592-4596, 2003
4) Ando N et al：A randomized trial comparing postoperative adjuvant chemotherapy with cisplatin and 5-fluorouracil versus preoperative chemotherapy for localized advanced squamous cell carcinoma of the thoracic esophagus（JCOG9907）. Ann Surg Oncol **19**：68-74, 2012
5) Herskovic A et al：Combined chemotherapy and radiotherapy compared with radiotherapy alone in patients with cancer of the esophagus. N Engl J Med **326**：1593-1598, 1992
6) Stahl M et al：Chemoradiation with and without surgery in patients with locally advanced squamous cell carcinoma of the esophagus. J Clin Oncol **23**：2310-2317, 2005

▼本疾患をもっとよく理解するために（参考文献）
1) 日本食道学会（編）：食道癌診断・治療ガイドライン，第3版，金原出版，東京，2012
2) 日本食道学会（編）：食道癌取扱い規約，第11版，金原出版，東京，2015
3) 日本臨床腫瘍学会（編）：新臨床腫瘍学，改訂第4版，南江堂，東京，2015

確認テスト
1. 食道がんの病態について説明しなさい．
2. 食道がんの非薬物療法について説明しなさい．
3. 食道がんの化学療法について説明しなさい．
4. 化学放射線療法について説明しなさい．
5. 食道がん化学療法施行時にみられる副作用の種類と主な対処法について説明しなさい．

（執筆：後藤愛実，執筆協力：紀　貴之）

第6章 胃がん

この疾患解説のゴール

1. 胃がんの病態について説明できる．
2. 胃がんのリスクファクターについて列挙できる．
3. 胃がんの治療アルゴリズムを説明できる．
4. 胃がんに対する非薬物療法について説明できる．
5. 胃がんに対する薬物療法について説明できる．

キーワード 胃がん，進行・再発胃がん，リスクファクター，化学療法，術後補助化学療法，S-1

解 説

I 胃がんの疫学・病態生理

胃がんは，日本において最も多いがんの1つである．2014年の死亡者数は男性では肺がんに次いで第2位，女性では大腸がん，肺がんに次いで第3位であったが，近年死亡者数は減少してきている．好発年齢は50～60歳代であり，男性に多い（男女比2：1）．また，スキルス胃がんは若年女性に多い．

胃がんのほとんどは腺がんである．好発部位は幽門前庭部が最も多く，以下，胃体部，胃底部の順である．症状として，上腹部痛，食欲不振，貧血，体重減少，悪心・嘔吐などがある．

発がんのリスクファクターとして喫煙がある．また，*Helicobacter pylori* による慢性萎縮性胃炎の関与が示唆されている．

II 胃がん患者に対する診断と検査

1 診 断

a 肉眼的分類

胃がんの診断分類には肉眼的分類や組織学的分類などがあるが，病期を決定し治療方針を決めていくためには，壁深達度・リンパ節およびその他の転移診断がより重要である．胃がんの病期分類は，食道がんと同様に，壁深達度，リンパ節およびその他の転移などを評価して決定する（表1）[1]．

上記の病期よりStageを決定する（表2，3）[1]．

2 検 査

a 内視鏡検査

胃粘膜病変の局在や深達度の診断に有用である．

b X線造影検査

X線検査は病変の広がりを客観的に判断しやすい．特にスキルス胃がんの診断や切除範囲を定めるために必須である．

c 超音波内視鏡検査

超音波内視鏡検査は胃がんの深達度診断に有用である．

d CT，MRI

粘膜下腫瘍の診断・転移浸潤の評価に使用される．

e ペプシノゲン法

慢性萎縮性胃炎の進展を反映したスクリーニング法である．

f 腫瘍マーカー

CEAやCA19-9が使用されている．ただし，これらのマーカーは消化器がんにおいて高値を示すが，胃がんに特異的なマーカーではない点に注意が必要である．

ⓖ HER2 検査

腫瘍検体（生検または手術標本をホルマリン固定パラフィン包埋したもの）を用い，免疫組織化学染色（IHC）法で HER2 タンパクの過剰発現ないし FISH 法を用いた遺伝子増幅を検査する．

Ⅲ 胃がんの治療

胃がんの進行度に対応する治療法の適応を図1[2)]に示す．

1 非薬物療法

ⓐ 内視鏡的粘膜切除術

以下の2つが用いられている．
① EMR (endoscopic mucosal resection)：胃の粘膜病変を挙上して鋼線のスネアをかけ高周波で焼却切除する方法．
② ESD (endoscopic submucosal dissection)：高周波ナイフで病巣周囲の粘膜を切開しさらに粘膜下層を剝離して切除する方法．

『胃癌治療ガイドライン』での適応は，リンパ節転移の可能性がほとんどなく，腫瘍が一括切除できる大きさかつ部位にあることが原則である．

ⓑ 手術療法
1. 定型手術

主として根治手術を目的とし，標準的に施行されてきた胃切除法である．胃の 2/3 以上の切除と D2 郭清（第2群リンパ節までの郭清）を行う．

2. 非定型手術
①縮小手術：切除範囲やリンパ節郭清程度が定型手術に満たないもの（D1，D1+ など）．
②拡大手術：①他臓器合併切除を加える拡大合併切除手術，②D2 を越えるリンパ節郭清を行う拡大郭清手術．

3. 緩和手術（姑息手術：palliative surgery）
治癒切除不能症例における出血や狭窄などの切迫症状を改善するために行う手術．

2 薬物療法

胃がん領域における化学療法は欧米との相違が顕著である．すなわち，頻用レジメン，薬剤の投与量が異なっている．本章では，日本における状況を中心に解説する．胃がんの主な標準薬物療法のレジメンを表4に示す．

表1 胃がんの病期分類

壁深達度 (T)	TX	癌の浸潤の深さが不明なもの
	T0	癌がない
	T1	癌の局在が粘膜（M）または粘膜下組織（SM）にとどまるもの T1a：癌が粘膜にとどまるもの（M） T1b：癌の浸潤が粘膜下組織にとどまるもの（SM）
	T2	癌の浸潤が粘膜下組織を越えているが，固有筋層にとどまるもの（MP）
	T3	癌の浸潤が固有筋層を越えているが，漿膜下組織にとどまるもの（SS）
	T4	癌の浸潤が漿膜表面に接しているかまたは露出，あるいは他臓器に及ぶもの T4a：癌の浸潤が漿膜表面に接しているか，またはこれを破って遊離腹腔に露出しているもの（SE） T4b：癌の浸潤が直接他臓器まで及ぶもの（SI）
リンパ節転移 (N)	NX	領域リンパ節転移の有無が不明である
	N0	領域リンパ節に転移を認めない
	N1	領域リンパ節に1〜2個の転移を認める
	N2	領域リンパ節に3〜6個の転移を認める
	N3	領域リンパ節に7個以上の転移を認める
その他の転移 (M)	MX	領域リンパ節以外の転移の有無が不明である
	M0	領域リンパ節以外の転移を認めない
	M1	領域リンパ節以外の転移を認める
腹膜転移 (P)	PX	腹膜転移の有無が不明である
	P0	腹膜転移を認めない
	P1	腹膜転移を認める
腹腔洗浄細胞診 (CY)	CYX	腹腔細胞診を行っていない
	CY0	腹腔細胞診で癌細胞を認めない
	CY1	腹腔細胞診で癌細胞を認める
肝転移 (H)	HX	肝転移の有無が不明である
	H0	肝転移を認めない
	H1	肝転移を認める

〔日本胃癌学会（編）：胃癌取扱い規約，第15版，金原出版，東京，p14, 17, 20, 25, 2017 より許諾を得て改変し転載〕

表2 進行度分類（臨床分類）

	N0	N1, N2, N3
T1, T2	Ⅰ	ⅡA
T3, T4a	ⅡB	Ⅲ
T4b		ⅣA
T/N にかかわらず M1		ⅣB

接頭辞 c をつける．
〔日本胃癌学会（編）：胃癌取扱い規約，第15版，金原出版，東京，p26, 2017 より許諾を得て転載〕

ⓐ 切除不能進行・再発胃がんに対する化学療法

切除不能進行・再発胃がんに対する化学療法は，最近の進歩により高い腫瘍縮小効果（奏効率）を実現で

表3 進行度分類（病理分類）

	N0	N1	N2	N3a	N3b	T/NにかかわらずM1
T1a(M), T1b(SM)	ⅠA	ⅠB	ⅡA	ⅡB	ⅢB	Ⅳ
T2(MP)	ⅠB	ⅡA	ⅡB	ⅢA	ⅢB	
T3(SS)	ⅡA	ⅡB	ⅢA	ⅢB	ⅢC	
T4a(SE)	ⅡB	ⅢA	ⅢA	ⅢB	ⅢC	
T4b(SI)	ⅢA	ⅢB	ⅢB	ⅢC	ⅢC	
T/NにかかわらずM1						

接頭辞pをつける．
〔日本胃癌学会（編）：胃癌取扱い規約，第15版，金原出版，東京，p26，2017より許諾を得て転載〕

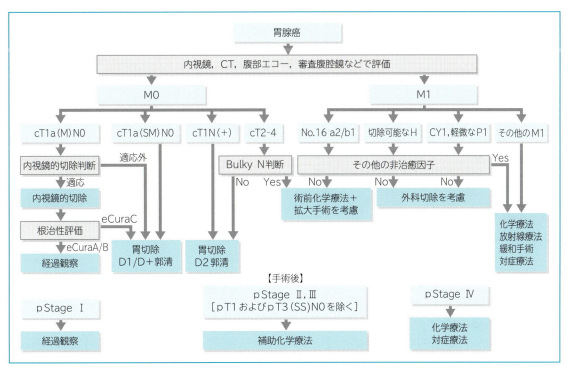

図1 日常診療で推奨される治療法選択のアルゴリズム
ただし，T/N/MおよびStageの定義は，『胃癌取扱い規約第15版』（『TNM分類第8版』）による．
〔日本胃癌学会（編）：胃癌治療ガイドライン医師用2018年1月改訂 第5版，金原出版，東京，p6，2018より許諾を得て改変し転載〕

きるようになった．しかし，化学療法による完全治癒は現時点では困難であり，国内外の臨床試験成績による生存期間中央値（MST）はおおよそ6〜13ヵ月と報告されている．がんの進行に伴う臨床症状発現時期の遅延および生存期間の延長が当面の治療目標である．

b 一次化学療法

胃がんの約20％の症例でHER2遺伝子過剰発現が認められている．HER2陽性（IHC3＋またはIHC2＋かつFISH陽性）とHER2陰性では一次治療の選択肢が異なる．

1. HER2陰性胃がん

国内で実施された第Ⅲ相試験であるSPIRITS試験[3]とJCOG9912試験[4]の結果から，S-1+シスプラチン（SP）療法が推奨されるレジメンであったが，2015年にG-SOX試験の結果を受けオキサリプラチンが胃がんに使用できるようになった．G-SOX試験は標準治療のSP療法に対するS-1+オキサリプラチン（SOX）療法の非劣性は統計学的には証明できなかったが，SOX療法はSP療法とほぼ同等の有効性を示し，概してSP療法よりも重篤な毒性が少なく，輸液を要さないなどより簡便な治療法であるとされたため，現在では外来でSOX療法を施行することが少なくない．ま

表4 胃がんの主な標準化学療法レジメン

治療目的	対象	レジメン	代表的な用法・用量	投与間隔	コース数
術後補助化学療法	Stage Ⅱ～Ⅲ	S-1	S-1　80 mg/m²/日　内服, Day 1～28	42日	8
		CapeOX	カペシタビン　2,000 mg/m²/日　内服, Day 1～14 L-OHP　130 mg/m²　2時間, 点滴静注 Day 1	21日	8
緩和的化学療法	Stage Ⅳ（初回治療）	S-1/CDDP	S-1　80 mg/m²/日　内服, Day 1～21 CDDP　60 mg/m²　2時間, 点滴静注, Day 8	35日	PDまで
	Stage Ⅳ（初回治療）	SOX	S-1　80 mg/m²/日　分2, 内服, Day 1～14 L-OHP　130 mg/m²（100 mg/m²）　2時間, 点滴静注, Day 1	21日	PDまで
	Stage Ⅳ（初回治療）	CapeOX	カペシタビン　2,000 mg/m²/日　分2, 内服, Day 1～14 L-OHP　130 mg/m²　2時間, 点滴静注, Day 1	21日	PDまで
	Stage Ⅳ（初回治療, HER2陽性）	XP+Her	カペシタビン　2,000 mg/m²/日　分2, 内服, Day 1～14 CDDP　80 mg/m²　2時間, 点滴静注, Day 1 トラスツズマブ　初回 8 mg/kg　90分, 以降 6 mg/kg　30分, 点滴静注, Day 1	21日	PDまで
	Stage Ⅳ（二次治療）	weeklyPTX+Ram	PTX　80 mg/m²　1時間, 点滴静注, Day 1, 8, 15 ラムシルマブ　8 mg/kg　1時間, 点滴静注, Day 1, 15	28日	PDまで
	Stage Ⅳ（三次治療）	CPT-11	CPT-11　150 mg/m²　1.5時間, 点滴静注, Day 1	14日	PDまで

略号の正式名称は p.ix, 抗がん薬略号一覧を参照.

た，カペシタビン＋シスプラチン療法は，海外における標準治療の1つであり，ToGA試験[5]やAVAGAST試験の対照治療として行われ，両試験における日本人症例のサブグループ解析においてもその安全性と有効性が示されていることから，選択可能なレジメンである．

S-1＋ドセタキセル療法は，START試験の主解析ではS-1単独療法に対して生存期間における有意差が検証されなかったが，追加解析において生存期間延長を示した．シスプラチンやオキサリプラチンが使用困難な症例など，限定的な対象に選択可能なレジメンである．ほかに，イリノテカン塩酸塩水和物＋シスプラチン療法やイリノテカン塩酸塩水和物＋S-1療法はいずれもS-1単独療法と比較して生存期間の延長を検証できなかったことから[4]，一次化学療法としては推奨されていない．3剤併用療法に関して，欧米のV325試験の結果からドセタキセル水和物＋シスプラチン＋フルオロウラシル（5-FU）療法の有用性が認められたが，毒性が強く，一般臨床では推奨できない．国内ではドセタキセル水和物＋シスプラチン＋S-1（DCS）療法は，2017年12月現在JCOG1013試験の結果解析中である．現時点において，DCS療法は臨床試験段階であるという認識が必要である．

2. HER2陽性胃がん

ToGA試験[5]のサブグループ解析で，IHC3＋，またはIHC2＋かつFISH陽性のHER2高発現群に限り生存期間の延長がより明確に示されたことから，実地臨床においては，IHC3＋，またはIHC2＋かつFISH陽性症例にトラスツズマブを含む化学療法を行うことが推奨される．カペシタビン（または5-FU）＋シスプラチン＋トラスツズマブ療法が推奨されるレジメンである．国内の汎用レジメンに組み合わせた3週スケジュールのS-1＋シスプラチン＋トラスツズマブ療法は，2014年，第Ⅱ相試験の結果が報告され，選択可能なレジメンであるが，有効性のデータ蓄積は十分とはいえない．

c 二次～三次化学療法

本邦における切除不能進行・再発胃がんの二次化学療法として，パクリタキセル，ドセタキセル水和物，イリノテカン塩酸塩水和物が標準治療として位置づけられていたが，RAINBOW試験[6]，REGARD試験[7]の試験において，パクリタキセル＋ラムシルマブ併用療法とラムシルマブ単独療法は，いずれも二次化学療法において有効であることが確認された．RAINBOW試験[6]においてはパクリタキセルとの併用でMSTが，プラセボ群が7.4ヵ月（95% CI 6.3～8.4ヵ月）に対して，ラムシルマブ群が9.6ヵ月（95% CI 8.5～10.8ヵ月）であり，全生存期間（OS）におけるラムシルマブ群の優越性が検証されている（図2）[6]．三次化学療法として，抗PD-1抗体ニボルマブがATTRACTION-2試験で良好な成績を示しており，2017年9月に，本邦においても保険適用拡大された．今後は二次化学療法として，パクリタキセル＋ラムシルマブ併用療法，三次以降の化学療法としてニボルマブ，もしくはイリノテカン塩酸塩水和物が標準治療とされる見通しである（図3）[2]．

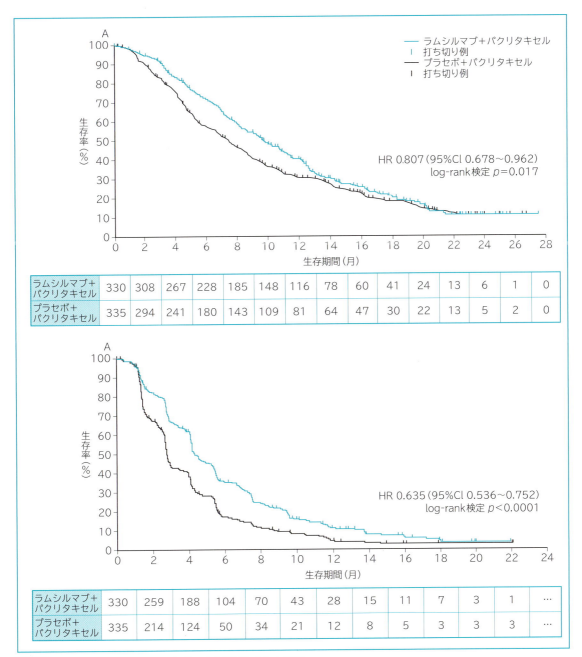

図2 RAINBOW試験における無増悪生存期間と全生存期間

(Wilke H et al：Ramucirumab plus paclitaxel versus placebo plus paclitaxel in patients with previously treated advanced gastric or gastro-oesophageal junction adenocarcinoma (RAINBOW)：a double-blind, randomised phase 3 trial. Lancet Oncol **15**：1224-1235, 2014)

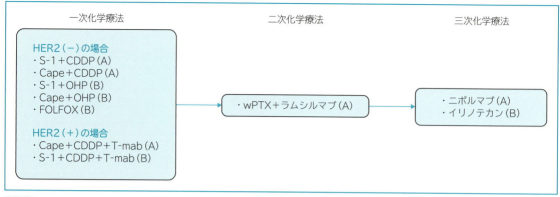

図3 推奨される化学療法レジメン

注：このアルゴリズムは，それぞれのエビデンスとなった臨床試験の適格基準を満たすような良好な全身状態の患者を想定して，「推奨される」レジメンに限定して記載した．
レジメンの後の（ ）内はエビデンスレベルを示す．略号の正式名称はp.ix，抗がん薬略号一覧を参照．
FOLFOX：5-フルオロウラシル＋レボホリナートカルシウム＋オキサリプラチン併用療法，wPTX：パクリタキセル毎週投与法
〔日本胃癌学会（編）：胃癌治療ガイドライン医師用2018年1月改訂，第5版，金原出版，東京，p27，2018より許諾を得て転載〕

d 術後補助化学療法

胃がん術後補助化学療法においても種々の検討が行われてきた．そのうち，2007年にはD2郭清以上の手術を施行されたStage II（T1を除く）・IIIに対するS-1投与を評価したAdjuvant Chemotherapy Trial of TS-1 for Gastric Cancer（ACTS-GC）の結果が示された[8,9]．この試験において，S-1を術後1年間投与した群では，手術のみ施行した群に比較して3年生存率が有意に高値（S-1投与群：80.5％，手術単独群：70.1％，ハザード比：0.68，$p=0.0024$）であった．この結果をふまえ，Stage IIおよびIIIの術後補助化学療法ではS-1の1年内服が標準となっていた．

その後，本邦において2015年11月にCLASSIC試験[10]およびJ-CLASSIC-PII試験の結果を受けて，カペシタビンおよびオキサリプラチンが胃がん術後補助化学療法で使用可能となり，選択肢が増えた．S-1単独療法およびカペシタビン＋オキサリプラチン（CapeOX）療法はいずれも，本邦の胃がん術後補助化学療法において「推奨される治療法」である．ただし，現時点でS-1単独療法とCapeOx療法を使い分ける明確な基準は存在せず，リスク・ベネフィットを考慮した使い分けは今後の重要な検討課題である．術後補助化学療法においてオキサリプラチンを併用する際には，副作用に十分に注意し適宜減量する必要がある．また，本邦の実臨床では高齢者における忍容性が低い可能性があることに注意が必要である．一方，欧米においてもメタアナリシスで術後補助化学療法の有用性が示されている．しかし，日本に比べ5年生存率が悪く，かつリンパ節郭清精度の違いなどがあるため，結果の解釈には注意が必要である．

IV 症例

食欲不振を主訴に受診，精査の結果，HER2陰性胃がんStage IVと診断された．一次化学療法としてSOX療法を開始予定である．

患者 55歳，男性
主訴 食欲不振，貧血
現病歴 食欲不振，心窩部違和感にて受診した．内視鏡検査にて胃角部から胃体上部の大彎〜前壁，小彎に不整性隆起を認めた．病理組織でがんと診断された．組織分類はtub 2，HER2（1＋）であった．また，CTにて胃に全周性の壁肥厚，胃周囲，傍大動脈にリンパ節腫大，肝臓に転移像あり．化学療法が必要とされたが，本人が短期入院での化学療法を希望している．
既往歴 高血圧症，狭心症
家族歴 特記すべき事項なし
生活歴
- 喫煙：なし
- アルコール：なし

社会歴 職業：会社員
アレルギー歴・副作用歴 なし
OTC・健康食品服用歴 なし
病識・アドヒアランス 病識は問題なく，コンプライアンスも良好．
薬歴
- アムロジピン（アムロジン錠5 mg）
  1回1錠（1日1錠），1日1回朝食後

- ニコランジル（シグマート錠 5 mg）
  1回1錠（1日3錠），1日3回毎食後

入院時身体所見

＜全身所見＞身長 170 cm，体重 68 kg，BSA[注] 1.79 cm^2
＜バイタルサイン＞特に異常認めず
＜全身状態＞PS：1（p.6，表6参照）

入院時検査所見

- 腫瘍マーカー：CEA 195 ng/mL（基準値：＜5），CA19-9 901 U/mL（基準値：＜37）
- 血液検査：WBC 10,300/μL（基準値：4,000〜8,000），NEUT 7,622/μL（基準値：2,000〜4,000），Hb 10.6 g/dL（基準値：14.0〜18.0），PLT 36.4×10^4/μL（基準値：13.0〜44.0×10^4）
- 生化学検査：CRP 0.6 mg/dL（基準値：＜0.3），AST 63 IU/L（基準値：8〜38），ALT 79 IU/L（基準値：4〜44），γ-GTP 571 IU/L（基準値：10〜65），TB 1.5 mg/dL（基準値：0.2〜1.0），BUN 15 mg/dL（基準値：8〜20），Cr 1.23 mg/dL（基準値：0.4〜1.1），Ccr 64.5 mL/min（基準値：＞80）
- 内視鏡検査：胃角部から胃体上部の大彎〜前壁，小彎に不整性隆起あり
- CT：胃に全周性の壁肥厚，胃周囲，傍大動脈にリンパ節腫大，肝臓に転移像あり

入院時臨床診断名

#1．胃がん，転移性肝がん，がん性腹膜炎
#2．高血圧症
#3．狭心症

処方薬（Day 1）

【化学療法】

▶ S-1（ティーエスワン配合 OD 錠 T 25 mg），1回2カプセル（1日4カプセル），1日2回朝夕食後，Day 1〜14
▶ オキサリプラチン（エルプラット注）230 mg（130 mg/m^2），2時間点滴静注，3週ごと

【その他】

▶ パロノセトロン（アロキシ注）0.75 mg，30分間点滴静注
▶ デキサメタゾン（デカドロン注）4.95 mg，30分間点滴静注
▶ アプレピタント（イメンドカプセル 125mg），1回1カプセル（1日1カプセル），1日1回（抗がん薬投与1〜1.5時間前）
▶ アムロジピン（アムロジン錠 5 mg），1回1錠（1日1錠），1日1回朝食後
▶ ニコランジル（シグマート錠 5 mg），1回1錠（1日3錠），1日3回毎食後

練習問題

この患者の Day 1 における問題リスト，SOAP チャート，経過表を作成しなさい．
（⇒解答例は p.78 以降参照）

注：BSA の算出は所属医療機関の計算式による．

症例解析

まず前述の患者情報に基づき，Day 1 における問題リストを作成し，次に問題点ごとに SOAP チャートを作成する．さらに胃がん化学療法患者のフォローに必要なモニタリングパラメータを設定し，経過表を作成する．

1 問題リストの作成

この患者の問題点は大きく3つあげられる．最も優先度が高いものは「#1. 胃がん化学療法」であり，化学療法および化学療法に伴う副作用対策が重要となる．以下に解析を行う．

問題リスト：Problem List
#1. 胃がん化学療法
#1-1. 化学療法
- S-1（ティーエスワン配合 OD 錠 T 25 mg）
  1回 2 カプセル（1日 4 カプセル），1日 2 回朝夕食後，Day 1～14
- オキサリプラチン（エルプラット注）230 mg（130 mg/m²），2 時間点滴静注，3 週ごと

#1-2. 化学療法に伴う副作用
- 骨髄抑制，消化器障害（悪心・嘔吐，下痢，口内炎），腎機能障害，肝機能障害，皮膚障害，末梢神経障害，涙流
- パロノセトロン（アロキシ注）0.75 mg
  30 分間点滴静注
- デキサメタゾン（デカドロン注）4.95 mg
  30 分間点滴静注
- アプレピタント（イメンドカプセル）125 mg
  1回 1 カプセル（1日 1 カプセル），1日 1 回（抗がん薬投与 1～1.5 時間前）

#2. 高血圧症
- アムロジピン（アムロジン錠 5 mg）
  1回 1 錠（1日 1 錠），1日 1 回朝食後

#3. 狭心症
- ニコランジル（シグマート錠 5 mg）
  1回 1 錠（1日 3 錠），1日 3 回毎食後

2 SOAP チャートの作成

この患者における**問題点 #1-1.** に対する SOAP 解析例を示す．以下の内容はポイントのみを記載する．

問題点 #1-1：化学療法の SOAP 解析（Day 1）

S 自覚症状（Subjective data）
"冷たいものを触るとびりびりします"．

O 他覚症状（Objective data）

患者 55 歳，男性，170 cm，68 kg，BSA 1.79 m²
既往歴 高血圧症，狭心症
家族歴 なし
生活歴
- 喫煙：なし
- アルコール：なし

内視鏡検査 胃角部から胃体上部の大彎～前壁，小彎に不整性隆起あり．病理組織でがんと診断．組織分類は tub 2 であった．HER2（1＋）．
CT 胃に全周性の壁肥厚，胃周囲，傍大動脈にリンパ節腫大，肝臓に転移像あり．
臨床検査値
- 血液検査：WBC 9,600/μL，NEUT 6,900/μL，Hb 9.9 g/dL，PLT 34.7×10⁴/μL，CRP 0.4 mg/dL
- 肝機能：AST 58 IU/L，ALT 73 IU/L，γ-GTP 595 IU/L，TB 1.3 mg/dL
- 腎機能：BUN 12 mg/dL，Cr 1.23 mg/dL

処方薬
- S-1（ティーエスワン配合 OD 錠 T 25 mg）
  1回 2 カプセル（1日 4 カプセル），1日 2 回朝夕食後，Day 1～14
- オキサリプラチン（エルプラット注）230 mg（130 mg/m²）2 時間点滴静注，3 週ごと，Day 1

A 薬物療法評価（Assessment）

病因・病態
- ☑ Stage IV

胃がんのリスクファクター
- ☑ 喫煙（－），アルコール（－）

非薬物療法は必要か？　⇒不適
- ☑ Stage IV であり，化学療法が必要である．

薬物療法は必要か？　⇒有用
- ☑ 疾患の進行予防と症状の改善のために有用．

選択されている薬物は適切か？　⇒適切
- ☑ SOX（S-1＋オキサリプラチン）
- この患者は進行胃がんであり，肝機能障害，腎障害を認めるものの，その他全身状態は良好であり，

SOX 療法が選択された．日本では HER2 陰性胃がんの一次治療として G-SOX 試験により保険適用が拡大されている．

選択されなかった薬物について
☑ SP（S-1＋シスプラチン）
- SP 療法は SPIRITS 試験により一次化学療法として確立されているが，CDDP 投与によるハイドレーションの必要性がある．最近ではショートハイドレーションと飲水を用いて外来での投与も可能であるが，シスプラチンによる腎障害の増悪を危惧し今回は使用されていない．

薬物の用法・用量について　⇒適切
☑ S-1（ティーエスワン配合 OD 錠 T 25 mg）：50 mg/回を 1 日 2 回朝夕食後に服用，Day 1〜14．
☑ オキサリプラチン（エルプラット注）：130 mg/m^2×1.79 m^2＝232.7≒230 mg を 5％ブドウ糖液 250 mL に溶解，2 時間かけて点滴静注．
- 肝機能，腎機能などの検査値より Ccr 推定値 65.3 mL/min．全身状態から S-1 100 mg/日に 1 段階減量，オキサリプラチン，130 mg/m^2 で投与（表 5，6）．

注意すべき副作用の把握とその対策
☑ 骨髄抑制：感染予防対策を指導し，発熱時の対応について説明を行う．状況に応じ G-CSF 投与を考慮する．血小板減少にも注意が必要．
☑ 悪心・嘔吐：S-1 およびオキサリプラチンはそれぞれ，軽度，中等度催吐リスクに分類される．5-HT$_3$ 受容体拮抗薬（パロノセトロン塩酸塩を含む），ステロイド，アプレピタントの適正使用によるコントロールを考慮する[11]．
☑ 下痢：止瀉薬の投与により対処する．
☑ 口内炎：広範囲に疼痛，食事摂取不能となることがあるため，口腔ケアを十分に行う．
☑ 腎機能障害：S-1 に配合されている，5-FU の分解酵素 DPD の阻害薬ギメラシルが腎排泄型薬剤であるため，腎機能により投与量の調節を要する（表 7）．
☑ 肝機能障害：肝機能についても継続的に観察する．
☑ 皮膚障害：色素沈着を伴うことがあるため，日焼け止めクリームの塗布などの指導が必要．
☑ 末梢神経障害：オキサリプラチンが原因の寒冷刺激によるしびれの出現，持続的なしびれの出現の可能性あり．Grade 2（p.12，表 7 参照）以上では減量，休薬の検討が必要．プレガバリン，デュロキセチン塩酸塩などの投与も検討する．
☑ 血管痛：末梢静脈投与の場合には，オキサリプラチンによる血管痛，静脈炎の発生があり，腕の加温などで対処されているが，対策は確立されていない．
☑ 涙流：角膜障害による涙液分泌亢進や涙道障害による涙液排出低下がその原因として疑われている．

表 5　S-1 の投与量

体表面積（BSA）	初回基準量（テガフール相当量）
1.25 m^2 未満	40 mg/回×2 回
1.25 m^2 以上〜1.5 m^2 未満	50 mg/回×2 回
1.5 m^2 以上	60 mg/回×2 回

（大鵬薬品，ティーエスワン®添付文書より）

表 6　腎機能別 S-1 投与量

クレアチニンクリアランス （Ccr）(mL/min)	S-1 投与量
≧80	基準投与量開始
80＞Ccr≧50	必要に応じて 1 段階減量投与量から開始
50＞Ccr≧30	1 段階以上の減量投与量から開始
30＞	投与不可

（大鵬薬品，ティーエスワン適正使用のためのチェックリスト，p11，2008）

防腐剤を含まない人工涙液により wash out を行うことが推奨されている．涙管狭窄がある場合には眼科的処置が必要．
☑ アレルギー症状：コース数を重ねると，オキサリプラチンによるアレルギー症状発現の可能性があるため，患者へ注意喚起を行う．

注意すべき相互作用の把握
☑ S-1：他のフッ化ピリミジン系抗がん薬あるいは抗真菌薬フルシトシン（少なくとも 7 日間以上の投与間隔を確保），ワルファリンカリウム，フェニトイン．

アドヒアランスの評価
☑ S-1 残薬確認
☑ S-1 休薬期間の確認
☑ 制吐薬（アプレピタント，デキサメタゾン）の内服状況の確認

P 治療計画（Plan）

治療のゴール
☑ 短期的ゴール：臨床症状の改善，副作用コントロールによる治療の継続，dose intensity の確保
☑ 長期的ゴール：腫瘍の縮小，生存期間の延長

治療計画
薬物療法
- SOX 療法を繰り返す．
- S-1（ティーエスワン配合 OD 錠 T 25 mg）1 回 2 カプセル（1 日 4 カプセル），1 日 2 回朝夕食後，Day 1〜14
- オキサリプラチン（エルプラット注）230 mg（130 mg/m^2），2 時間点滴静注．

3 週ごと

■ 治療効果のモニタリングパラメータ
☑ 自覚症状
- 消化器症状の有無/毎日
- 摂食状況/毎日

☑ 他覚症状
- 画像診断/随時
- 腫瘍マーカー/随時

■ 副作用のモニタリングパラメータ
☑ 自覚症状
- 消化器症状の有無/毎日
- 末梢神経障害の有無/毎日

☑ 他覚症状
- 血圧などのバイタルサイン/毎日
- 血液検査/随時
- 肝機能検査/随時
- 腎機能検査/随時

■ 患者カウンセリング・服薬指導
☑ 寒冷刺激によって悪化する手足や口唇周囲の知覚異常，まれに，咽頭の知覚異常を伴う呼吸困難や，嚥下障害を伴う喉頭，咽喉の絞扼感が出現する可能性を事前に伝えておく．
☑ 手足の感覚異常，しびれは投与回数を重ねることで増悪する可能性があり注意が必要．
☑ 退院後の発熱時や悪心，下痢の増悪時などの対処方法についての説明．

その他の問題点の SOAP 解析後のプラン

#1-2. **化学療法に伴う副作用**：注意深く副作用モニタリングし，前述の副作用対策を随時実施する．
#2. **高血圧症**：アムロジピンベシル酸塩の効果確認と副作用モニタリング．
#3. **狭心症**：ニコランジルの効果確認と副作用モニタリング．

S-1 による副作用として心筋梗塞，狭心症，不整脈（心室頻拍などを含む），心不全が現れることがあるとの報告があるため，胸痛，失神，動悸，心電図異常，息切れなどの症状に注意を要する．

SOAP 作成後／退院時

この症例では遠隔転移がみられたため，進行胃がんに対する標準化学療法が施行された．治療開始時点で肝機能検査値の上昇が認められたが，治療開始基準内であったこと，腎機能低下を認めたことから，SOX 療法が施行された．治療開始後は骨髄抑制，消化器障害，末梢神経障害，腎機能障害の発現ならびに肝機能の推移に注意しながら治療が継続された．経過観察中，全身状態に大きな変化は認められなかった．

■ 患者教育・退院時服薬指導
☑ 退院時処方（Day 8）

▶ アムロジピン（アムロジン錠 5 mg），
  1 回 1 錠（1 日 1 錠），1 日 1 回朝食後
▶ ニコランジル（シグマート錠 5 mg），
  1 回 1 錠（1 日 3 錠），1 日 3 回毎食後
▶ レボフロキサシン（クラビット錠 500 mg），
  1 回 1 錠（1 日 1 錠），1 日 1 回朝食後 3 日分
  （38℃以上の発熱時に 3 日間内服）
▶ メトクロプラミド（プリンペラン錠 5 mg），
  1 回 1 錠，悪心時頓用，10 回分

☑ 退院時服薬指導
- 胃がんの進行・再発を予防するために継続的な治療が必要である．
- 経口薬（S-1）を併用した化学療法であるため，服薬遵守が必要である．
- 患者自身による全身状態の観察など，副作用モニタリングが重要である．
- 骨髄抑制時における感染予防対策の励行が重要である．
- 体調不良時（急な発熱，悪心・嘔吐，下痢など）における対処法を十分に理解する．

3 経過表の作成

経過を表 7 にまとめた．

▼ 引用文献

1) 日本胃癌学会（編）：胃癌取扱い規約，第 15 版，金原出版，東京，p14, 17, 20, 25, 26, 2017
2) 日本胃癌学会（編）：胃癌治療ガイドライン 医師用 2018 年 1 月改訂，第 5 版，金原出版，東京，p6, 27, 2018
3) Koizumi W et al：S-1 plus cisplatin versus S-1 alone for first-line treatment of advanced gastric cancer（SPIRITS trial）：a phase III trial. Lancet Oncol 9：215-221, 2008
4) Boku N et al：Fluorouracil versus combination of irinotecan plus cisplatin versus S-1 in metastatic gastric cancer：a randomised phase 3 study. Lancet Oncol 10：1063-1069, 2009
5) Bang YJ et al：Trastuzumab in combination with chemotherapy versus chemotherapy alone for treatment of HER2-positive advanced gastric or gastro-oesophageal junction cancer（ToGA）：a phase 3, open-label, randomised controlled trial. Lancet 376：687-697, 2010
6) Wilke H et al：Ramucirumab plus paclitaxel versus placebo plus paclitaxel in patients with previously treated advanced gastric or gastro-oesophageal junction adenocarcinoma（RAINBOW）：a double-blind, randomised phase 3 trial. Lancet Oncol 15：1224-1235, 2014
7) Fuchs CS et al：Ramucirumab monotherapy for previously

treated advanced gastric or gastro-oesophageal junction adenocarcinoma (REGARD): an international, randomised, multicentre, placebo-controlled, phase 3 trial. Lancet **383**: 31-39, 2014

8) Sakuramoto S et al: Adjuvant chemotherapy for gastric cancer with S-1, an oral fluoropyrimidine. N Engl J Med **357**: 1810-1820, 2007

9) Sasako M et al: Five-year outcomes of a randomized phase III trial comparing adjuvant chemotherapy with S-1 versus surgery alone in stage II or III gastric cancer. J Clin Oncol **29**: 4387-4393, 2011

10) Bang YJ et al: Adjuvant capecitabine and oxaliplatin for gastric cancer after D2 gastrectomy (CLASSIC): a phase 3 open-label, randomised controlled trial. Lancet **379**: 315-321, 2012

11) 日本癌治療学会(編): 制吐薬適正使用ガイドライン 2015年10月, 第2版, 金原出版, 東京, 2015

▼本疾患をもっとよく理解するために(参考文献)

1) 日本胃癌学会(編): 胃癌治療ガイドライン 医師用 2018年1月改訂, 第5版, 金原出版, 東京, 2018
2) 日本胃癌学会(編): 胃癌取扱い規約, 第15版, 金原出版, 東京, 2017
3) 日本臨床腫瘍学会(編): 新臨床腫瘍学, 改訂第4版, 南江堂, 東京, 2015

確認テスト
1. 胃がんの病態について説明しなさい.
2. 胃がんの非薬物療法について説明しなさい.
3. 進行再発胃がんに対する化学療法について説明しなさい.
4. 胃がんの術後補助化学療法について説明しなさい.
5. 化学療法による副作用の種類とその対策について説明しなさい.

(執筆: 後藤愛実, 執筆協力: 後藤昌弘)

表7 Day 1〜21 までの薬物療法と検査所見などの経過表

Day			1	2
処方薬	用 法			
S-1（ティーエスワン配合 OD 錠 T 25 mg）	分 2，朝夕食後		4C →	→
オキサリプラチン（エルプラット注）	5%ブドウ糖液 250mL 2 時間点滴静注，3 週ごと		230 mg	
パロノセトロン（アロキシ注）	生理食塩液 100 mL 30 分間点滴静注		0.75 mg	
デキサメタゾン（デカドロン注 4.95 mg）	生理食塩液 100 mL 30 分間点滴静注		4.95 mg	
アムロジピン（アムロジン錠 5 mg）	分 1，朝食後		1T →	→
ニコランジル（シグマート錠 5 mg）	分 3，毎食後		3T →	→
アプレピタント（イメンドカプセル 125 mg）	分 1，抗がん薬投与 1〜1.5 時間前		1C	
アプレピタント（イメンドカプセル 80 mg）	分 1，朝食後			1C
デキサメタゾン（デカドロン錠 4 mg）	分 1，朝食後			1T
副作用				
	食欲不振			
	悪心・嘔吐			
	感覚性ニューロパチー		Grade 1	Grade 1
	疲労			
臨床検査値	施設基準値			
WBC	4,000〜8,000/μL		9,600↑	
NEUT	2,000〜4,000/μL		6,900↑	
Hb	14.0〜18.0 g/dL		9.9↓	
PLT	13.0〜44.0×10^4/μL		34.7	
CRP	<0.3 mg/dL		0.4↑	
AST	8〜38 IU/L		58↑	
ALT	4〜44 IU/L		73↑	
γ-GTP	10〜65 IU/L		595↑	
TB	0.2〜1.0 mg/dL		1.3↑	
Cr	0.4〜1.1 mg/dL		1.23↑	
BUN	8〜20 mg/dL		12	
CEA	5 ng/mL 以下		195↑	
CA19-9	37 U/mL 以下		900↑	

副作用の Grade 分類は CTCAE v4.0（p.12，表 7 参照）に依った．

3	4	5	6	7	8		21
→	→	→	→	→	→		
→	→	→	→	→	→		
→	→	→	→	→	→		
1C							
1T							
	Grade 1	Grade 1	Grade 1	Grade 1			
Grade 1	Grade 1	Grade 1				≈	
		Grade 1	Grade 1	Grade 1	Grade 1		
					10,900↑		3,200↓
					8,100↑		1,920↓
					10.1↓		8.7↓
					44.7↑		14.2
					0.7↑		0.1
					40↑		19
					60↑		16
					534↑		207↑
					1.4↑		0.5
					1.17↑		0.68
					12		13
							65↑
							720↑

第7章 大腸がん

> **この疾患解説のゴール**
> 1. 大腸がん治療の概要について説明できる．
> 2. 大腸がん化学療法を選択できる．
> 3. 大腸がん化学療法の副作用対策について説明できる．

キーワード 早期がん，進行がん，壁深達度，術後補助化学療法，切除不能進行・再発大腸がんに対する化学療法，遺伝子診断，*UGT1A1*遺伝子，*RAS*遺伝子

解 説

I 大腸がんの病態生理

　大腸は長さ1.5～1.8 mで，盲腸，上行結腸，横行結腸，下行結腸，S状結腸，直腸に分類される．大腸は水と電解質を吸収し，消化されない食物を便として貯留・排泄する．

　結腸の静脈系は門脈を介して肝経由で右心系に還流する．したがって，結腸がんの血行性転移は肝臓に多く認められる．一方，直腸には門脈以外に直腸周囲の静脈叢から下大静脈につながる経路も存在するため，直腸がんは肝臓を経由せずに全身転移をきたす可能性も少なくない．さらに直腸がんの場合，上直腸動脈から下腸間膜動脈に向かう中枢方向へのリンパ節転移に加えて，中直腸動脈根リンパ節など側方リンパ節転移もきたすこともあるので，このような症例では放射線治療などの治療モダリティが増えて戦略が多岐にわたるようになる．

　組織学的に大腸は粘膜，粘膜下層，固有筋層，漿膜（直腸にはない）の層で構成されている（図1）．大腸には腸の保護作用のある粘液を分泌する杯細胞が粘膜に存在し，固有筋層の平滑筋の収縮により腸の蠕動運動が発生する．

　大腸に発生する悪性腫瘍の多くはがん腫（carcinoma）であり，大腸がんの9割以上が腺がんである．大腸がんは壁深達度により早期がんか進行がんに大別される（図1）．

II 大腸がん患者に対する検査

　大腸がんの検査には内視鏡，画像診断，生化学検査が用いられるが，特に内視鏡検査は重要である．内視鏡は大腸粘膜の詳細な観察が可能なだけでなく，鉗子口も備えており，生検やポリープ切除などのさまざまな検査や治療が可能である．腫瘍表面の微細な形態を観察することで良性・悪性の鑑別がある程度可能であり，生検を行うことで病理組織学的診断を行うことができる．

　画像診断には，主なものに注腸造影検査，CT，MRI，超音波検査がある．注腸造影検査は比較的簡便に実施できる有用な検査である．まず大腸内に造影剤を注入し，X線写真で通過障害がないことを確認し，下剤を用いて排便した後で，バリウムあるいはアミドトリゾ酸ナトリウムメグルミン液を服用し，再度X線写真を撮影する．特に狭窄など内視鏡検査が困難な場合に有用である．確定診断は困難であるが，病変部位と病巣の広がりや形態の診断に有用な検査である．CT，MRIは原発腫瘍の大きさや形態の評価と同時に，遠隔転移やリンパ節転移の診断に有用である．超音波検査は肝転移の評価に特に有用である．

　生化学的な検査には，便潜血や血清中CEA，CA19-9の腫瘍マーカーの検査が行われるが，いずれも非特異的な検査であり，大腸がん以外の疾患でも検査値は変化するため補助診断としての位置づけである．

　確定診断は内視鏡検査などで得られた組織の組織診断により行われる．診断分類として国際対がん連合

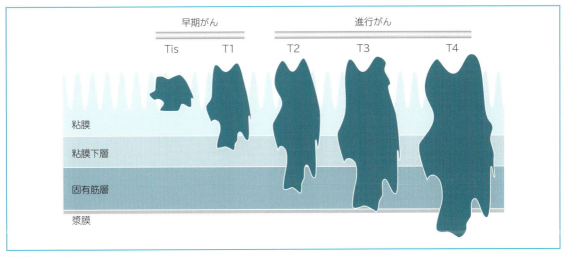

図1 大腸がんのT分類
大腸がんは腫瘍の大きさではなく，壁深達度が予後に影響するため，壁深達度によりT分類されている．粘膜内にとどまるがん（粘膜内がん）はTis，粘膜下層に到達するがん（粘膜下層がん）はT1である．TisとT1までが早期がんである．固有筋層に到達するがんはT2，漿膜下層または腹膜被覆のない傍結腸あるいは傍直腸組織に浸潤するがんはT3，固有筋層を越え，他臓器に浸潤するがんはT4に分類され，腹膜への浸潤がある場合はT4a，直接他臓器または他組織に浸潤している場合はT4bに分類される．

(UICC) のTNM分類や，大腸癌研究会の『大腸癌取扱い規約』が主に用いられている．UICCのTNM分類では，大腸がんは原発腫瘍の壁深達度，リンパ節転移，遠隔転移の程度により分類されている（表1，2）[1]．大腸癌研究会『大腸癌取扱い規約』ではこれらの分類に加えて，肉眼的分類，腹膜播種，肝転移についても分類しており，詳細については原書を参照されたい．進行度の指標としては予後をよく反映するStage分類が用いられる．

近年では，遺伝子診断による治療の個別化も進んでいる．大腸がん化学療法に使用されるイリノテカン塩酸塩水和物による重篤な好中球減少と，UDPグルクロン酸転移酵素（UGT1）A1の遺伝子多型との関係が知られており，*UGT1A1*の遺伝子診断の保険診療が認められている．*UGT1A1*6*と**28*の両者の複合ヘテロ，いずれかのホモ接合の場合にGrade 3〜4の好中球減少が高頻度で発現する．RASは上皮増殖因子受容体（EGFR）の下流に存在するシグナル伝達分子の一種であり，*KRAS*・*NRAS*の遺伝子がある．*KRAS* exon 2・3・4あるいは*NRAS* exon 2・3・4のいずれかに変異がある場合，異常なシグナルが発生し続けるため，抗EGFR抗体であるセツキシマブあるいはパニツムマブを投与しても，効果が発揮されないと考えられている．また，*BRAF*遺伝子（V600E）に変異がある場合は予後不良であることが知られている．RASについても現在保険診療が認可され，化学療法のレジメン決定に有用なツールである．

III 大腸がんの治療

大腸がんの治療には内視鏡治療，手術療法，化学療法，放射線療法がある．内視鏡治療は粘膜下層の浅い深達度までにとどまる腫瘍摘出において用いられており，侵襲の比較的少ない治療法である．外科手術療法には腹腔鏡下手術，開腹手術がある．腹腔鏡下手術は開腹手術より侵襲が少なく高度な手術手技を必要とするが，その安全性も確立されており，近年は進行がんにも適応が拡大されている．放射線治療は手術や抗がん薬と組み合わせた集学的治療や，疼痛緩和を目的として用いられる．

1990年代に入ってから大腸がん化学療法の有効性が臨床試験により証明されてきた．殺細胞作用を有する抗がん薬に加え分子標的薬も使えるようになり，大腸がん化学療法の有効性はさらに向上している．

ここでは国内での保険診療に対応した大腸癌研究会の『大腸癌治療ガイドライン 医師用 2016年版』に準じて解説する．化学療法には術後再発抑制を目的とした補助化学療法と，切除不能な進行・再発大腸がんを対象とした全身化学療法があり，以下，それぞれの項目ごとに解説する．

1 術後補助化学療法

手術により腫瘍が完全に摘出できた場合も再発することがあり，術後補助化学療法により生存率が改善す

表1 UICC の TNM 病期分類（第 8 版）

M	M0				M1a	M1b	M1c
N	N0	N1	N2a	N2b	Nにかかわらず		
Tis	0				ⅣA	ⅣB	ⅣC
T1	Ⅰ	ⅢA	ⅢA	ⅢB			
T2	Ⅰ	ⅢA	ⅢB	ⅢB			
T3	ⅡA	ⅢB	ⅢB	ⅢC			
T4a	ⅡB	ⅢB	ⅢC	ⅢC			
T4b	ⅡC	ⅢC	ⅢC	ⅢC			

〔UICC 日本委員会 TNM 委員会（訳）：TNM 悪性腫瘍の分類，第 8 版，金原出版，東京，p74-76, 2017 より許諾を得て改変し転載〕

表2 UICC の TNM 分類（第 8 版）

T 原発腫瘍	TX	原発腫瘍の評価が不可能
	T0	原発腫瘍を認めない
	Tis	上皮内癌：粘膜固有層に浸潤
	T1	粘膜下層に浸潤する腫瘍
	T2	固有筋層に浸潤する腫瘍
	T3	漿膜下層，または腹膜被覆のない結腸もしくは直腸の周囲組織に浸潤する腫瘍
	T4	臓側腹膜を貫通する腫瘍，および/または他の臓器または構造に直接浸潤する腫瘍
	T4a	臓側腹膜を貫通する腫瘍
	T4b	他の臓器または構造に直接浸潤する腫瘍
N 領域リンパ節	NX	領域リンパ節の評価が不可能
	N0	領域リンパ節転移なし
	N1	1～3 個の領域リンパ節転移
	N1a	1 個の領域リンパ節転移
	N1b	2～3 個の領域リンパ節転移
	N1c	膜下層または腹膜被覆のない結腸もしくは直腸の周囲軟部組織内に腫瘍デポジットすなわち衛星結節があるが，領域リンパ節転移なし
	N2	4 個以上の領域リンパ節転移
	N2a	4～6 個の領域リンパ節転移
	N2b	7 個以上の領域リンパ節転移
M 遠隔転移	M0	遠隔転移なし
	M1	遠隔転移あり
	M1a	1 臓器（肝臓，肺，卵巣，領域リンパ節以外のリンパ節）に限局する転移で腹膜転移なし
	M1b	2 つ以上の臓器への転移
	M1c	他の臓器への転移の有無にかかわらず腹膜への転移

〔UICC 日本委員会 TNM 委員会（訳）：TNM 悪性腫瘍の分類，第 8 版，金原出版，東京，p74-76, 2017 より許諾を得て改変し転載〕

ることが報告されている．『大腸癌治療ガイドライン』では，補助化学療法として R0 切除（がんの遺残がない切除）を実施した表3[2]の条件を満たす大腸がんに対しては補助化学療法が推奨されている．表3[2]の条件を満たす患者においてフルオロウラシル/ホリナートカルシウム療法，テガフール・ウラシル（UFT）/ホリナートカルシウム療法あるいはカペシタビン療法，S-1 療法さらに FOLFOX 療法または CapeOX 療法が推奨されている．それぞれ投与期間は 6 ヵ月を原則とする．

2 切除不能進行・再発大腸がんに対する化学療法

切除不能な進行大腸がんでは，化学療法を実施しない場合，生存期間中央値（MST）は約 8 ヵ月と報告されている．化学療法によって治癒することはほとんど望めないが，化学療法の進歩によって MST は約 30 ヵ月まで延長してきた．切除不能進行再発大腸がんに対する化学療法が奏効して切除可能となる場合があり，このような症例は根治も期待できるようになった．表4[2]の条件を満たす患者において，図2[2]に示す化

	表3　大腸がん補助化学療法の適応の原則
1	R0切除が行われたStageⅢ大腸がん（結腸がん・直腸がん）
2	主要臓器機能が保たれている 1. 骨髄：好中球≧1,500/mm³，血小板≧100,000/mm³ 2. 肝機能：総ビリルビン＜2.0 mg/dL，AST/ALT＜100 IU/L 3. 腎機能：血清クレアチニン：施設基準上限以下
3	performance status（PS）が0〜1である
4	術後合併症から回復している
5	適切なインフォームド・コンセントに基づき患者から文書による同意が得られている
6	重篤な合併症（特に腸閉塞，下痢，発熱など）がない

〔大腸癌研究会（編）：大腸癌治療ガイドライン 医師用2016年版, 金原出版, 東京, p28, 2016 より許諾を得て転載〕

	表4　切除不能進行再発大腸がんに対する化学療法の適応の原則
1	病理組織診断にて結腸または直腸の腺がんであることが確認されている
2	画像検査にて治癒切除不能と判断されている
3	performance status（PS）が0〜2である
4	主要臓器機能が保たれている 1. 骨髄：好中球≧1,500/mm³，血小板≧100,000/mm³ 2. 肝機能：総ビリルビン＜2.0 mg/dL，AST/ALT＜100 IU/L 3. 腎機能：血清クレアチニン：施設基準上限以下
5	適切なインフォームド・コンセントに基づき患者から文書による同意が得られている
6	重篤な合併症（腸閉塞，下痢，発熱など）を有さない

〔大腸癌研究会（編）：大腸癌治療ガイドライン 医師用2016年版, 金原出版, 東京, p31, 2016 より許諾を得て転載〕

学療法が推奨されているが，それぞれ薬剤の組み合わせ，投与時間，投与順序，休薬期間が定められており，投与法は複雑である．一次治療の代表的レジメンであるCapeOX＋抗VEGF抗体薬であるベバシズマブ（BV）療法のレジメンを図3に示した．図2[2]に示したほかのレジメンについては各薬剤の添付文書などを参照されたい．

FOLFOXIRI＋BV療法は，FOLFIRI＋BV療法より奏効率，無増悪生存期間（PFS），全生存期間（OS）が有意に良好であった[3]．BRAF変異型，進行が早い症例や腫瘍縮小により切除を狙う症例では一次治療として考慮する．

一次治療のBV併用レジメンで不応となった後二次治療でもBVを継続することで，BVを併用しない場合よりPFSとOSが有意に延長したが，OSの差は1.4ヵ月であった[4]．一次治療でBVを3ヵ月以上継続できた症例では，合併症などに問題がなければ，二次治療でもBVを併用することを検討する．一方で，抗VEGF抗体薬としては，すでに臨床導入されているラムシルマブやアフリベルセプト・ベータも選択肢となりうる．

抗EGFR抗体であるセツキシマブ，パニツムマブはRAS遺伝子野生型のみに適応される．RAS遺伝子野生型症例に対する一次治療としてBV併用レジメンとセツキシマブ，パニツムマブ併用レジメンのどちらが優れるかは明確な結論は出ていない[5]．

レゴラフェニブ水和物とトリフルリジン・チピラシル塩酸塩は，一次治療と二次治療における有効性と安全性は確立していないため，三次治療以降での使用となる．また，PS 2以上の患者に対する有効性と安全性は確立していないことに留意する．

Ⅳ 症　例

症例はS状結腸がん術後，肝・肺転移の再発例．2年前に下部消化管内視鏡検査でS状結腸がんが指摘され切除術を行った．術後病理診断はpT3N0M0であった．術後補助化学療法は行っていない．

その結果を受け，化学療法（CapeOX＋BV）による一次治療が入院にて開始されることとなった．

患　者　60代後半，男性
主　訴　少し便秘気味であるが，自覚症状は特に認めない．
現病歴　S状結腸がん術後の吻合部再発および肝・肺転移
既往歴　高血圧，Ⅱ型糖尿病
家族歴　父は肺がんで逝去
生活歴
- 喫煙：25〜55歳まで10本/日
- アルコール：機会飲酒．量を控えている．
- 食事：糖尿病発症後はカロリーを1日1,600 kcal以下に抑えている．

社会歴　職業：会社役員
アレルギー歴・副作用歴　なし
OTC・健康食品服用歴　なし
病識・アドヒアランス　50歳の健康診断時に高血圧を指摘され，薬物療法を開始．55歳時には糖尿病が指摘され，グリメピリド，メトホルミン塩酸塩投与が開始された．この時に禁煙した．S状結腸がんについては66歳時にリンパ節のD3郭清（第3群リンパ節までの郭清）を伴うR0切除を行っている．それぞれ病識は高く，服薬アドヒアランスも良好である．

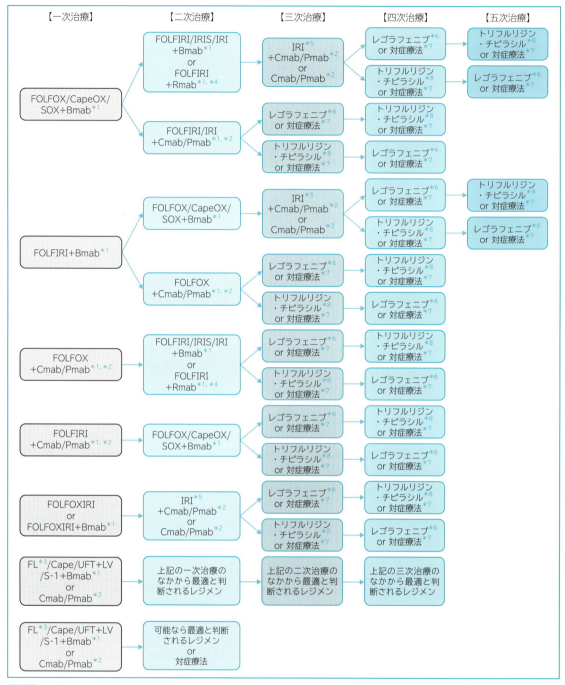

図 2 切除不能・進行再発大腸がんに対する化学療法（強力な治療の適応となる患者）

＊1：ベバシズマブ（Bmab），ラムシルマブ（Rmab），セツキシマブ（Cmab），パニツムマブ（Pmab）などの分子標的治療薬の併用が推奨されるが，適応とならない場合は化学療法単独を行う
＊2：RAS（KRAS/NRAS）野生型のみに適応
＊3：Infusional 5-FU＋l-LV
＊4：ガイドライン p36 コメント⑧参照
＊5：IRI 不耐でなければ併用が望ましい
＊6：ガイドライン p36 コメント⑨，ガイドライン p34 注7 を参照
＊7：PS 2 以上に適応される
＊8：ガイドライン p36 コメント⑩，ガイドライン p34 注8 を参照
注："/" は列記したレジメンのいずれかを選択するという意味である．
〔大腸癌研究会（編）：大腸癌治療ガイドライン医師用 2016 年版，金原出版，東京，p32，2016 より許諾を得て改変し転載〕

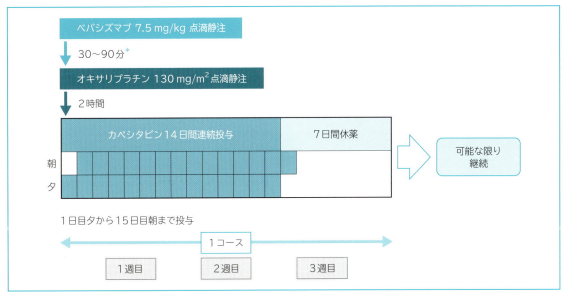

図3 CapeOX＋BV療法の投与スケジュール
＊初回投与は90分，問題がなければ2回目60分，3回目以降30分に短縮可能

薬歴
- アムロジピン（ノルバスクOD錠2.5 mg）
  1回1錠（1日1錠），1日1回朝食後
- グリメピリド（アマリール錠1 mg）
  1回1錠（1日1錠），1日1回朝食後
- メトホルミン塩酸塩（メトグルコ錠250 mg）
  1回1錠（1日3錠），1日3回毎食後
- 酸化マグネシウム錠330 mg
  1回1錠（1日3錠），1日3回毎食後

入院前の経過および検査所見
- 内視鏡検査：直腸上部に潰瘍限局型の腫瘍を認める．腹水は認めない．生検による病理診断では低分化型腺がん．RAS（KRAS/NRAS）の遺伝子型は野生型．腹水の細胞診は行っていない．
- 腹部エコー検査：肝右葉に長径3 cmと1 cmの結節，肝左葉に2 cmの結節を認める．
- CT：上部直腸に腫瘍の結節を認める．中直腸動脈近傍と内腸骨末梢のリンパ節肥大を認める．右下肺野に1 cmの異常結節を認める．

以上，TNM分類ではcT4N1M1，『大腸癌取扱い規約』ではRS，2型，30×20 mm，cA，cN1，cH1，cP0，cM0．

入院時身体所見（Day 1）
＜全身所見＞身長170 cm，体重72 kg，BSA[注] 1.83 m²
＜バイタルサイン＞BP 132/74 mmHg，HR 65/min，RR 9/min
＜全身状態＞便秘：Grade 1（p.12，表7参照）

入院時検査所見
- 血液検査：食後2時間血糖値120 mg/dL（基準値：180未満），HbA1c 5.5%（基準値：4.3〜5.8），WBC 6,500/μL（基準値：4,700〜8,700），NEUT 3,600/μL（基準値：1,500以上，45〜75%），RBC 490×10⁴/μL（基準値：427〜570×10⁴），PLT 25.3×10⁴/μL（基準値：15〜35×10⁴）
- 生化学検査：Cr 0.8 mg/dL（基準値：0.6〜1.2），予測Ccr 100 mL/min（基準値：70〜130），BUN 12.5 mg/dL（基準値：9〜21），AST 28 IU/L（基準値：11〜40），ALT 30 IU/L（基準値：6〜43），CEA 17.8 ng/mL（基準値：2.5以下），CA19-9 210 U/mL（基準値：37以下）

入院時臨床診断名
#1．切除不能再発大腸がん

入院前後の経過（表4）[2]
　外来での検査の結果，手術不能の大腸がんと診断され，化学療法導入目的のため入院となった．化学療法として化学療法CapeOX＋BV療法を行うことになり，1コース目は入院で投与された．この化学療法は3週ごとの化学療法であり，2回目以降は外来でフォローされた．

注：BSAの算出は所属医療機関の計算式による．

処方薬（Day 1）

薬物療法
- アムロジピン（ノルバスク OD 錠 2.5 mg），1回1錠（1日1錠），1日1回朝食後
- グリメピリド（アマリール錠 1 mg），1回1錠（1日1錠），1日1回朝食後
- メトホルミン塩酸塩（メトグルコ錠 250 mg），1回1錠（1日3錠），1日3回毎食後
- アトルバスタチン（リピトール錠 10 mg），1回1錠（1日1錠），1日1回朝食後
- 酸化マグネシウム錠 330 mg，1回1錠（1日3錠），1日3回毎食後

化学療法
- ベバシズマブ（アバスチン注）360 mg（5 mg/kg），90分間点滴静注
- オキサリプラチン（エルプラット注）230 mg（130 mg/m^2），2時間点滴静注
- カペシタビン（ゼローダ錠 300 mg），1回6錠（1日12錠），1日2回朝夕食後（2,000 mg/m^2）
- デキサメタゾン（デカドロン注）9.9 mg，点滴静注，抗がん薬投与前
  または
  デキサメタゾン（デカドロン錠 4mg），1回2錠（1日2錠），1日1回朝食後，抗がん薬投与前
- パロノセトロン（アロキシバッグ）0.75 mg，10分間点滴静注，抗がん薬投与前

練習問題 1
この患者の Day 1 における問題リスト，SOAP チャート，経過表を作成しなさい．
（⇒解答例は p.91 以降参照）

症例解析

前述の患者情報に基づき Day 1 における問題リストを作成し，次に問題点ごとに SOAP チャートを作成する．

1 問題リストの作成

問題リスト：Problem List

#1．切除不能進行再発大腸がん

#1-1．化学療法
- ベバシズマブ（アバスチン注）360 mg（5 mg/kg），90 分間点滴静注
- オキサリプラチン（エルプラット注）230 mg（130 mg/m²），2 時間点滴静注
- カペシタビン（ゼローダ錠 300 mg），1 回 6 錠（1 日 12 錠），1 日 2 回朝夕食後（2,000 mg/m²）

#1-2．化学療法に伴う副作用
- デキサメタゾン（デカドロン注）9.9 mg，点滴静注，抗がん薬投与前
  または
  デキサメタゾン（デカドロン錠 4 mg），1 回 2 錠（1 日 2 錠），1 日 1 回朝食後，抗がん薬投与前
- パロノセトロン（アロキシバッグ）0.75 mg，10 分間点滴静注，抗がん薬投与前

#2．糖尿病
- グリメピリド（アマリール錠 1 mg），1 回 1 錠（1 日 1 錠），1 日 1 回朝食後
- メトホルミン塩酸塩（メトグルコ錠 250 mg），1 回 1 錠（1 日 3 錠），1 日 3 回毎食後

#3．高血圧症
- アムロジピン（ノルバスク OD 錠 2.5 mg），1 回 1 錠（1 日 1 錠），1 日 1 回朝食後

#4．便秘
- 酸化マグネシウム錠 330 mg，1 回 1 錠（1 日 3 錠），1 日 3 回毎食後

2 SOAP チャートの作成

この患者の**問題点 #1-1．**に関する SOAP 解析例を示す．以下の内容は参考情報も記載してあるが，SOAP チャートにすべてを記載する必要はなく，ポイントのみを簡潔に記載する．

問題点 #1-1：切除不能進行再発大腸がん化学療法の SOAP 解析（Day 1）

S 自覚症状（Subjective data）

"少し便秘気味なのでたまに下剤を飲みますが，特に変わったことはありません．仕事の関係もあるし，できれば飲み薬がいいですね．"

O 他覚症状（Objective data）

患者 60 代，男性．170 cm，72 kg，BSA 1.83 m²
既往歴 高血圧，Ⅱ型糖尿病
家族歴 父は肺がんで逝去
生活歴 25〜55 歳まで喫煙していた（Brinkman 指数：500）．アルコールは週に 1 回程度，血糖値が上がるので量を控えている．食事は高血圧を指摘され，塩分を控えている．カロリーは 1 日 1,600 kcal 以下に抑えている．
アレルギー歴・副作用歴 なし
化学療法前検査値 表 4[2)]を参照
処方薬
- ベバシズマブ（アバスチン注）
  360 mg（5 mg/kg），90 分間点滴静注
- オキサリプラチン（エルプラット注）
  230 mg（130 mg/m²），2 時間点滴静注
- カペシタビン（ゼローダ錠 300 mg），1 回 6 錠（1 日 12 錠），1 日 2 回朝夕食後（2,000 mg/m²）
- デキサメタゾン（デカドロン注）9.9 mg，点滴静注，抗がん薬投与前
  または
  デキサメタゾン（デカドロン錠 4 mg），1 回 2 錠（1 日 2 錠），1 日 1 回朝食後，抗がん薬投与前
- パロノセトロン（アロキシバッグ）0.75 mg，10 分間点滴静注，抗がん薬投与前

A 薬物療法評価（Assessment）

病因・病態
- 切除不能進行再発大腸がん

大腸がんのリスクファクター

大腸癌研究会・プロジェクト研究 1991〜1996 年症例によると，Stage Ⅱ の大腸がんでは 12.5% の症例において再発し，そのうち 88.6% が 4 年以内に再発したことが報告されている．

■ 非薬物療法は必要か？ ⇒ 不要

『大腸癌治療ガイドライン』によると，再発臓器が2臓器以上の場合，それぞれが切除可能であれば切除を考慮しても良いが，治療効果については統一見解が得られていないとされている．本症例では再発臓器が2臓器であること，直腸における再発部位がリンパ節なども含めて切除困難であったことから，外科的治療はリスクが大きいと判断された．また，『大腸癌治療ガイドライン』によると，本症例における治療目的の放射線化学療法はカテゴリーCであり，標準治療としての見解が統一されていない．

■ 薬物療法は必要か？ ⇒ 必要

上記のように外科的切除，放射線療法は第一選択の治療ではないと考えられ，図2[2)]に示した薬物療法が最も適切な治療法と考えられた．

■ 選択されている薬物は適切か？ ⇒ 適切

『大腸癌治療ガイドライン』ではCapeOX＋BV療法は一次治療として推奨されており，適正と考えられる．BVは高血圧には慎重投与であることを考慮して，慎重に経過を観察するべきである．

■ 選択されなかった薬物について

『大腸癌治療ガイドライン』の一次治療に推奨されているレジメンはいずれも優れた化学療法であるが，これらの一次治療のなかでもCapeOX療法は，FOLFOX療法と同様に高い奏効率と生存期間が報告されている．レジメンを選択する際には有効性だけでなく，副作用，投与方法（経口/注射）や薬剤費用などを考慮し，患者の治療への要望をよく聞いたうえで選択することが必要である（図2[2)]参照）．

⇒ **高い奏効率と生存期間のエビデンスがあり，患者は経口薬を希望していることからCapeOX＋BV療法は推奨できる**．

■ 薬物の用法・用量について ⇒ 適切

- ベバシズマブ（アバスチン注）：5 mg/kg×72 kg＝360 mgを生理食塩液100 mLに加えて90分で点滴静注．
- オキサリプラチン（エルプラット注）：130 mg/m²×1.83 m²＝237.9≒230 mgを5％ブドウ糖液250 mLに加えて2時間で点滴静注．
- カペシタビン（ゼローダ錠300 mg）：2,000 mg/m²×1.83 m²＝3,660≒3,600 mg 1回6錠（1錠300 mg）を1日2回朝夕食後，14日間内服し，7日間休薬する．

■ 注意すべき副作用の把握とその対策

- ベバシズマブ：ショック，アナフィラキシー様症状，infusion reactionが現れることがあるので，観察を十分に行い，過敏症状が認められた場合は投与中止することとされている．さらに，消化管穿孔，瘻孔，創傷治癒遅延，腫瘍関連出血を含む出血，血栓塞栓症を含む動脈および静脈血栓塞栓症，高血圧，うっ血性心不全や間質性肺炎などに注意が必要．初期症状を知り，早期発見することが重要である．
- カペシタビン：骨髄機能抑制，手足症候群，激しい下痢，倦怠感など．手足症候群の好発時期は1～2コース目であり，初期症状は，手足の皮膚表面のてかりのある赤み，ピリピリした感覚である．症状が悪化すると痛みを感じるようになり，さらに悪化するとひび割れやびらんを生じる．保護，保湿，保清による予防と症状悪化の防止が重要である．
- オキサリプラチン：手，足や口唇周囲部などの感覚異常または知覚不全（末梢神経症状）が，本剤の投与直後からほとんど全例に現れる．また，咽頭喉頭の絞扼感（咽喉頭感覚異常）が現れることがある．特に低温または冷たいものへの曝露により誘発または悪化する．末梢神経症状の悪化や回復遅延が認められると，手，足などがしびれて文字を書きにくい，ボタンをかけにくい，飲み込みにくい，歩きにくいなどの感覚性の機能障害が現れることがある．
- 制吐薬：使用されている抗がん薬の催吐リスクは中程度であり，制吐薬としてデキサメタゾンとパロノセトロン塩酸塩による支持療法は適正と考えられる〔『制吐薬適正使用ガイドライン』参照〕．制吐薬の用法・用量は添付文書に準拠している．

■ 注意すべき相互作用の把握

- カペシタビン：テガフール・ギメラシル・オテラシルカリウム配合剤（S-1）との併用禁忌．フェニトインとの併用でフェニトインの血中濃度が上昇，ワルファリンカリウムとの併用でワルファリンカリウムの作用が増強し，血液凝固能が低下．
- オキサリプラチン：他の抗がん薬との併用で骨髄機能抑制などを増強することがある．

■ アドヒアランスの評価

アドヒアランスを評価するための確立した方法はない．患者日誌などの自己報告と残薬確認など，医療者による客観的な確認を組み合わせて多面的に評価する必要がある．

CapeOX療法におけるカペシタビンのアドヒアランスは副作用の発現に影響され，80歳以上の高齢者ではアドヒアランスが低下するとの報告がある[6)]．良好なアドヒアランスを維持するために丁寧な副作用のモニタリングと積極的な支持療法を行うことが重要である．また，電話による副作用モニタリングや服薬確認の有用性も報告[7)]されている．しかしながら，臨床現場では限られたマンパワーで効果的なサポートを行う必要がある．Krolop[8)]らは，治療1コース目のアドヒアランスの状況で，その後のサポートの強弱を判断する方法を報告している．1コース目の遵守率が90％以上では，通常の薬学的ケアと副作用モニタリングで良

く，90％未満の患者ではノンアドヒアランスの原因を把握してより手厚いサポート（飲み忘れに対しては患者日誌の使用，副作用への不安に対しては面談と支持療法の強化など）を行うことが有用であるとしている．また，経済的な問題もアドヒアランスに影響するため，必要に応じてソーシャルワーカーへの橋渡しを行う．

P 治療計画（Plan）

■ 治療のゴール
- ☑ 短期的ゴール：急性に起こる有害事象（ショックや悪心・嘔吐など）の防止および発生時における適切な対応．
- ☑ 長期的ゴール：化学療法に伴う有害事象（感染，手足症候群，高血圧や神経毒性など）の早期発見と適切な対応．アドヒアランスの維持．

■ 治療計画
非薬物療法
- リスクファクター是正（高血圧，糖尿病）
- 神経毒性悪化の予防・悪化の防止（急性症状：冷感刺激を避ける，慢性症状：症状のモニタリングと適切な休薬）
- 手足症候群の予防・悪化の防止（保護，保湿，保清）

薬物療法
- アムロジピン（ノルバスク OD 錠 2.5 mg/5 mg），1 日 1 回，朝食後）：ベバシズマブ投与に伴う血圧上昇をモニターしながら投与量を調節する．
- ヘパリン類似物質（ヒルドイドクリーム 0.3％），カペシタビンによる手足症候群の予防のため，手のひらと足の裏の保湿を行う．頻回にたっぷりと塗布し，しっかりと保湿する．

■ 治療効果のモニタリングパラメータ
- ☑ 他覚症状
- 腫瘍マーカーや血液生化学検査/化学療法受診時
- 画像診断/必要に応じて化学療法受診時に撮像

■ 副作用のモニタリングパラメータ
- ☑ 高血圧：毎日血圧を測定する．
- ☑ 消化管出血：吐血や下血がないか確認する．
- ☑ 循環器障害：激しい頭痛，めまい，麻痺など，脳・心臓への障害などがないか確認する．
- ☑ 血栓塞栓症：むくみ，息切れなどがないか確認する．
- ☑ 神経障害：しびれや感覚麻痺がないか確認する．症状の推移をモニタリングし，日常生活への影響がないかを確認する．
- ☑ 手足症候群：毎日，手のひらと足の裏を観察する．赤みやてかり，かゆみや違和感（ヒリヒリした感じなど）がないか確認する．痛みを感じたらカペシタビンを休薬する．
- ☑ 発熱性好中球減少症：37.5℃以上（腋窩温）の発熱があり，好中球数が 1,000/μL 未満で 500/μL 未満になる可能性のある状況のときは重篤な感染症を合併することがあるため，抗菌薬を投与するなど，適切な対応をとる．

■ 患者カウンセリング・服薬指導
がんの告知や厳しい病状説明を受けた後では，説明の受け入れや十分な理解が困難な場合があり，心理面への配慮は重要である．一方的な説明やアドバイスに終始することなく，まずは患者の訴えを傾聴する姿勢が大切である．アドヒアランスの維持やセルフケアの支援，不安軽減のため，副作用の説明では初期症状や好発時期とともに予防方法や症状発現時の対処方法を十分に説明する．また，末梢神経障害や手足症候群など，副作用によっては適切なタイミングでの休薬や減量が必要であることを十分に理解してもらう．説明にあたっては，家族の同席や後から確認できるよう図解を用いたわかりやすい説明書を渡すなどの工夫も必要である．

その他の問題点の SOAP 解析後のプラン

#1-2．化学療法に伴う副作用，#2．糖尿病，#3．高血圧，#4 便秘：デキサメタゾンリン酸エステルナトリウムは高血圧症の患者，コントロール不良の糖尿病患者において原則禁忌であるが，本例ではデキサメタゾンリン酸エステルナトリウムは制吐目的で投与されているため投与は間欠的で，血糖値への影響は一過性であると予想される．1 回目の治療では血糖値，血圧への影響は認められなかった．2 回目以降も血圧，血糖値の投与前後における変化を慎重に観察する必要がある．もし血糖値が上昇してコントロール不良になった場合には，インスリンによる対応を検討する．制吐薬としてのデキサメタゾンリン酸エステルナトリウムについては，2 日目以降の投与を省略する方法（DEX Sparing）[9]も報告されている．患者の悪心・嘔吐のリスクを考慮して導入を検討する．制吐薬（パロノセトロン塩酸塩，デキサメタゾンリン酸エステルナトリウム）の影響で便秘が悪化する可能性があるため，適宜酸化マグネシウムの増量や下剤の追加により調節する．

SOAP 作成後/退院時

■ 患者教育
副作用の初期症状とその対応策について文書を作成し，自宅での定期的な確認と経過を記録（血圧や体温，自覚症状など）するよう説明を行う．感染予防対策の励行や手足症候群の予防のため，保湿は継続することを説明する．発熱時の対応について説明し，理解

を得ておく．次回来院時に，症状と保湿剤の使用状況や塗布の状況，服薬アドヒアランスを確認する．

3 経過表の作成

入院前後の経過を表5にまとめた．

CapeOX＋BV療法により悪心，食欲不振などの軽微な副作用は生じたが，ショックなどの重篤な副作用は生じなかった．2回目の化学療法時には血圧が上昇していたため，アムロジピンベシル酸塩が増量となった．アムロジピンベシル酸塩は1日用量5mgで血圧のコントロールは可能であった．化学療法4回後には上部直腸の腫瘍，3ヵ所の肝転移とも縮小が認められ，RECIST判定基準による部分奏効（PR）であり，腫瘍マーカーも改善した．オキサリプラチンによる神経障害は，初回の化学療法で急性症状が確認され数日で治まった．退院後，外来での経過を表6に示す．

練習問題2
この患者の化学療法3回目，7回目における問題点とSOAPチャートを作成しなさい．
（⇒解答例はp.97以降参照）

表5 入院前後の経過表

Day 処方薬	用法	治療前	1	2	3	4	5
ベバシズマブ（アバスチン注）	生理食塩液100 mL 90分間点滴静注		360 mg				
オキサリプラチン（エルプラット注）	5%ブドウ糖液500 mL 2時間点滴静注		230 mg				
カペシタビン（ゼローダ錠）	分2, 朝夕食後		3,600 mg				
パロノセトロン（アロキシバッグ）	10分間点滴静注, 全開, 抗がん薬投与前		0.75 mg				
デキサメタゾン（デカドロン注 またはデカドロン錠4 mg）	点滴静注または経口（分1, 朝食後）投与, 抗がん薬投与前		9.9 mg（静注）	2T（経口）→	→		
アムロジピン（ノルバスクOD錠2.5 mg）	分1, 朝食後		1T→	→	→	→	→
グリメピリド（アマリール錠1 mg）	分1, 朝食後		1T→	→	→	→	→
メトホルミン塩酸塩（メトグルコ錠250 mg）	分3, 毎食後		3T→	→	→	→	→
アトルバスタチン（リピトール錠10 mg）	分1, 朝食後		1T→	→	→	→	→
酸化マグネシウム錠330 mg	分3, 毎食後		3T→	→	→	→	→
副作用							
悪心			Grade 1	Grade 2	Grade 1		
口内炎			Grade 0	Grade 0		Grade 0	
下痢			Grade 0	Grade 0		Grade 1	
便秘			Grade 0	Grade 0		Grade 0	
注射部位反応			Grade 0				
末梢神経障害			Grade 1	Grade 0		Grade 0	
息切れ			Grade 0	Grade 0		Grade 0	
発疹			Grade 0	Grade 0		Grade 0	
発熱			Grade 0	Grade 0		Grade 0	
頭痛			Grade 0	Grade 0		Grade 0	
臨床検査値	施設基準値						
体温	37℃以下	36.2	36.4	36.3	36.1	36.2	36.3
血圧	130/85以下	125/78	122/74	125/75	120/71	121/73	120/74
WBC	4,700〜8,700/μL	7,500	6,500				
NEUT	1,500/μL以上, 45〜75%	4,200	3,600				
RBC	427〜570×10^4/μL	520	490				
Hb	13.5〜17.6 g/dL	15.2	14.2				
PLT	15〜35×10^4/μL	22.8	25.3				
血糖値	食後2時間180 mg/dL未満	85	120				
HbA1c	4.3〜5.8%	5.3	5.5				
CRP	1 μg/mL以下	0.3	0.2				
AST	11〜40 IU/L	23	28				
ALT	6〜43 IU/L	35	30				
ALP	110〜318 IU/L	185	162				
TP	6.3〜7.8 mg/dL	6.8	7				
Cr	0.6〜1.2 mg/dL	0.7	0.8				
Ccr	70〜130 mL/min	114.3	100				
BUN	9〜21 mg/dL	13.2	12.5				
CEA	2.5 ng/mL以下	15.2↑	17.8↑				
CA19-9	37 U/mL以下	132↑	210↑				

副作用のGrade分類はCTCAE v4.0（p.12, 表7参照）に依った.

表6 退院後，外来での経過

サイクル数		1	2	3	4	5	6	7
処方薬	用法							
アムロジピン（ノルバスクOD錠2.5 mg）	分1，朝食後	1T						
アムロジピン（ノルバスクOD錠5 mg）	分1，朝食後		1T→	→	→	→	→	→
グリメピリド（アマリール錠1 mg）	分1，朝食後	1T→	→	→	→	→	→	→
メトホルミン塩酸塩（メトグルコ錠250 mg）	分3，毎食後	3T→	→	→	→	→	→	→
アトルバスタチン（リピトール錠10 mg）	分1，朝食後	1T→	→	→	→	→	→	→
酸化マグネシウム錠330 mg	分3，毎食後	3T→	→	→	→	→	→	→
ヘパリン類似物質（ヒルドイドクリーム0.3%）	手のひら・足裏，頻回（最低2回/日）	頻回	→	→	→	→	→	→
副作用								
悪心		Grade 1	Grade 1	Grade 1	Grade 0	Grade 0	Grade 0	Grade 0
嘔吐		Grade 0	Grade 1	Grade 0	Grade 0	Grade 0	Grade 0	Grade 0
口内炎		Grade 0	Grade 1	Grade 0	Grade 1	Grade 0	Grade 0	Grade 0
下痢		Grade 0	Grade 1	Grade 0	Grade 0	Grade 1	Grade 1	Grade 1
便秘		Grade 0	Grade 0	Grade 0	Grade 0	Grade 0	Grade 0	Grade 0
末梢神経障害		Grade 0	Grade 0	Grade 0	Grade 0	Grade 0	Grade 1	Grade 1
手足症候群		Grade 0	Grade 1	Grade 2	Grade 1	Grade 1	Grade 1	Grade 1
倦怠感		Grade 0	Grade 1	Grade 1	Grade 1	Grade 0	Grade 0	Grade 0
臨床検査値	施設基準値							
体温	37℃以下	36.4	36.1	36.2	36.4	36	36.1	36.3
血圧	130/85 以下	122/74	140/88↑	131/82	128/80	126/77	122/75	132/80
WBC	4,700〜8,700/μL	6,500	6,260	5,830	5,220	4,800	7,230	5,760
NEUT	1,500/μL 以上	3,600	3,450	3,160	2,860	2,680	3,980	2,950
RBC	427〜570×10^4/μL	490	511	493	530	521	518	502
Hb	13.5〜17.6 g/dL	14.8	14.5	15.8	14.1	13.8	16.4	15.2
PLT	15〜35×10^4/μL	25.3	28.4	29.2	22.4	25.8	31.4	20.5
血糖値	食後2時間 180 mg/dL 未満	120	89	75	92	105	130	85
HbA1c	4.3〜5.8%	5.5	5.7	5.3	6.0↑	5.7	5.4	6.1↑
CRP	1 μg/mL 以下	0.2	0.1	0.1	0.1	0.3	0.2	0.1
AST	11〜40 IU/L	28	35	24	38	42↑	33	35
ALT	6〜43 IU/L	30	28	35	28	24	31	41
ALP	110〜318 IU/L	162	174	148	186	198	146	173
TP	6.3〜7.8 mg/dL	7	7.1	6.8	7.4	7.8	7.6	7.3
Cr	0.6〜1.2 mg/dL	0.8	0.7	0.7	0.8	0.9	0.8	0.7
Ccr	70〜130 mL/min	100	114.3	114.3	100	67.2↓	100	114.3
BUN	9〜21 mg/dL	12.5	12.8	11.8	12.9	14.8	15.3	14.9
CEA	2.5 ng/mL 以下	17.8↑	10.4↑	9.8↑	4.5↑	2.3	1.2	1.3
CA19-9	37 U/mL 以下	210↑	85↑	68↑	64↑	48↑	35	33

副作用の Grade 分類は CTCAE v4.0（p.12，表7参照）に依った．

化学療法3回目における問題点：手足症候群

S 自覚症状（Subjective data）

"一昨日くらいから手のひらがヒリヒリしてちょっと痛くなってきました．足の裏も赤くなってヒリヒリします．先生からは治療は効いていると言われているし，あまり痛いとかキツイとか言って治療が中止になっても困るので，先生にはまだ伝えていません．少しでも長生きしたいから，治療は頑張って続けたいと思っています．痛みはたいしたことはなくて生活にも支障はないですが，長く歩いているとつらくなるので何かいい方法はないですか？"

O 他覚症状（Objective data）

- CapeOX＋BV療法，3回目

化学療法前検査値
- 特に異常値はみられない（表6）．
- PS 1（p.6, 表6参照）
- 化学療法前のCT検査：上部直腸の腫瘍，肝転移とも増大は認められず，部分奏効（PR）を維持している．

A 薬物療法評価（Assessment）

- CapeOX＋BV療法の効果は保たれている．
- カペシタビンによる手足症候群が悪化している（手足症候群：Grade 2）．
- レジメンはそのまま継続で良いと考えられるが，手足症候群への対応が必要．

P 治療計画（Plan）

■カペシタビンの休薬

症状からGrade 2の手足症候群と考えられるため，カペシタビンの休薬を提案する．Grade 1以下に回復後，用量は減量せず再開する（1回目の休薬であるため）．症状に応じてステロイド外用薬の使用も検討する．

SOAP作成後

■行うべき薬剤管理指導

カペシタビンによる手足症候群はGrade 2の時点で適切に休薬すれば1～2週間程度で症状が回復するが，Grade 3になると回復に時間を要することが知られている．また，適切なタイミングでの休薬では，治療効果は減弱しないことが報告[10]されている．治療意欲が高かったり，休薬による腫瘍増悪に不安が強かったりする場合は，適切なタイミングでの休薬の重要性を説明する．不安軽減に努めてオーバーアドヒアランスを防ぐことが重要である．カペシタビンを休薬するとともに，症状が強い場合はステロイド外用薬の使用についても検討する．

無理に継続することで，苦痛を感じる期間や休薬を要する期間が長くなり，かえってQOLの低下や治療効果を損ねる可能性があることを説明する．

化学療法7回目における問題点：末梢神経障害

S 自覚症状（Subjective data）

"最近しびれがひどくなってきました．前は点滴して数日で症状はなくなっていたけど，前々回治療後からはずっとしびれています．はじめはジンジンした感じだけでしたが，最近はボタンがはめにくいし，食事の時に箸を落としたりすることがあって困っています．指先はしびれというか，少し痛い感じもします．治療は効いているとのことですので，何とか続けていきたいと思っています．症状を軽くする方法はないでしょうか．"

O 他覚症状（Objective data）

- CapeOX＋BV療法，7回目

化学療法前検査値
- 治療継続に影響する目立った異常値はない（表6）．
- PS 1（p.6, 表6参照）．
- 化学療法前のCT検査：上部直腸の腫瘍，肝転移とも増大は認められず，部分奏効（PR）を維持している．

A 薬物療法評価（Assessment）

- CapeOX＋BV療法の効果は保たれている．
- オキサリプラチンによる神経毒性が悪化している（神経毒性：Grade 2）．
- レジメンはそのまま継続で良いと考えられるが，末梢神経障害への対応が必要．

P 治療計画（Plan）

■オキサリプラチンの休薬

オキサリプラチンにより生じた神経毒性への対策について，推奨される薬剤はない．牛車腎気丸はオキサリプラチンによる神経毒性予防に小規模の報告はあったが，GENIUS trial[11]ではプラセボ群より神経毒性の発症率が高い結果となった．Ca/Mgをオキサリプラチンの投与前後に静注する方法も無作為化試験によって否定されている．抗痙攣薬など症状を緩和する目的で使用される薬剤があるが，多くは適応外使用であり，エビデンスも乏しい．したがって，使用する場合は副作用や相互作用に留意し，漫然と継続しないよう心がける．現状ではstop-and-go strategy（オキサリプラチンの毒性が一定量生じたときは休薬し，毒性が

回復した，あるいは腫瘍増殖を抑制する必要性が生じたときに投与を再開するオキサリプラチンの投与方法）など減量・休薬により症状悪化を防ぐことが最も重要である．今回は，Grade 2 が 22 日以上続いているため，Grade 1 以下に回復後，オキサリプラチンは 100 mg/m^2 で再開する．

SOAP 作成後

行うべき薬剤管理指導

　抗がん薬による末梢神経障害のアセスメントは，患者の自覚症状に依存するため，症状の特徴や変化を積極的に報告してもらうことが重要である．オキサリプラチンによる末梢神経障害は，Grade 3 になると症状が長期にわたって持続し，回復が悪いことが報告されている．治療意欲が高かったり，休薬による腫瘍増悪に不安が強かったりする場合は，患者が申告しないこともあるため，我慢しても改善しないことや適切なタイミングで休薬する必要性を十分に理解してもらうことが重要である．医療者は，自覚症状の聴取とともに，患者の仕草や手の動きなどもよく観察して，Grade 3 にならないよう早期に介入することを心がける．

▼引用文献

1) UICC 日本委員会 TNM 委員会（訳）：TNM 悪性腫瘍の分類，第 8 版，金原出版，東京，p74-76, 2017
2) 大腸癌研究会（編）：大腸癌治療ガイドライン 医師用 2016 年版，金原出版，東京，p28, 31, 32, 2016
3) Cremolini C et al：FOLFOXIRI plus bevacizumab versus FOLFIRI plus bevacizumab as first-line treatment of patients with metastatic colorectal cancer：updated overall survival and molecular subgroup analyses of the open-label, phase 3 TRIBE study. Lancet Oncol 16：1306-1315, 2015
4) Bennouna J et al：Continuation of bevacizumab after first progression in metastatic colorectal cancer（ML18147）：a randomised phase 3 trial. Lancet Oncol 14：29-37, 2013
5) Heinemann V et al：FOLFIRI plus cetuximab versus FOLFIRI plus bevacizumab as first-line treatment for patients with metastatic colorectal cancer（FIRE-3）：a randomised, open-label, phase 3 trial. Lancet Oncol 15：1065-1075, 2014
6) Kawakami K et al：Patients' self-reported adherence to capecitabine on XELOX treatment in metastatic colorectal cancer：findings from a retrospective cohort analysis. Patient Prefer Adherence 9：561-567, 2015
7) 鈴木真也ほか：薬剤師の介入によるソラフェニブの手足皮膚反応のリスクと服薬アドヒアランスの改善度の評価．医療薬学 37：317-321, 2011
8) Krolop L et al：Adherence management for patients with cancer taking capecitabine：a prospective two-arm cohort study. BMJ Open 3：e003139, 2013
9) Komatsu Y et al：Open-label, randomized, comparative, phase III study on effects of reducing steroid use in combination with Palonosetron. Cancer Sci 106：891-895, 2015
10) Cassidy J et al：Effective management of patients receiving XELOX：Evaluation of impact of dose modifications on outcome in patients from the NO16966, NO16967, and NO16968 trials. J Clin Oncol 29：2011（suppl 4；abstr 497）
11) Oki E et al：Preventive effect of Goshajinkigan on peripheral neurotoxicity of FOLFOX therapy（GENIUS trial）：a placebo-controlled, double-blind, randomized phase III study. Int J Clin Oncol 20：767-775, 2015

本疾患をもっとよく理解するために（参考文献）

1) 大腸癌研究会（編）：大腸癌治療ガイドライン 医師用 2016 年版，金原出版，東京，2016
2) 大腸癌研究会（編）：大腸癌取扱い規約，第 8 版，金原出版，東京，2013
3) UICC 日本委員会 TNM 委員会（訳）：TNM 悪性腫瘍の分類，第 8 版，金原出版，東京，2017
4) 日本臨床腫瘍学会（編）：新臨床腫瘍学 がん薬物療法専門医のために，第 4 版，南江堂，東京，2015
5) Van Cutsem E et al：Metastatic colorectal cancer：ESMO Clinical Practice Guidelines for diagnosis, treatment and follow-up：Ann Oncol 25（Suppl 3）：iii1-iii9, 2014
6) eUpdate–Metastatic Colorectal Cancer Treatment Recommendations
（http://www.esmo.org/Guidelines/Gastrointestinal-Cancers/Metastatic-Colorectal-Cancer/eUpdate-Treatment-Recommendations）［参照 2018-3-6］

確認テスト
1. ベバシズマブの用量制限毒性とモニタリングすべき初期症状を述べなさい．
2. カペシタビンの用量制限毒性とモニタリングすべき初期症状を述べなさい．
3. オキサリプラチンの用量制限毒性と毒性発現時の対応はどのようにするべきか説明しなさい．
4. イリノテカン塩酸塩水和物の用量制限毒性と毒性発現時の対応はどのようにするべきか説明しなさい．
5. セツキシマブ，パニツムマブの用量制限毒性と，治療選択時に必要な遺伝子検査について述べなさい．

（執筆：林　稔展，執筆協力：楠本哲也）

第8章
肝がん

この疾患解説のゴール

1. 肝がんに対する治療の概要を説明できる．
2. 肝がんの診断アルゴリズムの概要を説明できる．
3. 肝がんのリスクファクターを列挙できる．
4. 肝障害度に関して説明できる．
5. 肝がんでモニターされる検査値が列挙できる．
6. 肝がんの非薬物療法について説明できる．
7. 肝がんの薬物療法（局所療法）について説明できる．
8. 肝がんの薬物療法（全身療法）について説明できる．

キーワード 肝がん，リスクファクター，ウイルス性肝炎，肝硬変，肝障害度，AFP，PIVKA-II，TAE，TACE，PEIT，RFA，MCT，肝動注化学療法

解 説

I 肝がんの疫学・病態生理

　肝がんは原発性肝がんと転移性肝がんに大別される．原発性肝がんでは肝細胞がん（約90％）と肝内胆管がん（約5％），さらにそれらの混合型（約1％）でその内訳のほとんどを占め，それ以外には胆管嚢胞腺がん，肝芽腫，肉腫など，まれな悪性腫瘍に分類される．本章では原発性肝がんのうち肝細胞がんについて解説する．

　肝細胞がんの特徴として，B型肝炎，C型肝炎といった肝炎ウイルス感染例がそのほとんどを占め，これによる慢性肝炎から肝硬変へと多段階を経てがん化が進むことがあげられる．このためB型慢性肝炎，C型慢性肝炎および肝硬変のいずれかが存在すれば肝細胞がんの高危険群であり，なかでもB型肝硬変，C型肝硬変患者は超高危険群に属する．アルコール性肝硬変を原因とする肝細胞がんは日本においては少ない．このほか，食物中のアフラトキシンB1摂取も肝細胞がんの発症に関与していると考えられている．

　日本では，肝がん死亡率および罹患率の年次推移を出生年代別でみてみると，男女ともに1935年前後の出生者で高く，この年代はC型肝炎ウイルス抗体陽性者の割合が高い世代と一致している．C型肝炎ウイルス感染により生じる肝炎とその一般的な病態変化は，急性肝炎の後6ヵ月ほどで，その約70％が慢性肝炎へと移行し，肝細胞の破壊と再生を繰り返し，約15年後に肝硬変となる．それから数年のうちに肝細胞がんへと移行し，2005年には約35,000人がこれにより亡くなっている．C型慢性肝炎，肝硬変から発症する肝がんは，1991年は約70％を占めていたが，その後は比率が漸減している．

　肝細胞がんの症状は肝細胞がんによるものと肝硬変によるものに大別されるが，全身倦怠感，食欲不振，黄疸など重複する症状もある．肝細胞がんは早期であれば特有の症状は乏しいが，腫瘍の増大に伴い腹部圧迫感，上腹部痛，腫瘤触知，体重減少，発熱などがみられる．さらに進行すれば肝細胞がんが門脈浸潤をきたし，門脈に腫瘍塞栓を形成することによって門脈圧が亢進し，難治性腹水，下肢浮腫，食道・胃静脈瘤破裂による吐血，下血をきたす．肝硬変では腹水，浮腫，クモ状血管腫，いわゆる肝性脳症による見当識障害，記銘力低下，傾眠，昏迷，昏睡，はばたき振戦，アンモニア口臭などが特徴的である．

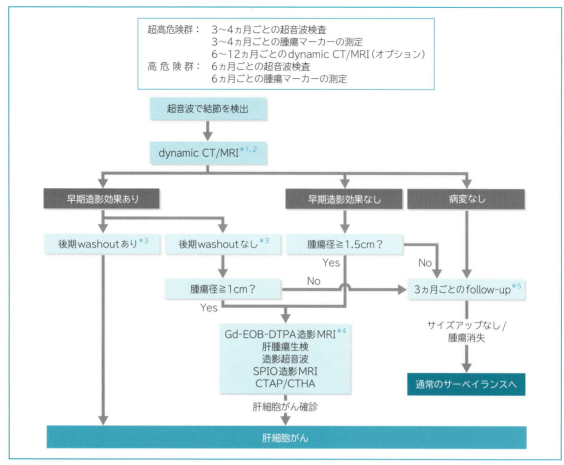

図1 サーベイランスアルゴリズム・診断アルゴリズム

*1：腫瘍マーカーの上昇，超音波の描出不良などを理由に超音波で結節の描出がなくても CT/MRI を撮影する場合もある．
*2：Gd-EOB-DTPA 造影 MRI も dynamic MRI に含まれる．
*3：Gd-EOB-DTPA 造影 MRI を撮影した場合は，肝細胞相の低信号化を washout と同様に扱う．ただし，海綿状血管腫は Gd-EOB-DTPA 造影 MRI 肝細胞相で低信号を示すので同時に施行される MRI の他の撮像法と併せて除外する．
*4：初回画像検査が dynamic CT であった場合，Gd-EOB-DTPA 造影 MRI が第一に推奨される．
*5：超音波で病変が描出されている場合，超音波検査での経過観察を行う．描出されていない場合は，dynamic CT/MRI での経過観察も考慮される．

〔日本肝臓学会（編）：肝癌診療ガイドライン 2017 年版，金原出版，東京．p27，2017 より許諾を得て転載〕

II 肝細胞がん患者に対する診断と検査

原発性肝細胞がんは主に慢性ウイルス性肝炎が発症母地であるため，超高危険群である慢性ウイルス性肝炎患者，肝硬変患者を定期的に経過観察することで肝細胞がんを早期発見することができる．肝細胞がんのサーベイランスの至適間隔には明確なエビデンスはない．検査の間隔を短くすることでコストがかかるなどのデメリットが生じる．

1 肝細胞がんのサーベイランスアルゴリズム・診断アルゴリズム

肝細胞がんのサーベイランスアルゴリズム・診断アルゴリズムを図1[1)]に示す．一般に超高危険群に対しては3～4ヵ月に1回の超音波検査，高危険群に対しては6ヵ月に1回の超音波検査を行うことが提案されている．超音波検査において結節性病変が指摘された場合には，dynamic CT，dynamic MRI による鑑別診断を行う．

腫瘍マーカー検査として AFP，PIVKA-II，AFP レクチン分画（AFP-L3 分画）が用いられる．超高危険群に対しては AFP，AFP-L3 分画および PIVKA-II を3～4ヵ月に1回，高危険群に対しては6ヵ月に1回

表1 肝障害度

項目 \ 肝障害度	A	B	C
腹水	ない	治療効果あり	治療効果少ない
血清ビリルビン値 (mg/dL)	2.0 未満	2.0〜3.0	3.0 超
血清アルブミン値 (g/dL)	3.5 超	3.0〜3.5	3.0 未満
ICG R_{15} (%)	15 未満	15〜40	40 超
プロトロンビン活性値 (%)	80 超	50〜80	50 未満

・各項目別に重症度を求め，うち2項目以上が該当した肝障害度をとる．
・2つ以上の項目に該当した肝障害度が2ヵ所に生じる場合には高いほうの肝障害度をとる．
たとえば，肝障害度Bが3項目，Cが2項目の場合には「肝障害度C」とする．
また，肝障害度Aが3項目，B，Cがそれぞれ1項目の場合は，Bが2項目相当以上の肝障害と判断して「肝障害度B」と判定する．
〔日本肝癌研究会（編）：臨床・病理 原発性肝癌取扱い規約，第6版，金原出版，東京，p15，2015 より許諾を得て改変し転載〕

表2 Child-Pugh 分類

項目 \ ポイント	1点	2点	3点
脳症	ない	軽度	ときどき昏睡
腹水	ない	少量	中等量
血清ビリルビン値 (mg/dL)	2.0 未満	2.0〜3.0	3.0 超
血清アルブミン値 (g/dL)	3.5 超	2.8〜3.5	2.8 未満
プロトロンビン活性値 (%)	70 超	40〜70	40 未満

各項目のポイントを加算し，その合計点で分類する．
Child-Pugh 分類：A：5〜6点，B：7〜9点，C：10〜15点
（Child CG：The Liver and Portal Hypertension, WB Saunders, p50, 1964／Pugh Rn et al：Transection of the oesophagus for bleeding oesophageal varices. Br J Surg **60**：646-649, 1973 より引用）

の測定が推奨されている．AFPの持続的上昇あるいは，200 ng/mL 以上の上昇，PIVKA-Ⅱの 40 mAU/mL 以上の上昇，AFP-L3分画の15%以上の上昇を認めた場合には超音波検査を行い，またその際に腫瘍病変が検出できなくても dynamic CT, dynamic MRI を施行することを考慮する．

それ以外の血管造影下CT，肝細胞特異性造影剤MRI，造影超音波，肝腫瘍生検はオプションの検査として精査目的で行う．

2 肝障害と進行度の評価

肝細胞がんと診断した後は，肝障害の程度と進行度の評価が重要となる．肝障害の評価には『臨床・病理 原発性肝癌取扱い規約』による肝障害度（表1）[2]とChild-Pugh 分類（表2）[3,4]が汎用されている．一方，進行度はTNM分類を用い病期の決定がなされる．『臨床・病理 原発性肝癌取扱い規約』では，肝がんを肝細胞がんと肝内胆管がん（胆管細胞がん）の2つに分類している．T因子はがん腫の「個数」，「大きさ」，「脈管侵襲」の3項目によって規定され，N因子はリンパ節転移の有無，M因子は遠隔転移の有無で規定

表3 肝がんの進行度

Stage	因子		T	N	M
Ⅰ			T1	N0	M0
Ⅱ			T2	N0	M0
Ⅲ			T3	N0	M0
ⅣA	肝細胞がん		T4 T1, T2, T3, T4	N0 N1	M0 M0
	肝内胆管がん		T4 T1, T2, T3	N0 N1	M0 M0
ⅣB	肝細胞がん		T1, T2, T3, T4	N0, N1	M1
	肝内胆管がん		T4 T1, T2, T3, T4	N1 N0, N1	M0 M1

〔日本肝癌研究会（編）：臨床・病理 原発性肝癌取り扱い規約 第6版，金原出版，東京，p26，2015 より許諾を得て改変し転載〕

される（表3）[2]．肝細胞がんのT因子を図2[2]に示す．肝内胆管がんのT因子は，肝細胞がんの場合と異なり，「③脈管侵襲なし」が「血管侵襲・漿膜浸潤なし」となる．

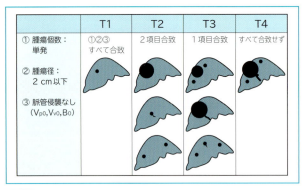

図2 肝細胞がんのTNM因子

T因子：肝細胞がん破裂はS_3と明記するが，T因子は変更しない．
N因子：
　N0：リンパ節転移なし，N1：リンパ節転移あり
M因子：
　M0：遠隔転移なし，M1：遠隔転移あり
〔日本肝癌研究会（編）：臨床・病理 原発性肝癌取扱い規約，第6版，金原出版，東京，p26，2015より許諾を得て転載〕

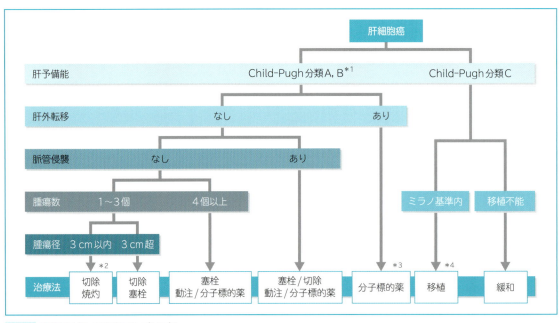

図3 肝細胞がんの治療アルゴリズム

＊1：肝切除の場合は肝障害度による評価を推奨
＊2：腫瘍数1個なら①切除，②焼灼
＊3：Child-Pugh分類Aのみ
＊4：患者年齢は65歳以下
〔日本肝臓学会（編）：肝癌診療ガイドライン2017年版，金原出版，東京，p68，2017より許諾を得て転載〕

Ⅲ 肝細胞がんの治療

　肝外病変，肝予備能，脈管侵襲，腫瘍数，腫瘍径の5つの因子をもとに『肝癌診療ガイドライン』において治療アルゴリズム（図3）¹⁾が設定され，その内容は肝切除，穿刺局所療法，肝動脈塞栓療法（transcatheter arterial embolization：TAE），肝動注化学療法，分子標的薬，肝移植および緩和的ケアとなる（表4）．以下に，アルゴリズムにおける治療法の選択基準を概説する．

表4 肝細胞がんの治療法

1. 局所療法
   ① 肝切除
   ② 肝動脈塞栓療法（TAE），
      肝動脈化学塞栓療法（TACE）
   ③ 穿刺局所（局所壊死）療法
      ● 経皮的エタノール注入療法（PEIT）
      ● マイクロ波凝固療法（MCT）
      ● ラジオ波焼灼療法（RFA）
2. 薬物療法
   化学療法（全身化学療法・肝動注化学療法）
3. 肝移植

1 治療アルゴリズムによる治療法の選択

a Child-Pugh分類AまたはB症例

① 腫瘍数1～3個，腫瘍径3 cm以内ならば肝切除またはラジオ波焼灼療法（radiofrequency ablation：RFA）が選択される．個数が1個ならば，腫瘍径にかかわらず第一選択として肝切除が推奨される．
② 腫瘍数1～3個で腫瘍径が3 cm超ならば第一選択として肝切除，第二選択としてTAEまたは肝動脈化学塞栓療法（transarterial chemoembolization：TACE）が推奨される．
③ 腫瘍数が4個を超えると第一選択としてTACE，第二選択として肝動注化学療法または分子標的治療薬が推奨される．

なお，Child-Pugh分類Aで肝外転移を有する症例では分子標的薬が，肝外転移がなく脈管侵襲を有する症例では塞栓療法，肝切除，肝動注化学療法，分子標的薬が推奨される．

b Child-Pugh分類C症例

① 腫瘍数3個以下で腫瘍径3 cm以内，および腫瘍が1個で腫瘍径が5 cm以内で，患者年齢が65歳以下であれば肝移植が推奨される．
② 移植不能であれば緩和ケアの適応となる．

以上のように，肝細胞がんではがんの進行度と肝予備能が予後因子となり，それを反映したアルゴリズムが設定してある．以下に肝切除，肝移植以外の治療法について述べる．

2 肝動脈（化学）塞栓療法（TA（C）E）

1979年に報告されたTAEは，肝細胞がんに対する局所療法の有効性を明らかにした最初の治療法である．このTAEは肝細胞の大部分を栄養している肝動脈内に塞栓物質を注入し，肝細胞がんの栄養動脈を塞栓し，腫瘍細胞を阻血壊死に陥らせる治療法である．

これまでに，抗がん薬と多孔性ゼラチン粒や薬剤溶出性ビーズなどの固形塞栓物質を用いて行う肝動脈化学塞栓療法（TACE）が汎用されている．TACE/TAEは，現在では腫瘍個数4個以上，Child-Pugh A～B，PS 0のBCLC Stage Bの手術不能かつ穿刺局所療法の対象にならない多血性肝細胞がんに対して行われている．また，門脈腫瘍栓を有するBCLC Stage Cの手術不能多血性肝細胞がんに対しても考慮されうる．TACE/TAEにおける固形塞栓物質の選択では，リピオドールと多孔性ゼラチン粒を使用したconventional TACE（cTACE）あるいは薬剤溶出性の球状塞栓物質を用いたTACE（DEB-TACE）が推奨されている．またリピオドールと混合する抗がん薬は，症例によって感受性が異なることなどから，特定の薬剤は決まっていない[5]．

3 穿刺局所（局所壊死）療法

表4にあるように穿刺局所（局所壊死）療法には，経皮的エタノール注入療法（PEIT），マイクロ波凝固療法（MCT），RFAがある．これらは超音波映像下に行われる局所療法である．1983年にPEITが開発されたが，本法は手技が簡便であり，エタノールが安価なためにMCTが開発されるまでは局所療法の主流であった．しかし，腫瘍内への不均一な拡散，腹膜播種などが問題となったため，このようなPEITの欠点を克服すべく，腫瘍内に挿入した針よりマイクロ波やラジオ波を発生させて腫瘍を熱凝固壊死させる治療法が開発された．それがMCTとRFAである．

1994年にMCT，1995年にRFAが報告された．MCTは1回の焼灼で得られる壊死範囲が小さく，多数回の穿刺が必要である．一方，RFAは周波数の低いラジオ波を電極針に通して腫瘍組織を熱凝固壊死させるが，1回の焼灼（10分程度）により直径約3 cmと広い壊死範囲が得られることから，低い局所再発率が期待できる．入院期間も短くて済むため，現在ではRFAが穿刺局所療法の標準的治療とされている．日本では2004年4月に保険適用となった．しかし，肝門部近傍や肝外臓器に接する部位は合併症が起こりやすいため，特に消化管穿孔のリスクがある場合は人工腹水下RFAやPEITが選択の一つである．

また，比較的大型の腫瘍にRFAを適用する場合には，TACEとの併用で予後改善が期待できる[6]．

4 化学療法（全身化学療法・肝動注化学療法）

全身化学療法は外科切除や肝移植，局所療法，TACEが適応とならない症例が対象となる．ソラフェニブトシル酸塩は分裂促進因子活性化タンパク質

（MAP）キナーゼにおける Raf や，血管内皮細胞，周皮細胞における血管内皮細胞増殖因子受容体（VEGFR），血小板由来成長因子受容体（PDGFR）のキナーゼ経路を阻害することで腫瘍増殖を抑制するマルチキナーゼ阻害薬である．PS が良好な Child-Pugh 分類 A の進行肝細胞がん患者を対象にした無作為化比較試験において，ソラフェニブトシル酸塩はプラセボと比較して有意に生存期間を延長することを示し，化学療法が進行肝細胞がん症例の生命予後を改善することが初めて証明された[5,7]．このエビデンスにより，ソラフェニブトシル酸塩が進行肝細胞がんに対する化学療法の標準的治療となった．PS 良好かつ肝予備能が良好なChild-Pugh 分類 A の症例には，一次治療としてソラフェニブトシル酸塩による治療が推奨されている．また，ソラフェニブトシル酸塩とレンバチニブメシル酸塩を比較した無作為化比較試験にて，生存期間延長における非劣性が報告されている[8]．レンバチニブメシル酸塩は 2017 年 12 月時点では本邦において肝細胞がんに対する適応はないが，今後保険適用された場合には一次治療としての選択肢になる．二次治療としては，ソラフェニブトシル酸塩による治療後に画像上進行を認め，ソラフェニブトシル酸塩に忍容性のあるChild-Pugh 分類 A の症例に対してレゴラフェニブ水和物が推奨される．しかし，ソラフェニブトシル酸塩をはじめとする分子標的治療薬には薬剤固有の副作用が報告されている．ソラフェニブトシル酸塩においては，治療開始後早期に手足症候群や皮疹，下痢，高血圧症などの副作用を経験することが多く，慎重にモニタリングを行い，各症状に応じた対応を行う．

肝動注化学療法は，肝内多発例などの肝内進展例や侵襲症例などで考慮される．肝局所の薬剤濃度を高く維持しながら全身への薬剤曝露を抑えることが可能であり，正常な他臓器への副作用を軽減し，肝局所での抗腫瘍効果が期待できる．肝動注化学療法は肝臓に限局される局所的治療であり，肝内病変が生命予後を左右することが適応の原則である．埋め込み式リザーバーを総肝動脈に留置して行う．

IV 症例

患者は C 型肝炎から肝硬変，肝がんへと進行した症例である．肝がんは進行しており，手術，TAE の適応はなく，治療の選択肢は全身化学療法となる．

患者 69 歳，男性
現病歴 64 歳のころ感冒様症状で近医を受診，その際に肝機能障害を指摘された．精査にて肝右葉に巨大な腫瘤性病変が見つかり，肝細胞がんと診断された．腫瘍径は大きく多発，頸部リンパ節に転移しており，TACE を施行．以降再発，新病変出現などを繰り返し 69 歳まで TACE にて合計 7 回治療されてきた．

既往歴 C 型肝炎，逆流性食道炎
家族歴 母：肺がん（死亡）
生活歴
- 喫煙：30 年ほど吸っていない
- アルコール：ビール 1 本程度/日

社会歴 無職
アレルギー歴・副作用歴 なし
OTC・健康食品服用歴 なし
病識・アドヒアランス 良好
薬歴
- ウルソデオキシコール酸（ウルソ錠 100 mg）1 回 2 錠（1 日 6 錠），1 日 3 回毎食後

身体所見
<全身所見>，身長 161.2 cm，体重 57.6 kg，BSA[注] 1.60 m^2
<バイタルサイン>体温 36.2℃，BP 128/72 mmHg
<全身状態>特に問題なし

入院時検査所見（Day 1）
- 検査所見：PIVKA-II 29 mAU/mL（基準値：<40），AFP 39.1 ng/mL（基準値：<13.4）．肝内に結節影が多発しており，CT にて肝右葉に 3.5 cm 大の腫瘤を認め，頸部リンパ節への転移を認めている．肝障害度は Child-Pugh 分類 A である．
- 血液検査：WBC 8,200/μL（基準値：3,500～9,100），RBC 378×10^4/μL（基準値：376～500×10^4），Hb 15.2 g/dL（基準値：11.3～15.2），PLT 28.3×10^4/μL（基準値：13.0～36.9×10^4）
- 生化学検査：TP 7.6 g/dL（基準値：6.7～8.3），Alb 4.0 g/dL（基準値：4.0～5.0），Cr 0.62 mg/dL（基準値：0.4～0.7），UA 7.2 mg/dL（基準値：3.6～7.0），TB 0.9 mg/dL（基準値：0.3～1.2）（DB 0.3 mg/dL），AST 34 IU/L（基準値：13～33），ALT 39 IU/L（基準値：6～30），LDH 148 IU/L（基準値：119～229），ALP 285 IU/L（基準値：115～359），ChE 267 U/L（基準値：214～466），Amy 59 U/L（基準値：42～132），食前血糖値 109 mg/dL（基準値：69～109），HbA1c 5.6%（基準値：4.3～5.8）

プロトロンビン時間 12.9 sec，凝固活性 75%，INR 1.13

入院時臨床診断名
#1．肝がん

注：BSA の算出は所属医療機関の計算式による．

#2. C型肝硬変

入院後治療開始までの経過

手術適応はなく，血行動態上 TACE が困難なため，ソラフェニブトシル酸塩導入となる．

入院後 Day21 までの経過

Day1：ソラフェニブトシル酸塩 800 mg/日を開始．手足症候群予防のため尿素塗布を開始．

Day15：両手掌に瘙痒・疼痛を認めない紅斑が出現．尿素塗布にて経過観察としていた．

Day21：両手掌の紅斑が悪化，疼痛を認めた（Grade 2）(p.12，表7参照)．ジフルプレドナートが開始となった．

臨床検査値（Day 21）

- 血液検査：WBC 4,700/μL，RBC 322×10^4/μL，Hb 15.0 g/dL，PLT 20.1×10^4/μL，Cr 0.47 mg/dL
- 生化学検査：TB 1.5 mg/dL，AST 128 IU/L，ALT 43 IU/L，LDH 460 IU/L，ALP 388 IU/L

処方薬（Day 21）

> **化学療法**
> ▶ ソラフェニブトシル酸塩（ネクサバール錠 200 mg），
>   1回2錠（1日4錠），1日2回朝夕食間

> **その他**
> ▶ 尿素（ウレパールクリーム），
>   1日3回，多めに塗布
> ▶ ジフルプレドナート（マイザー軟膏），
>   1日1回　手足裏に塗布
> ▶ ウルソデオキシコール酸（ウルソ錠100 mg），
>   1回2錠（1日6錠），1日3回毎食後

> **練習問題**
> この患者の Day 21 における問題リスト，SOAPチャート，経過表を作成しなさい．
> （⇒解答例は p.106 以降参照）

症例解析

まず，前日の患者情報に基づき Day 21 における問題リストを作成し，次に問題点ごとに SOAP チャートを作成する．さらに肝がん化学療法患者のフォローに必要なモニタリングパラメータを設定し，経過表を作成する．

1 問題リストの作成

この患者の問題点は大きく2つあげられる．最も優先度が高いものは「1. 肝がん化学療法」であり，化学療法および化学療法に伴う副作用対策が重要となる．以下に解析を行う．

> 問題リスト：Problem List
> #1. 肝がん化学療法
> #1-1. 化学療法
> ▶ ソラフェニブトシル酸塩（ネクサバール錠 200 mg）
>   1回 2錠（1日 4錠），1日 2回朝夕食間
> #1-2. 化学療法に伴う副作用
> ▶ 尿素（ウレパールクリーム）
>   1日 3回，多めに塗布
> ▶ ジフルプレドナート（マイザー軟膏）
>   1日 1回，手足裏に塗布
> #2. C型肝硬変
> ▶ ウルソデオキシコール酸（ウルソ錠 100 mg）
>   1回 2錠（1日 6錠），1日 3回毎食後

2 SOAP チャートの作成

この患者の**問題点 #1-1.** に関する SOAP 解析例を示す．以下の内容は参考情報も記載してあるが，SOAP チャートにすべてを記載する必要はなく，ポイントのみを簡潔に記載する．

問題点 #1-1：肝がん化学療法の SOAP 解析（Day 21）

S 自覚症状（Subjective data）

"手がヒリヒリして痛いので，物を落とすことがあります．"

O 他覚症状（Objective data）

身体所見
＜バイタルサイン＞体温 36.4℃，BP 122/62 mmHg

臨床検査値（Day 21）
- 血液検査：WBC 4,700/μL，RBC 322×10⁴/μL，Hb 15.0 g/dL，PLT 20.1×10⁴/μL，Cr 0.47 mg/dL
- 生化学検査：TB 1.5 mg/dL，AST 128 IU/L，ALT 43 IU/L，LDH 460 IU/L，ALP 388 IU/L

処方薬
- ソラフェニブトシル酸塩（ネクサバール錠 200 mg）1回 2錠（1日 4錠），1日 2回朝夕食間

A 薬物療法評価（Assessment）

■ 病因・病態
入院時
- TACE 施行困難にてソラフェニブトシル酸塩開始．

現在（Day 21）
- Grade 2 の手足症候群を認めている．

■ 肝がんのリスクファクター
- 特記すべき事項なし

■ 非薬物療法は必要か？　⇒**不要**
- 腫瘍径は最大 3.5 cm，肝内に多発しており，頸部に転移していることから，RFA や PEIT の適応とはならない．

■ 薬物療法は必要か？　⇒**必要**
- ☑ ソラフェニブトシル酸塩
- ソラフェニブトシル酸塩は Child-Pugh が A の進行肝細胞がんに対する治療法として推奨される．

■ 選択されている薬物は適切か？
- ☑ ソラフェニブトシル酸塩　⇒**適切**
- ソラフェニブトシル酸塩は MAP キナーゼにおける Raf や，血管内皮細胞，周皮細胞における VEGFR，PDGFR のキナーゼ経路を阻害することで腫瘍増殖を抑制する．本邦では外科切除や肝移植，局所療法，TACE が適応とならない切除不能進行肝細胞がんで，PS 良好かつ肝予備能が良好な Child-Pugh 分類 A の症例に対しての使用はコンセンサスが得られている．

■ 選択されなかった薬物について
- 特記すべき事項なし

■ 薬物の用法・用量について　⇒**適切**
- ☑ ソラフェニブトシル酸塩（ネクサバール錠 200 mg）：400 mg を 1日 2回，朝夕食間に投与
- Grade 2 の手足症候群を認めているが，初回発現のため，原則ソラフェニブトシル酸塩の用量変更の必要はない．
- 高脂肪食（約 900～1,000 kcal）（脂肪含有 50～60％）はソラフェニブトシル酸塩の血漿中濃度を低下させるため，高脂肪食摂取時には食事の 1時間前から 2

第8章 肝がん

時間までの間を避けて服用する．

■ 注意すべき副作用の把握とその対策
☑ ソラフェニブトシル酸塩
- 手足症候群 ⇒尿素クリームを1日3回，多めに塗布するよう指示する．
  やわらかい靴を履く．40℃以上の熱い風呂や長時間の入浴は控える．就寝時は尿素クリームを塗布し，木綿の手袋・靴下を着用する．
  Grade 2以上では紅斑に対してステロイド外用薬を使用する．
- 高血圧 ⇒定期的に血圧を測定する．最高血圧が140 mmHg以上（家庭での測定：135 mmHg以上）または最低血圧が90 mmHg以上（家庭での測定：85 mmHg以上）が続く場合は降圧薬の使用を検討する．
- 下痢 ⇒止瀉薬の投与を検討する．
- 食欲不振 ⇒食事摂取困難となる場合は，制吐薬や栄養剤を検討する．
- 間質性肺炎 ⇒空咳や息苦しいなどの症状が続く場合は病院に連絡するように伝える．
- 疲労感 ⇒1日のなかで体調の良い時間に行動したり，短い休憩を頻繁にとるようにしてみるよう伝える．

■ 注意すべき相互作用の把握
- CYP3A4誘導薬（リファンピシンなど），ワルファリンカリウム

■ アドヒアランスの評価
- 「服薬日記」などを参照し，患者アドヒアランスの評価を行う．

P 治療計画（Plan）

■ 治療のゴール
☑ 短期的ゴール：臨床症状の改善，副作用コントロールによる治療の継続
☑ 長期的ゴール：QOLの改善・維持と延命であるが，肝硬変の進行や食道静脈瘤の合併で治療が進められない場合がある．

■ 治療計画
薬物療法
- ソラフェニブトシル酸塩投与を継続する．
- 減量・休薬の必要性を判断するため，7日後に再度モニタリングを行い，手足症候群が変わらずGrade 2以上であれば，Grade 1以下に改善するまでソラフェニブトシル酸塩を休薬する．投与を再開する場合は投与量を400 mg 1日1回または400 mg隔日1回に減量する．

■ 治療効果のモニタリングパラメータ
☑ 自覚症状
- 今後は病状の悪化から食欲不振や腹水貯留などの出現する可能性があり，体重の変動や腹痛などがないか確認する．
☑ 他覚症状
- ソラフェニブトシル酸塩投与を継続し，適宜CTにおいて画像評価を行う．また，それに合わせてPIVKA-Ⅱ，AFPのモニタリングを行う．肝硬変の進行が治療の妨げとなるため，肝臓の予備能や食道静脈瘤をモニタリングしていく．

■ 副作用のモニタリングパラメータ
☑ 自覚症状
- 皮膚症状，頭痛，下痢，食欲不振，空咳，息苦しさ
☑ 他覚症状
- 血圧などバイタルサイン
- 血液検査
- 肝機能検査

■ 患者カウンセリング・服薬指導
　内服薬での治療であるため，コンプライアンスを良好に保つ必要があること，副作用の初期症状を理解し，重篤化する前に医療者へ相談するように指導する．

その他の問題点のSOAP解析後のプラン

#1-2．化学療法に伴う副作用：Grade 2の手足症候群に7日以内に改善が認められない場合，ソラフェニブトシル酸塩の減量・休薬を考慮する必要があるため，症状をGrade 1以下に改善することが必要である．ジフルプレドナートの塗布を開始し，症状悪化がないか経過観察を行う．

#2．C型肝硬変：肝庇護目的でウルソデオキシコール酸投与を継続する．

SOAP作成後/退院時

　この症例では，化学療法の施行により手足症候群が発現した．ジフルプレドナート継続後，4日目には疼痛は改善し，Gradeは1に軽快した．ジフルプレドナートは中止し，ソラフェニブトシル酸塩を減量することなく治療続行となった．
　1週間後のCTで画像評価とPIVKA-Ⅱ，AFPのモニタリングを行う．

■ 患者教育・退院時服薬指導
☑ 退院時処方（Day33）

> **化学療法**
> ▶ ソラフェニブトシル酸塩（ネクサバール錠200 mg），
> 　1回2錠（1日4錠），1日2回朝夕食間

その他

- 尿素（ウレパールクリーム），
  1日3回，多めに塗布
- ジフルプレドナート（マイザー軟膏），
  1日1回，手足裏に塗布
- ウルソデオキシコール酸（ウルソ錠100 mg），
  1回2錠（1日6錠），1日3回毎食後

☑ **退院時服薬指導**

- 内服薬での治療であるため，コンプライアンスを良好に保つ必要があること，副作用の初期症状を理解し，重篤化する前に医療者へ相談するように指導する．
- 飲み忘れた際には2回分まとめて服用せず，次回に1回分だけ内服するように伝える．
- 再度痛みを伴う手足の発赤が出現した場合，ジフルプレドナートの塗布を再開し，主治医に連絡するように指導する．
- 肝がんの増悪に伴う症状の変化（体重増加や浮腫，腹痛など）があれば主治医に連絡するように指導する．

3 経過表の作成

Day 1から退院までの経過を表5に示した．

▼引用文献

1) 日本肝臓学会（編）：肝癌診療ガイドライン2017年版，金原出版，東京，p27，68，2017
2) 日本肝癌研究会（編）：臨床・病理 原発性肝癌取扱い規約，第6版，金原出版，東京，p15，26，2015
3) Child CG：The Liver and Portal Hypertension, WB Saunders, p50, 1964
4) Pugh Rn et al：Transection of the oesophagus for bleeding oesophageal varices. Br J Surg **60**：646-649, 1973
5) Cheng AL et al：Efficacy and safety of sorafenib in patients in the Asia-Pacific region with advanced hepatocellular carcinoma：a phase III randomised, double-blind, placebo-controlled trial. Lancet Oncol **10**：25-34, 2009
6) Jiang G et al：Combining transarterial chemoembolization with radiofrequency ablation for hepatocellular carcinoma. Tumour Biol **35**：3405-3408, 2014
7) Llovet JM et al：Sorafenib in advanced hepatocellular carcinoma. N Engl J Med **359**：378-390, 2008
8) Cheng AL et al：PhaseⅢ trial of lenvatinib（LEN）vs sorafenib（SOR）in first-line treatment of patients（pts）with unresectable hepatocellular carcinoma（uHCC）. J Clin Oncol **35**：abstr 4001, 2017

▼**本疾患をもっとよく理解するために（参考文献）**

1) 日本肝癌研究会（編）：臨床・病理 原発性肝癌取扱い規約，第6版，金原出版，東京，2015
2) 日本肝臓学会（編）：肝癌診療ガイドライン2017年版，金原出版，東京，2017
3) 日本臨床腫瘍学会（編）：新臨床腫瘍学 改訂第4版 がん薬物療法専門医のために，南江堂，東京，2015

確認テスト
1. 肝がんのリスクファクターをあげなさい．
2. 肝がん患者におけるモニターすべき腫瘍マーカーを述べなさい．
3. 肝障害度の評価法を述べなさい．
4. 肝がんに対する局所療法をあげなさい．
5. 肝がんに対する薬物療法をあげ，使用される薬剤を述べなさい．

（執筆：若杉吉宣，執筆協力：大﨑理英）

表5 Day1から退院までの経過表

Day		1	15	21	25	33
処方薬	用法					（退院）
ソラフェニブトシル酸塩（ネクサバール錠200 mg）	分2，朝夕食間	4T →	→	→	→	→
尿素（ウレパールクリーム）	1日3回	→	→	→	→	→
ジフルプレドナート（マイザー軟膏）	1日1回				→	→
ウルソデオキシコール酸（ウルソ錠100 mg）	分3，毎食後	6T →	→	→	→	→
副作用						
	手足症候群		Grade1	Grade2	Grade1	Grade1
	下痢					
	食欲不振					
	間質性肺炎					
	疲労感				Grade1	Grade1
臨床検査値	施設基準値					
BP	130/85 以下					
WBC	3,500〜9,100/μL	8,200	5,500	4,700	5,400	4,900
RBC	376〜500×10^4/μL	378	370	322	419	380
Hb	11.3〜15.2 g/dL	15.2	14.9	15	14.9	15.2
PLT	13.0〜36.9×10^4/μL	28.3	25.6	20.1	20.6	26.5
Cr	0.4〜0.7 mg/dL	0.62	0.6	0.47	0.5	0.56
TB	0.3〜1.2 mg/dL	0.9	0.93	1.5↑	1.23↑	1.2
AST	13〜33 IU/L	34↑	45↑	128↑	100↑	88↑
ALT	6〜30 IU/L	39↑	40↑	43↑	38↑	44↑
LDH	119〜229 IU/L	148	220	460↑	388↑	361↑
ALP	115〜359 IU/L	285	353	388↑	364↑	355

副作用のGrade分類はCTCAE v4.0（p.12，表7参照）に依った．

第 9 章
膵がん

この疾患解説のゴール

1. 膵がんに対する治療の概要を説明できる．
2. 膵がんの診断アルゴリズムの概要を説明できる．
3. 膵がんに対する化学放射線療法において使用される薬剤の説明ができる．
4. 膵がんに対する薬物療法とその投与法を説明できる．
5. 膵がんに対する薬物療法での副作用モニタリングポイントがあげられる．
6. 膵がんに対する薬物療法において必要な支持療法が説明できる．

キーワード 膵がん，リスクファクター，CA19-9，SPan-1，DUPAN-2，CEA，切除不能局所進行，化学放射線療法，化学療法

解 説

I 膵がんの疫学・病態生理

膵がんの大部分を占めるのは導管上皮由来の浸潤性膵管がんである．膵がん発症は50～70歳代の男性に多く，そのピークは70歳代である．膵がんの発症原因は明らかではないが，肥満，食生活の欧米化による動物性脂肪や蛋白質，アルコールなどの過剰摂取あるいは喫煙などがリスクファクターといわれている．その他では慢性膵炎，膵石症，糖尿病，急性膵炎の既往がある場合は，膵がんの高危険群と考えられる．また膵がん患者の4～8％は家族歴に膵がんがあり，対照群に比べて13倍と高率である[1]．

膵がんの発症部位は頭部が一番多く，それに体部，尾部と続く．その多くは肉眼的性状として結節型あるいは浸潤型を呈しており，組織学的には外分泌腫瘍と内分泌腫瘍とに分けられる．さらに外分泌腫瘍は囊胞腺がん，膵管内腫瘍，浸潤性膵管がん，腺房細胞がんなどに分類され，うち約90％を浸潤性膵管がんが占める．

II 膵がん患者に対する診断と検査

膵がんの症状としては，腹痛，閉塞性黄疸，腰背部痛が多く認められ，消化器症状や体重減少の訴えがそれに続くが，特異的な臨床症状に乏しく，無症状の場合もある．逆に何らかの症状があれば進行がんの場合が多い．したがって，臨床症状，身体所見は膵がんの早期発見に至る指標にはならない．言い換えるならば，臨床症状から膵がんの早期発見は容易ではない．よって腹部症状を主訴に来院した場合，またそれ以外の場合でも特に前述したリスクが大きい症例では膵がんも考慮して検索が行われるべきである．糖尿病はしばしば膵がん患者の既往歴にみられるが，膵がんが診断される前に糖尿病を発症していることが多い．膵がん発症患者では2年以内の急激な糖代謝異常，糖尿病の発症が約半数にみられるなど，特に糖尿病発症後3年は注意を要する[2]．

1 膵がんの検査

検査としては血中膵酵素測定，腫瘍マーカー測定，腹部超音波検査（US）やCTでの画像検査がある．血液膵酵素検査では膵型アミラーゼ，リパーゼ，エラスターゼ1，トリプシンがあり，膵疾患の診断には重要な検査であるが，膵がんに特異的ではない．腫瘍マーカーとしてCA19-9，SPan-1，DUPAN-2，CEAなどが用いられているが，腫瘍マーカーの評価は多くが進行膵がんでの検討であり，早期の膵がんでは異常値を示さないことが多い．これらの腫瘍マーカーに変動があった場合など，膵がんを疑うときは腹部USや腹部CT検査を行う．腹部USでは腫瘍そのものや腫瘍に

第9章 膵がん

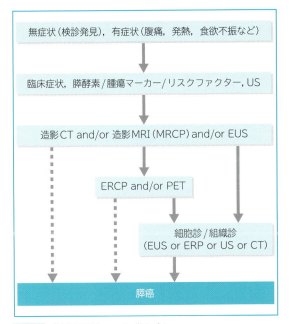

図1 膵がん診断のアルゴリズム
〔日本膵臓学会膵癌診療ガイドライン改訂委員会（編）：膵癌診療ガイドライン2016年版，金原出版，東京，p44，2016より許諾を得て改変し転載〕

表1 膵がん進行度

Stage 0	Tis	N0	M0
Stage ⅠA	T1	N0	M0
Stage ⅠB	T2	N0	M0
Stage ⅡA	T3	N0	M0
Stage ⅡB	T1, T2, T3	N1	M0
Stage Ⅲ	T4	Any N	M0
Stage Ⅳ	Any T	Any N	M1

〔日本膵臓学会（編）：膵癌取扱い規約，第7版，金原出版，東京，p5，2016より許諾を得て転載〕

よって生じる主膵管や胆管の拡張などが描出できるため，腹部CT検査と同様に膵がんの発見につながることが多い．膵がんの診断は腹部US，腹部CT検査のほかに超音波内視鏡検査（EUS），内視鏡的逆行性胆管膵管造影（ERCP），核磁気共鳴胆道膵管造影（MRCP），血管造影，PETを組み合わせて行われる．

膵がんにおいては切除例では良性疾患が含まれているという懸念から，治療開始にあたっては，組織もしくは細胞診による確定診断が望ましいとされるが，合併症のリスクもあり，術前生検については今後の課題である．この確定診断法としてはUSガイド下穿刺吸引細胞診・組織診，CTガイド下穿刺吸引細胞診・組織診，EUSガイド下穿刺吸引細胞診・組織診，ERCP下膵液細胞診，ERCP下組織診などがある（図1）[3]．

2 膵がんの病期分類

膵がんの進行度もTNM因子による病期で表される（表1）[4]．主病巣の局所進展度をT因子分類で記載するが（表2）[4]，さらに詳細に，局所進展度を表す膵内胆管（CH），十二指腸（DU），膵前方組織（S），膵後方組織（RP），門脈系（PV），動脈（A），膵外神経叢（PL），他臓器（OO）の記号を用いて記載できる（表3）[4]．リンパ節転移の程度はN因子で表し，リンパ節転移の個数によって分類される（表4）[4]．遠隔転移はM因子で表し，肝（HEP），腹膜（PER），リンパ節（LYM），肺（PUL），胸膜（PLE），骨（OSS），骨髄（MAR），脳（BRA），皮膚（SKI），副腎（ADR），その他（OTH）と，転移部位を記載する（表5）[4]．

Ⅲ 膵がんの治療

膵がん治療のアルゴリズムを図2[3]に示す．治療法には手術療法，化学放射線療法および化学療法がある．病変が膵内にとどまるか周囲臓器や血管への浸潤が軽いものは手術療法および補助療法，遠隔転移はないが周囲臓器や血管への浸潤が高度で切除が難しいものが化学放射線療法，遠隔転移やリンパ節転移を認めるものが化学療法の適応となる．以下，手術療法以外の治療法を記す．

1 補助療法

手術と術後補助療法という方針で切除可能膵がんを治療しても，その長期成績はまだまだ満足できるものではないことから，術前補助療法（化学放射線療法または化学療法）を施行した後に切除するという方法が提唱されている．しかし，これまでのところ切除可能膵がんに対する術前補助療法の意義を検討した無作為化比較試験（RCT）は存在しない．ケースシリーズ研究や後ろ向きコホート研究は散見されるが，いずれもエビデンスレベルが低く不十分である．また術後化学放射線療法については，わが国で行われたRCTの結果から有用性は証明されなかったため，行わないことが提案されている．一方で，術後補助化学療法は切除単独と比べて生存期間を有意に延長させるため，行うことが推奨されている．膵がん切除後の補助化学療法におけるゲムシタビン塩酸塩（GEM）単独療法とテガフール・ギメラシル・オテラシルカリウム配合剤（S-1）単独療法の第Ⅲ相比較試験（JASPAC 01）では，S-1がGEMに比べて，膵がん切除後の全生存期間（OS）お

表2 膵がんの局所進行度（T因子分類）

Tis	非浸潤癌	
T0	原発腫瘍を認めない	
T1	腫瘍の最大径が20 mm以下で膵内に限局したもの	
	T1a	最大径5 mm以下
	T1b	最大径5 mmを超えるが10 mm以下
	T1c	最大径10 mmを超えるが20 mm以下
T2	腫瘍の最大径が20 mmを超え膵内に限局したもの	
T3	癌が膵を越えて進展するが，腹腔動脈幹（CA）もしくは上腸間膜動脈（SMA）に及ばないもの	
T4	癌の浸潤が腹腔動脈幹（CA）もしくは上腸間膜動脈（SMA）に及ぶもの	
TX	膵局所進行度が評価できないもの	

〔日本膵臓学会（編）：膵癌取扱い規約，第7版，金原出版，東京，p2, 2016より許諾を得て転載〕

表3 膵がんの局所進展度の記載

進展度の浸潤のあり/なしを＋/－で，判定不能を各記号の後にXで記載する

1. 膵内胆管	CH
2. 十二指腸	DU
3. 膵前方組織	S（膵に接する大網，小網，結腸間膜を含む）
4. 膵後方組織	RP
5. 門脈系	PV（門脈：PVp, 上腸間膜静脈：PVsm, 脾静脈：PVsp）
6. 動脈	A（総肝動脈：Ach, 上腸間膜動脈：Asm, 脾動脈：Asp, 腹腔動脈：Ace）
7. 膵外神経叢	PL
8. 他臓器	OO（下大静脈，腎，腎動脈，副腎および胃，大腸，脾臓，大動脈）

〔日本膵臓学会（編）：膵癌取扱い規約，第7版，金原出版，東京，p14, 15, 2016より許諾を得て改変し転載〕

表4 膵がんのリンパ節転移の程度（N因子）

N0	リンパ節転移（－）	
N1	リンパ節転移（＋）	
	N1a	領域リンパ節に1〜3個の転移（＋）
	N1b	領域リンパ節に4個以上の転移（＋）
NX	リンパ節転移の程度が不明	

〔日本膵臓学会（編）：膵癌取扱い規約，第7版，金原出版，東京，p3, 2016より許諾を得て改変し転載〕

表5 膵がんの遠隔転移の程度（M因子）

M0	遠隔転移を認めない
M1	遠隔転移を認める

M1のときは転移部位を記号で記載する．
特に腹膜転移と肝転移は，あり/なしを1/0で，各記号のあとに記載する
〔日本膵臓学会（編）：膵癌取扱い規約，第7版，金原出版，東京，p3, 4, 2016より許諾を得て改変し転載〕

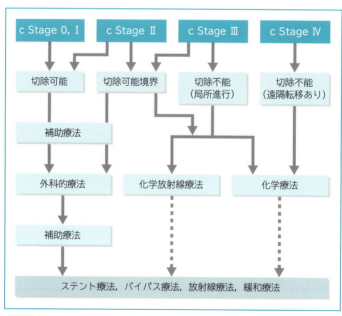

図2 膵がん治療のアルゴリズム

〔日本膵臓学会膵癌診療ガイドライン改訂委員会（編）：膵癌診療ガイドライン2016年版，金原出版，東京，p45より許諾を得て改変し転載〕

よび無再発生存期間（RFS）を有意に延長させることが報告され，術後補助化学療法のレジメンはS-1単独療法が推奨されている．ただしGEMを用いた術後補助化学療法は，切除単独に比べてRFSおよびOSにおいて良好な成績を示し，フルオロウラシル（5-FU）＋ホリナートカルシウムよりも重篤な有害事象が少なかったことから，S-1に対する忍容性が低い症例などではGEMを行うことが推奨される．

2 化学放射線療法

局所進行切除不能膵がんに対しての化学放射線療法には，併用薬剤，投与量や投与方法，放射線療法における総線量や分割方法など，確立したレジメンは存在しないが，現時点ではフッ化ピリミジン系抗がん薬またはGEMとの併用が提案されている．

放射線療法と5-FUを併用する目的として，5-FUによる放射線の増感作用の期待，放射線照射野以外への微小転移の抑制などがある．5-FUをベースとした化学療法を用いた化学放射線療法は，放射線療法単独に比べ予後が改善することがメタアナリシスの結果で示されており，S-1およびGEMに関しては第Ⅰ，Ⅱ相試験において長期生存例が多数報告されている．一方，シスプラチンは少量連日投与での放射線照射同時併用では毒性が強く，有効性は示されなかった．また，カペシタビンやドセタキセル水和物は第Ⅲ相試験が行われておらず，保険収載には至っていない．

放射線療法の臨床標的体積は，肉眼的腫瘍体積（GTV）に予防的リンパ節領域を含めた広い照射野の場合，消化器毒性が強くなるため，GTVと高頻度に転移するリンパ節群のみとすることが提案されている．

3 化学療法

a 局所進行切除不能膵がんに対する化学療法

局所進行切除不能膵がんに対する一次化学療法には，GEM単独，S-1単独，FOLFIRINOX療法〔オキサリプラチン，イリノテカン塩酸塩水和物，5-FU，（レボ）ホリナートカルシウム併用療法〕[5]，GEM＋アルブミン懸濁型パクリタキセル併用療法[6]が推奨されている．ただし，FOLFIRINOX療法，GEM＋アルブミン懸濁型パクリタキセル併用療法に関しては，その副作用が海外と本邦で異なることから，使用には注意を要する．GEM＋S-1併用療法も選択肢の1つである．

二次化学療法は，一次化学療法で使用したレジメンに応じて薬剤の候補が異なる．一次化学療法がGEMの場合は5-FU/ホリナートカルシウムを含めた化学療法やS-1単独療法が，5-FU関連レジメンの場合はGEM単独を行うことが提案されている．化学療法は病態が明らかに進行するまで投与を継続することになる．

b 遠隔転移を有する膵がんに対する化学療法

遠隔転移を有する膵がんに対する一次化学療法としては，FOLFIRINOX療法，GEM＋アルブミン懸濁型パクリタキセル併用療法が推奨されており，個々の患者の状態に応じてGEM単独，GEM＋エルロチニブ塩酸塩併用療法[7]，S-1単独が推奨されている．

二次化学療法の選択および投与期間に関しては，局所進行切除不能膵がんに対する化学療法と同様である．

Ⅳ 症 例

膵がんは何らかの自覚症状が出現したときにはすでに進行していることが多く，また切除不能であった場合は症状緩和と延命のための治療となる．診断後も，何らかの治療を受ける場合には，患者を支える家族の必要性や利用可能な社会資源を知ること，そして治療成績はもちろん，治療に伴う合併症に関しても十分なインフォームド・コンセントが必要である．

患　者 60歳，男性
主　訴 食事がとれない，みぞおちが痛い
現病歴 年1回の健康診断を受けており，直近の検診で特に異常は指摘されなかった．今月上旬より心窩部痛と食欲不振を自覚していた．近医受診し，胃腸薬を処方され内服したが改善はみられず，再受診した際の血液検査でCA19-9の高値を認めたため，当院を紹介受診となった．
既往歴 なし
家族歴 両親：胃がん（死亡），弟：膵がん（死亡）
生活歴
- 喫煙：なし
- アルコール：なし

社会歴 無職．現在は独居
アレルギー歴・副作用歴 なし
OTC・健康食品服用歴 なし
病識・アドヒアランス 良好
薬　歴
- ファモチジン（ガスターD錠20 mg）
  1回1錠（1日2錠），1日2回朝夕食後

入院時身体所見
＜全身所見＞ 身長158 cm，体重51 kg（ここ数週で3 kg減），BSA[注]1.5 m^2

注：BSAの算出は所属医療機関の計算式による．

<バイタルサイン> 体温 36.3℃，BP 131/71 mmHg
<全身状態> 特に問題なし

入院時検査所見（Day 1）

- 腫瘍マーカー：CA19-9 16,619 U/mL（基準値：＜37），CEA 7.6 ng/mL（基準値：＜5.0），DUPAN-2 1,567 U/mL（基準値≦150），エラスターゼ1 310 ng/dL（基準値：100〜400）
- US にて膵大部に 2 cm の腫瘤を認める．
- CT にて腫瘍より末梢の主膵管の拡張を認め，肝転移と考えられる低吸収域が S4, S6 を中心に多発している．
- 他臓器への転移検索のため PET 施行し，膵体部のほか，腹腔動脈幹周囲リンパ節と肝臓 S4, S6 に FDG の異常集積を認めている．
- 血液検査：WBC 4,800/μL（基準値：3,500〜9,100），NEUT 2,800/μL（基準値：1,750〜6,370），RBC 453×10^4/μL（基準値：376〜500×10^4），Hb 12.4 g/dL（基準値：11.3〜15.2），PLT 17.5×10^4/μL（基準値：13.0〜36.9×10^4）
- 生化学検査：TP 6.9 g/dL（基準値：6.7〜8.3），Alb 4.7 g/dL（基準値：4.0〜5.0），Cr 0.7 mg/dL（基準値：0.4〜0.7），UA 4.1 mg/dL（基準値：3.6〜7.0），TB 1.1 mg/dL（基準値：0.3〜1.2）（DB 0.2 mg/dL），AST 23 IU/L（基準値：13〜33），ALT 22 IU/L（基準値：6〜30），LDH 219 IU/L（基準値：119〜229），ALP 133 IU/L（基準値：115〜359），ChE 265 U/L（基準値：214〜466），Amy 76 IU/L（基準値：42〜132），食前血糖値 102 mg/dL（基準値：69〜109），HbA1c 5.7 %（基準値：4.3〜5.8），HBs 抗原（−），HBc 抗体（−），HCV 抗体（−）

入院時臨床診断名

#1．膵がん（Stage Ⅳ）

入院後治療開始までの経過

前医より膵がんを疑われ，当院紹介受診となり，当院入院前に外来で精査（CT，MRCP，PET など）され膵がん（Stage Ⅳ）と診断されている．また，その際に肝炎ウイルス検査が同時に行われ，化学療法施行可能か検討されている．入院後は心電図，循環機能生理検査を行い，異常なし．現在独居であり，キーパーソン（近所に住んでいる姪）の確認とソーシャルワーカーの介入が要請された．医師とのインフォームド・コンセントにより GEM＋アルブミン懸濁型パクリタキセル併用療法を開始予定となる．

入院後 Day 15 までの経過

Day 1：GEM＋アルブミン懸濁型パクリタキセル併用療法を開始．翌日，自宅で熱を測ったところ 37.2℃の発熱があった．GEM 投与により一過性の発熱がみられる場合があることを説明し，経過観察とした．

Day 3：Day 2 まで続いていた 37℃台前半の微熱は改善した．

Day 8：心窩部痛は現疾患に伴う症状と考えられ，ロキソプロフェンナトリウム水和物が開始となった．ロキソプロフェンナトリウム水和物を服用しているためか，その後に発熱はなかった．採血で軽度骨髄抑制を認めたが治療可能であり，GEM＋アルブミン懸濁型パクリタキセル併用療法を施行．両手にぴりぴりする感覚が出現．

Day 15：自宅では発熱はなかった．採血で NEUT が 950/μL と低下を認めた．両手のしびれが悪化，新聞がめくりにくい．プレガバリンが処方開始となった．

臨床検査値（Day 15）

- 血液検査：WBC 1,900/μL，NEUT 950/μL，RBC 334×10^4/μL，Hb 10.6 g/dL，PLT 6.9×10^4/μL

処方薬（Day 15）

化学療法

- アルブミン懸濁型パクリタキセル（アブラキサン注），187.5 mg（125 mg/m^2），30 分間点滴静注，Day 1, 8, 15 に投与し 1 週休薬予定
- ゲムシタビン（ジェムザール注）1,500 mg（1,000 mg/m^2），30 分間点滴静注，Day 1, 8, 15 に投与し 1 週休薬予定

その他

- グラニセトロン（カイトリル注）1 mg，15 分間点滴静注，抗がん薬投与前
- デキサメタゾン（デカドロン注）6.6 mg，15 分間点滴静注，抗がん薬投与前
- ロキソプロフェンナトリウム水和物（ロキソニン錠 60 mg），1 回 1 錠（1 日 3 錠），1 日 3 回 毎食後
- レボフロキサシン（クラビット錠 500 mg），1 回 1 錠（1 日 1 錠），1 日 1 回朝食後，発熱時
- プレガバリン（リリカカプセル 75 mg），1 回 1 カプセル（1 日 2 カプセル），1 日 2 回朝夕食後
- ファモチジン（ガスターD 錠 20 mg），1 回 1 錠（1 日 2 錠），1 日 2 回朝夕食後

練習問題

この患者の Day 15 における問題リスト，SOAP チャート，経過表を作成しなさい．
（⇒解答例は p.115 以降参照）

症例解析

まず，前述の患者情報に基づき，Day 15 における問題リストを作成し，次に問題点ごとに SOAP チャートを作成する．さらに膵がん化学療法施行患者のフォローに必要なモニタリングパラメータを設定し，経過表を作成する．

1 問題リストの作成

「#1．膵がん」に関する薬学的管理事項として大きなものは，化学療法に伴う副作用への予防と対策となる．また，退院後は外来で治療を継続していくことになり，副作用の認識と自己管理ができるよう，また緊急時の対応ができるように患者教育と支援を行っていく必要がある．

この症例では GEM＋アルブミン懸濁型パクリタキセル併用療法を Day 1，8 に行い，現在 15 日目である．採血の結果を確認したところ，骨髄抑制を認めている．また，末梢神経障害の悪化を認めている．

問題リスト：Problem List
#1．膵がん
#1-1．膵がん化学療法
- アルブミン懸濁型パクリタキセル（アブラキサン注）
  187.5 mg（125 mg/m^2），30 分間点滴静注，
  Day 1，8，15 に投与し 1 週休薬予定
- ゲムシタビン（ジェムザール注）
  1,500 mg（1,000 mg/m^2），30 分間点滴静注，
  Day 1，8，15 に投与し 1 週休薬予定
- グラニセトロン（カイトリル注）1 mg，
  15 分間点滴静注，抗がん薬投与前
- デキサメタゾン（デカドロン注）6.6 mg，
  15 分間点滴静注，抗がん薬投与前

#1-2．化学療法に伴う骨髄抑制・末梢神経障害
- レボフロキサシン（クラビット錠 500 mg）
  1 回 1 錠（1 日 1 錠），1 日 1 回朝食後，発熱時
- プレガバリン（リリカカプセル 75 mg）
  1 回 1 カプセル（1 日 2 カプセル），1 日 2 回 朝夕食後

#1-3．心窩部痛
- ロキソプロフェンナトリウム水和物（ロキソニン錠 60 mg）
  1 回 1 錠（1 日 3 錠），1 日 3 回毎食後
- ファモチジン（ガスター D 錠 20 mg）
  1 回 1 錠（1 日 2 錠），1 日 2 回朝夕食後

2 SOAP チャートの作成

この患者の問題点 #1-2．に関する SOAP 解析を示す．以下の内容は参考情報も記載してあるが，SOAP チャートにすべてを記載する必要はなく，ポイントのみを簡潔に記載する．

問題点 #1-2：化学療法に伴う骨髄抑制・末梢神経障害の SOAP 解析（Day 15）

S 自覚症状（Subjective data）

"熱は 2 日で出なくなりました．手がしびれて，新聞がめくりにくいです．"

O 他覚症状（Objective data）

臨床検査値
- 血液検査：WBC 1,900/μL，NEUT 950/μL，RBC 334×10^4/μL，Hb 10.6 g/dL，PLT 6.9×10^4/μL

処方薬
- レボフロキサシン（クラビット錠 500 mg）
  1 回 1 錠（1 日 1 錠），1 日 1 回朝食後，5 日間，発熱時服用開始
- プレガバリン（リリカカプセル 75 mg）
  1 回 1 カプセル（1 日 2 カプセル），1 日 2 回 朝夕食後

A 薬物療法評価（Assessment）

病因・病態

入院時
- 膵がん Stage Ⅳ に対して GEM＋アルブミン懸濁型パクリタキセル併用療法を開始．

現在（Day 15）
- Day 1，8 にアルブミン懸濁型パクリタキセル 187.5 mg（125 mg/m^2）と GEM 1,500 mg（1,000 mg/m^2）を投与．
- 投与当日と翌日に 37℃ 台前半の微熱があったが，現在は消失している．これに関しては GEM を投与したことにより発熱がみられることがあるとあらかじめ伝えており，また一過性のものであることを説明していたため経過観察としていた．
- Day 15 の投与前の採血で汎血球減少を認めた（WBC 1,900/μL，NEUT 950/μL，RBC 334×10^4/μL，Hb 10.6 g/dL，PLT 6.9×10^4/μL）．末梢神経障害が Grade 2（p.12，表 7 参照）に悪化している．

膵がんのリスクファクター
- 特記すべき事項なし

■ 非薬物療法は必要か？　⇒必要
- これまで Day 1 の治療において投与当日と翌日に 37℃ 台前半の微熱があったが，これは GEM を投与したことによる発熱であり，重篤でなければ経過観察で対応可能であった．しかし，今回は WBC，NEUT が低下しており，今後は発熱性好中球減少症（FN）の合併に注意する．
- 手洗い，含嗽などを行い，清潔に努めるよう指導．
- 末梢神経障害に関して，日常生活への支障をきたす前に医療者に報告するよう指導．

■ 薬物療法は必要か？
⇒ WBC・NEUT 減少に対しては不要
- がん化学療法後の好中球減少に対して顆粒球コロニー刺激因子（G-CSF）製剤の使用が可能であるが，G-CSF 製剤使用のガイドラインでは，無熱の好中球減少症に対しての G-CSF 製剤の使用は推奨されない．

⇒ 今後，FN を合併した場合は必要
- FN を合併した場合は，そのリスクを確認し抗菌薬投与を行う．
- 外来化学療法施行患者においては経口ニューキノロン系抗菌薬を処方しておき，悪寒戦慄を伴う 38℃ 以上の発熱がみられた時点から服用を開始し，医療スタッフへ連絡してもらうように服薬指導を行う．

⇒ 末梢神経障害対策に対しては必要
- Grade 2 の末梢神経障害が発現しており，次回アルブミン懸濁型パクリタキセルの減量を検討する必要があるため，対策が必要である．

■ 選択されている薬物は適切か？　⇒適切
☑ レボフロキサシン水和物
- FN 低リスク群では経口ニューキノロン系抗菌薬を単剤で用いるか，あるいは口腔内病変や皮膚病変があるときはグラム陽性菌を考慮し，経口ニューキノロン系抗菌薬に経口セフェム系抗菌薬を追加併用する．

☑ プレガバリン
- プレガバリンは，神経障害性疼痛に保険適用があり，『神経障害性疼痛薬物療法ガイドライン（第2版）』では第一選択として推奨されている．

■ 選択されなかった薬物について
- 特記すべき事項なし

■ 薬物の用法・用量について
☑ レボフロキサシン（クラビット錠 500 mg）：1 回 1 錠（1 日 1 錠），1 日 1 回朝食後，5 日間，38℃ 以上の発熱があったときから服用開始　⇒適切
- 通常，成人にはレボフロキサシンとして 1 回 500 mg を 1 日 1 回経口投与する．
- ただし腎機能低下の場合は Ccr（mL/min）で投与量を補正する．

☑ プレガバリン（リリカカプセル 75 mg）：1 回 1 カプセル（1 日 2 カプセル），1 日 2 回朝夕食後　⇒適切
- 通常，成人には初期用量としてプレガバリン 1 日 150 mg を 1 日 2 回に分けて経口投与し，その後 1 週間以上かけて 1 日用量として 300 mg まで漸増する．

■ 注意すべき副作用の把握
☑ レボフロキサシン水和物：ショック，アレルギー症状
☑ プレガバリン：神経系障害，浮腫，体重増加，眼障害，胃腸障害など

■ 注意すべき相互作用の把握
☑ レボフロキサシン水和物：フェニル酢酸系またはプロピオン酸系 NSAIDs，アルミニウムまたはマグネシウム含有の制酸薬
☑ プレガバリン：オピオイド系鎮痛薬，ロラゼパム，アルコール，アンジオテンシン変換酵素阻害薬などの血管浮腫を引き起こす薬剤，チアゾリジン系などの末梢性浮腫を引き起こす薬剤

■ アドヒアランスの評価
レボフロキサシン，プレガバリンともにまだ服用開始となっていないため，評価に該当しない．

P　治療計画（Plan）

■ 治療のゴール
☑ 短期的ゴール：発熱があれば FN として対応．
末梢神経障害の悪化を防ぎ，抗がん薬の減量・休薬を回避することで，治療強度を保つ．
☑ 長期的ゴール：明らかな病勢悪化まで GEM とアルブミン懸濁型パクリタキセルの投与を続け，QOL の改善・維持と延命．

■ 治療計画
薬物療法
- FN の合併があればレボフロキサシン 500 mg，1 日 1 回服用開始．
- 1 週間後，末梢神経障害の改善がなければ，プレガバリンを 1 日用量として 300 mg まで漸増．

■ 治療効果のモニタリングパラメータ
- 体温
- 痛み，日常生活動作の制限

■ 副作用のモニタリングパラメータ
☑ 自覚症状
- 皮膚症状，空咳，息切れ，脱力感など
- 眠気，ふらつき，手足のむくみ，物がかすんで見える，吐き気など
☑ 他覚症状
- Cr の低下

■ 患者カウンセリング・服薬指導
☑ レボフロキサシン
- 白湯で服用すること（牛乳などの金属イオンとキレートを形成し効果減弱するため）．

- 車の運転など，危険を伴う機械の操作に従事する際は注意すること（意識障害が現れることがあるため）．
- ☑ プレガバリン
- 車の運転など，危険を伴う機械の操作は行わないこと（眠気が起きることがあるため）．
- 用法用量を守ること（急激な投与中止により不眠，頭痛などが起こることがあるため）．
- 服用中はアルコールを控えること（認知機能障害および粗大運動機能障害に対して相加的に作用する恐れがあるため）．
- 肥満の徴候が現れた場合は相談してもらうこと（体重増加をきたすことがあるため）．

その他の問題点のSOAP解析後のプラン

#1-1. 膵がん化学療法：GEMとアルブミン懸濁型パクリタキセルによる骨髄抑制と判断し，Day 15の投与は中止とした．Day15では，投与当日のNEUTが1,000/μL以下またはPLTが5.0×10^4/μL未満であれば，骨髄機能が回復するまで投与を延期する．添付文書ではNEUTが500〜1,000/μLで投与可能となっているが，投与する場合は減量を考慮する．また，Grade 2の末梢神経障害が発現しており，次回アルブミン懸濁型パクリタキセルの減量を検討する必要がある．NEUT＜500/μLが7日以上持続すれば，GEM・アルブミン懸濁型パクリタキセルの減量を考慮する．今後もQOLの改善・維持を目的に明らかな病勢悪化までGEMとアルブミン懸濁型パクリタキセルの投与を継続する．治療効果の1つの指標としてCA19-9，CEA，DUPAN-2のモニタリングを行い，一方で副作用モニタリングとして血球数を確認し，発熱，息切れ，めまい，易出血傾向，発疹，空咳などの出現がないか，しびれの悪化がないか注意する．

#1-3. 心窩部痛：
- ロキソプロフェンナトリウム水和物（ロキソニン錠60 mg）
  1回1錠（1日3錠），1日3回毎食後
- ファモチジン（ガスターD錠20 mg）
  1回1錠（1日2錠），1日2回朝夕食後

現疾患に伴う症状と考えられ，化学療法を開始し，ロキソプロフェンナトリウム水和物による疼痛緩和を図るが，効果が現れなければ早期にオピオイドの導入を検討する．

SOAP作成後/退院後

この症例では，化学療法の施行により骨髄抑制と末梢神経障害を認めた．骨髄抑制のためDay15の投与は中止となり，以後発熱を認めることなく経過した．また末梢神経障害はプレガバリン開始後3日目にGrade 1に改善したため，Day18に退院となった．

患者教育・退院時服薬指導
☑ 退院時処方（Day 18）

▶ レボフロキサシン（クラビット錠500 mg），
  1回1錠（1日1錠），1日1回朝食後，5日間，
  38℃以上の発熱があったときから服用開始

▶ プレガバリン（リリカカプセル75 mg），
  1回1カプセル（1日2カプセル），1日2回朝夕食後

▶ ロキソプロフェンナトリウム水和物（ロキソニン錠60 mg），
  1回1錠（1日3錠），1日3回毎食後

▶ ファモチジン（ガスターD錠20mg），
  1回1錠（1日2錠），1日2回朝夕食後

☑ 退院時服薬指導
- WBC低下時に，悪寒戦慄を伴う38℃以上の発熱があった場合，レボフロキサシン水和物の服用を開始し病院に連絡する．
- WBC低下時は，特に手洗い・含嗽を行い清潔に努める．
- 痛みが増強することがあれば，我慢することなく訴える．

3 経過表の作成

Day 1から退院までの経過を表6に示した．

▼引用文献
1) DiMagno EP et al：AGA technical review on the epidemiology, diagnosis, and treatment of pancreatic ductal adenocarcinoma. American Gastroenterological Association. Gastroenterology 117：1464-1484, 1999
2) Chari ST et al：Probability of pancreatic cancer following diabetes：a population-based study. Gastroenterology 129：504-511, 2005
3) 日本膵臓学会膵癌診療ガイドライン改訂委員会（編）：膵癌診療ガイドライン2016年版，金原出版，東京，p44, 45, 2016
4) 日本膵臓学会（編）：膵癌取扱い規約，第7版，金原出版，東京，p2-5, 14, 15, 2016
5) Conroy T et al：FOLFIRINOX versus gemcitabine for metastatic pancreatic cancer. N Engl J Med 364：1817-1825, 2011
6) Von Hoff DD et al：Increased survival in pancreatic cancer with nab-paclitaxel plus gemcitabine. N Engl J Med 369：1691-1703, 2013
7) Moore MJ et al：Erlotinib plus gemcitabine compared with gemcitabine alone in patients with advanced pancreatic cancer：a phase III trial of the National Cancer Institute of

表6 Day1 から退院までの経過表

Day		1	2	3
処方薬	用法			
アルブミン懸濁型パクリタキセル（アブラキサン注）	生理食塩液 37.5 mL 30 分間点滴静注	187.5 mg		
ゲムシタビン（ジェムザール注）	生理食塩液 100 mL 30 分間点滴静注	1,500 mg		
グラニセトロン（カイトリル注）	生理食塩液 100 mL 15 分間点滴静注， 抗がん薬投与前	1 mg		
デキサメタゾン（デカドロン注）		6.6 mg		
デキサメタゾン（デカドロン錠 4 mg）	分 2，朝昼食後（Day 2, 3, 8, 9）		2T →	→
ロキソプロフェンナトリウム（ロキソニン錠 60 mg）	分 3，毎食後			
レボフロキサシン（クラビット錠 500 mg）	分 1，朝食後，発熱時			
プレガバリン（リリカカプセル 75 mg）	分 2，朝夕食後			
ファモチジン（ガスターD錠 20 mg）	分 2，朝夕食後	2T →	→	→
副作用				
	疲労			
	悪心			
	末梢神経障害			
	下痢			
	末梢性浮腫			
臨床検査値	施設基準値			
WBC	3,500〜9,100/μL	4,800		
NEUT	1,750〜6,370/μL	2,800		
RBC	376〜500×10^4/μL	453		
Hb	11.3〜15.2 g/dL	12.4		
PLT	13.0〜36.9×10^4/μL	17.5		
Cr	0.4〜0.7 mg/dL	0.7		
TB	0.3〜1.2 mg/dL	1.1		
AST	13〜33 IU/L	23		
ALT	6〜30 IU/L	22		

副作用の Grade 分類は CTCAE v4.0（p.12，表 7 参照）に依った．

8	9	10	15	16	17	18
						(退院)
187.5 mg			投与中止			
1,500 mg			投与中止			
1 mg			投与中止			
6.6 mg			投与中止			
	2T →	→		投与中止	投与中止	
3T →	→	→	→	→	→	→
						1T 5日分持ち帰り
			2CP →	→	→	→
→	→	→	→	→	→	→
Grade1	Grade1	Grade1	Grade2	Grade2	Grade2	Grade1
2,200↓			1,900↓			1,700↓
1,300↓			950↓			833↓
397			334↓			333↓
11.4			10.6↓			10.4↓
10.7↓			6.9↓			7.6↓
0.7			0.8↑			0.6
1			0.8			0.8
25			23			23
21			22			15

Canada Clinical Trials Group. J Clin Oncol 25：1960-1966, 2007

▼本疾患をもっとよく理解するために（参考文献）
1) 日本膵臓学会（編）：膵癌取扱い規約，第7版，金原出版，東京，2016
2) 日本膵臓学会膵癌診療ガイドライン改訂委員会（編）：膵癌診療ガイドライン2016年版，金原出版，東京，2016
3) 日本臨床腫瘍学会（編）：新臨床腫瘍学 改訂第4版 がん薬物療法専門医のために，南江堂，東京，2015

確認テスト
1. 膵がんにおいてモニターされるマーカーを述べなさい．
2. 膵がんのリスクファクターを述べなさい．
3. 切除不能局所進行膵がんに対して推奨される治療法を述べなさい．
4. 切除不能局所進行膵がんに対する化学放射線療法で使用される薬剤を述べなさい．
5. 切除不能局所進行膵がんに対する化学療法で使用される薬剤を述べなさい．

（執筆：若杉吉宣，執筆協力：稲富　理）

第10章 血液腫瘍

A 白血病

この疾患解説のゴール（A）

1. 急性骨髄性白血病，急性リンパ性白血病の治療の概要を説明できる．
2. 慢性骨髄性白血病の治療の概要を説明できる．
3. 造血幹細胞移植の概念および種類について説明できる．
4. 白血病あるいはその治療に合併して起こりうる代表的な病態（感染症，播種性血管内凝固症候群，腫瘍崩壊症候群）を理解し，その治療の概要を説明できる．

キーワード（A）

急性骨髄性白血病，急性リンパ性白血病，慢性骨髄性白血病，腫瘍崩壊症候群，寛解導入療法，地固め療法，維持療法，チロシンキナーゼ阻害薬，BCR-ABL，造血幹細胞移植

1 白血病総論

I 病態生理

白血病とは，造血細胞が腫瘍化して無制限に増殖する血液細胞のがんであり，細胞の起源や臨床症状，無治療での疾患の進行速度，治療に対する反応性の違いなどに基づき，急性と慢性に大きく分類される．急性白血病は血液細胞の分化・成熟がある段階で停止し，未分化な芽球細胞が自律的に増殖するのが特徴である．一方，慢性白血病では，血液細胞は分化・成熟する能力を保持している．急性白血病は急速な経過をたどり，未治療の場合は数ヵ月以内で死に至るが，慢性白血病は経過が遅いことから未治療でも数年間生存が可能であることが多い．急性および慢性白血病は，がん化している細胞系列により，顆粒球系の異常に起因する骨髄性白血病と，リンパ球系の異常に起因するリンパ性白血病に分類される．血球の分化・成熟過程を図A-1に示す．

II 臨床検査

a 血算

骨髄での白血病細胞の増加による正常造血の抑制が末梢血に反映され，白血球数は増殖した白血病細胞の末梢血への出現により増加することもあれば，正常白血球の減少を反映して減少することもある．急性白血病では赤血球数，血小板数ともに減少する場合が多い．

b 骨髄検査

白血病の診断，治療効果の判定，あるいは免疫学的形質検査，細胞遺伝学的検査などを行う際に実施する．通常，骨髄穿刺は上後腸骨棘で行う．著明な過形成や骨髄線維化がある場合は骨髄液の採取が困難なこと（dry tap）があるが，この際は骨髄生検を行う．

1. 細胞形態，細胞化学検査

穿刺液の塗抹標本にメイ・ギムザ（May-Giemsa）染色やライト・ギムザ（Wright-Giemsa）染色を施して，顕微鏡で形態を観察する．またミエロペルオキシダーゼ（MPO）染色，ズダンブラックB（SBB）染色，エステラーゼ染色などの特殊染色を行い，白血病の病型分類を行う．

2. 免疫学的形質検査

細胞表面や細胞質内にもっている抗原物質を，モノクローナル抗体により検出する．検出した抗原の発現状況から，細胞の種類や分化段階を判断することができる．検査に用いるモノクローナル抗体は，CD（cluster of differentiation）番号で整理されている．末梢血や骨髄液をモノクローナル抗体で染色し，フローサイトメーターで測定する．

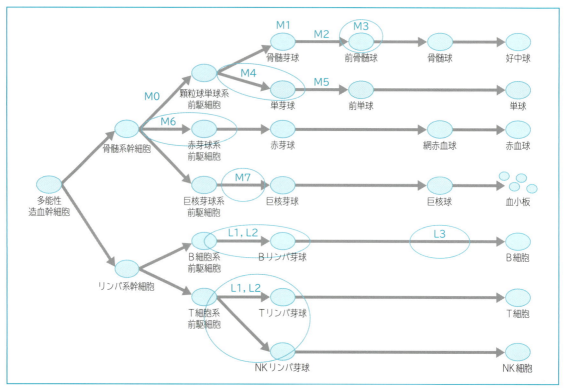

図A-1 血球の分化・成熟過程とFAB分類

3. 細胞分子遺伝学的検査

①染色体検査：細胞を培養し，分裂中期の細胞核の染色体をトリプシン処理後，ギムザ染色で縞模様（Gバンド）に染めて観察する．WHO分類に必須の検査である．

② FISH（fluorescence *in situ* hybridization）検査：蛍光物質で標識したDNAを白血病細胞の相補的なDNAに結合させ，蛍光顕微鏡下で観察する．分裂期の核のみならず間期核も観察可能であり，検査時間は半日程度と短く臨床的に有用であるが，感度はPCR法に及ばない．

③分子遺伝学的検査：免疫グロブリン遺伝子などの再構成を検出するサザンブロッティング法と，特定のがん遺伝子や白血病融合遺伝子を増幅して検出するPCR法がある．PCR法は通常DNAを検出するが，逆転写酵素ポリメラーゼ連鎖反応法（reverse transcriptase-polymerase chain reaction：RT-PCR法）はRNAを検出する．最近では定量的に測定するリアルタイムPCR法が広く実施されている．染色体検査では検出できない遺伝子の増幅や変異を検出でき，短時間で結果が得られ，感度が極めて高いことから，分子遺伝学的検査は微小残存病変（minimal residual disease：MRD）の検出に用いられる．

III 白血病の治療

a 化学療法および分子標的治療

急性白血病の治療は化学療法を基本とする．急性白血病の診断後，まず寛解導入療法を施行し，完全寛解の状態が得られた場合，続いて寛解後療法（地固め療法，維持療法）を施行する．慢性骨髄性白血病の慢性期では，診断後よりチロシンキナーゼ阻害薬（TKI）を開始し，寛解後もTKIによる治療を継続する．

b 造血幹細胞移植

造血器疾患に対する根治的治療であり，2つの方法がある．超大量化学療法による骨髄破壊的前処置後に，あらかじめ採取・保存しておいた患者自身の造血幹細胞を移植する自家造血幹細胞移植（autologous stem cell transplantation：auto-SCT）と，ドナーから提供を受けた造血幹細胞を移植する同種造血幹細胞移植（allogeneic stem cell transplantation：allo-SCT）である．allo-SCTでは抗がん薬や放射線による抗腫瘍効果に加え，同種免疫反応の移植片対白血病効果により白血病細胞の駆逐を期待する．造血幹細胞源としては骨髄，末梢血，臍帯血が使用される．

IV 白血病あるいはその治療に合併して起こりうる病態と症状

a 感染症

白血病治療では，原疾患による免疫低下や化学療法後の好中球数減少などが原因となって発症する感染症の合併により，致死的な経過をたどることがあり，その予防および治療が重要である．発熱性好中球減少症（FN）は早急な対処を要する事態であり，グラム陰性菌の敗血症性ショックにより数時間で死亡する例もある．固形腫瘍と異なり，白血病に対する化学療法ではCTCAEでGrade 4（p.12，表7参照）の好中球数減少が数週間にわたり続くことも予想されるため，予防的抗菌薬，抗真菌薬，またリンパ性白血病ではニューモシスチス肺炎予防としてST合剤の投与を考慮する．

b 播種性血管内凝固症候群（disseminated intravascular coagulation：DIC）

白血病，特に急性前骨髄球性白血病ではDICを高頻度に合併する．DIC診断基準に従い，フィブリン/フィブリン分解産物（FDP）やD-ダイマー（DICではいずれも増加），フィブリノゲン（低下），プロトロンビン時間（延長），アンチトロンビン（低下）などを測定しスコアリングする．治療として合成プロテアーゼインヒビターやヘパリン類，アンチトロンビン，トロンボモジュリン製剤の投与，新鮮凍結血漿輸注，血小板輸血などが行われる．

c 腫瘍崩壊症候群（tumor lysis syndrome：TLS）

急速な腫瘍細胞の崩壊・融解により生じる病態で，高尿酸血症，高リン血症，高カリウム血症，低カルシウム血症を呈し，しばしば急性腎不全を引き起こす．急性リンパ性白血病やBurkittリンパ腫など細胞増殖の速いリンパ系腫瘍に対して治療を開始した後に発現しやすい．予防が重要であり，予防法として積極的な輸液，抗尿酸薬（フェブキソスタットやアロプリノール）の投与，炭酸水素ナトリウムによる尿のアルカリ化が推奨される．特にTLSのリスクの高い病態では尿酸オキシダーゼであるラスブリカーゼの使用も考慮する．ただし，高尿酸血症に高リン血症を伴う場合には，リン酸カルシウムの析出から腎不全をきたす恐れがあるため，尿のアルカリ化は行うべきでない．

2 急性骨髄性白血病（acute myeloid leukemia：AML）

I 病態生理

AMLは，分化する能力を失った幼若骨髄系細胞がクローナルな自律性増殖をする血液腫瘍である．骨髄前駆細胞が遺伝子変異により増殖能を獲得した結果，正常な造血機能を阻害する．白血病幹細胞は正常な造血幹細胞と同様に自己複製能および分化能を有し化学療法抵抗性であり，寛解が得られても骨髄中に残存して再発の原因になると考えられている．

a 臨床症状

白血病細胞が骨髄を占拠し正常造血機能を抑制することにより，貧血による全身倦怠感や労作時の息切れ，白血球，特に好中球数減少による発熱・悪寒といった感染症状，血小板数減少による紫斑，鼻出血，歯肉出血，抜歯後止血困難などの出血症状を呈する．また，白血病細胞が皮膚や歯肉へ浸潤し，腫脹や腫瘤形成することもある．

b 分類

急性白血病には進行度による分類は存在しない．急性白血病の分類として，白血病細胞の形態学的・免疫組織学的特徴に基づいたFAB（French-American-Brit-ish）分類，および形態に加え細胞遺伝学的要素に基づいたWHO分類が用いられる．FAB分類では，AMLをM0からM7の8種類のサブタイプに分類する（図A-1，表A-1）．WHO分類では急性白血病の診断基準として芽球比率が30％から20％に引き下げられ，FAB分類では対象とならなかった治療関連の二次性白血病や帰属の不明なものまで包括される（表A-2）[1]．

表A-1 急性骨髄性白血病のFAB分類

M0	急性骨髄性白血病 最未分化型
M1	急性骨髄芽球性白血病 未分化型
M2	急性骨髄芽球性白血病 分化型
M3	急性前骨髄球性白血病
M3 variant	M3亜型
M4	急性骨髄単球性白血病
M4Eo	M4亜型
M5	急性単球性白血病
M5a	未分化型（単芽球性）
M5b	分化型
M6	急性赤白血病
M7	急性巨核芽球性白血病

表 A-2　急性白血病の WHO 分類（2016）

急性骨髄性白血病（AML）ならびに類縁腫瘍

1. 再現性のある遺伝子異常を有する急性骨髄性白血病
   1) t(8;21)転座型急性骨髄性白血病；*RUNX-RUBX1T1* 遺伝子
   2) inv(16)逆位型急性骨髄性白血病；*CBFB-MYH11* 遺伝子
   3) *PML-RARA* 遺伝子を伴う急性前骨髄球性白血病
   4) t(9;11)転座型急性骨髄性白血病；*MLLT3-MLL* 遺伝子
   5) t(6;9)転座型急性骨髄性白血病；*DEK-NUP214* 遺伝子
   6) inv(3)逆位型急性骨髄性白血病；*GATA2, MECOM* 遺伝子
   7) t(1;22)転座型急性巨核芽球性白血病；*RBM15-MKL1* 遺伝子
   8) *NPM1* 遺伝子変異型急性骨髄性白血病
   9) *CEBPA* 遺伝子変異型急性骨髄性白血病

2. 異形成像を伴う急性骨髄性白血病

3. 治療関連骨髄性白血病

4. 上記以外の急性骨髄性白血病
   1) 低分化急性骨髄性白血病（FAB 分類の M0 に相当）
   2) 成熟傾向のない急性骨髄性白血病（FAB 分類の M1 に相当）
   3) 成熟傾向のある急性骨髄性白血病（FAB 分類の M2 に相当）
   4) 急性骨髄単球性白血病（FAB 分類の M4 に相当）
   5) 急性単球性白血病（FAB 分類の M5 に相当）
   6) 急性赤白血病（FAB 分類の M6 に相当）
   7) 急性巨核球性白血病（FAB 分類の M7 に相当）
   8) 急性好塩基球性白血病
   9) 骨髄線維症を伴う急性汎骨髄症

5. 骨髄肉腫

6. Down 症候群関連骨髄増殖
   1) 一過性異常骨髄形成
   2) Down 症候群関連骨髄性白血病

7. 芽球形質細胞様樹状細胞腫瘍

8. 系統不明確な急性白血病
   1) 急性未分化白血病
   2) t(9;22)転座型混合形質急性白血病；*BCR-ABL1* 遺伝子
   3) t(v;11q23)転座型混合形質型急性白血病；*MLL* 遺伝子異常
   4) 混合形質型急性白血病，B 細胞/骨髄性
   5) 混合形質型急性白血病，T 細胞/骨髄性

B リンパ芽球性白血病/リンパ腫（B-ALL/LBL）

1. 再現性のある染色体転座を有する B リンパ芽球性白血病/リンパ腫
   1) t(9;22)転座型 B リンパ芽球性白血病/リンパ腫；*BCR-ABL1* 遺伝子（Ph 陽性 ALL）
   2) t(v;11q23)転座型 B リンパ芽球性白血病/リンパ腫；*MLL* 遺伝子異常
   3) t(12;21)転座型 B リンパ芽球性白血病/リンパ腫；*TEL-AML1* 遺伝子
   4) 多二倍体染色体型 B リンパ芽球性白血病/リンパ腫
   5) 少二倍体染色体型 B リンパ芽球性白血病/リンパ腫
   6) t(5;14)転座型 B リンパ芽球性白血病/リンパ腫；*IL3-IGH* 遺伝子
   7) t(1;19)転座型 B リンパ芽球性白血病/リンパ腫；*E2A-PBX1* 遺伝子

T リンパ芽球性白血病/リンパ腫（前駆 T 急性リンパ芽球性白血病）（T-ALL/LBL）

1. NK 細胞リンパ芽球性白血病/リンパ腫

（Arber DA et al：The 2016 revision to the World Health Organization classification of myeloid neoplasms and acute leukemia. Blood 127：2391-2405, 2016 より引用）

c　予後予測因子

患者側要因として年齢（60 歳以上は不良），全身状態〔performance status（PS）3〜4 は不良〕（p.6, 表 6 参照），合併症（感染症など有すれば不良）の存在が，白血病細胞側要因として染色体核型，発症様式（初発または二次性），初発時白血球数，細胞形態（異型性の有無，FAB 分類，MPO 染色陽性率）があげられる．このうち最も強力な予後因子と考えられているのが染色体核型である．Southwest Oncology Group（SWOG）や Medical Research Council（MRC），National Comprehensive Cancer Network（NCCN）などから染色体核型による予後分類が提唱されている．いずれの分類においても inv（16），t（8；21），t（15；17）などの core binding factor（CBF）関連染色体異常を予後良好群，5q 欠失，7q 欠失，3q21 異常，t（6；9），t（9；22），複雑型染色体異常を予後不良群と位置づけている点は共通している．

II 臨床検査

AML の診断および病型の決定には，芽球比率の算定と芽球の性状が重要である．

FAB 分類では骨髄中の全有核細胞（ANC）中の芽球が 30％以上を占める場合に急性白血病と診断し，芽球の 3％以上が MPO 染色陽性であれば AML と診断する．ただし，M0，M5，M7 は MPO が陰性となるので，エステラーゼ染色や細胞表面マーカー解析で診断を行う．また，ANC 中の 50％以上が赤芽球の場合は，赤芽球以外の細胞（NEC）中の 30％以上が芽球であれば AML（M6）と診断する．

WHO 分類では，ANC 中の芽球が 20％以上である場合に急性白血病と診断するが，ANC 中の 50％以上が赤芽球の場合は，NEC 中の 20％以上が芽球であれば急性赤白血病と診断する．また染色体 t（8；21）転座など特定の染色体異常を伴う場合は，芽球が ANC の 20％未満でも AML と診断する．

III 治療

AML の診断時，10^{12} 個に達しているとされる白血病細胞の根絶を目的として，"total cell kill" の概念に基づき化学療法を施行する．まず寛解導入療法により，骨髄での芽球比率が 5％未満で正常造血の回復がみられる「完全寛解（CR）」を目指す．この時点で白血病細胞は顕微鏡検査では検出できない程度（約 10^9 個）まで減少している．しかし，この段階で治療を中止すると残存白血病細胞により再発をきたすため，続いて地固め療法，維持療法を施行する．

急性前骨髄球性白血病（acute promyelocytic leukemia：APL）では，それ以外の AML と異なり，標準治療としてビタミン A 誘導体であるトレチノインが用いられる．

a AML の標準治療
1. 寛解導入療法
a）若年者
寛解導入療法の主軸を担う薬剤は，シタラビン（Ara-C）とダウノルビシン塩酸塩（DNR）および DNR の誘導体であるイダルビシン塩酸塩（IDR）を中心としたアントラサイクリン系薬である．JALSG AML201 study では DNR 50 mg/m^2 5 日間および IDR 12 mg/m^2 3 日間投与の比較試験を実施しており，両者による CR 率に有意差はなく，全体としては 78％が CR に到達している．現在では，Ara-C 100 mg/m^2 7 日間投与に IDR 12 mg/m^2 3 日間あるいは DNR 50 mg/m^2 5 日間投与を併用するレジメンが標準治療となっている．1 コース目の寛解導入療法で非寛解の場合，同一レジメンが繰り返されることが多く，2 コース目の再寛解導入療法でも寛解が得られない場合には，大量/中等量 Ara-C を含む救援療法が施行される．

b）高齢者
65 歳以上を対象とすることが多いが，症例ごとに PS や合併症，染色体分析結果をもとに判断する．治療可能な症例には，DNR＋Ara-C または DNR＋エノシタビン（BH-AC）が推奨される．

2. 地固め療法
a）若年者
寛解導入療法により CR を得た後，残存白血病細胞のさらなる減少と白血病再発の阻止を目的として施行される．予後良好群に対しては大量 Ara-C 療法，予後中間・不良群に対しては同種造血幹細胞移植が推奨されるが，適切なドナーが不在の場合は非交差耐性のアントラサイクリン系薬を含んだレジメンが実施される．

b）高齢者
標準的寛解後療法は確立されていないが，非交差耐性のアントラサイクリン系薬を含む多剤併用レジメンが実施されることが多い．予後不良症例には骨髄破壊的前処置による同種造血幹細胞移植が実施される場合もあり，逆に治療強度の減弱が必要と判断された症例には低用量 Ara-C や新規薬剤などの治療が行われる．

3. 維持療法
有用性は明らかではない．

4. 造血幹細胞移植
抗白血病効果は allo-SCT が最も高いが，治療関連毒性も最強であるため，症例ごとのリスクに応じて移植形式を選択する．FAB 分類で M0，M6，M7，および染色体核型で予後不良群に関しては，化学療法のみでは治癒困難と考えられるため，HLA 一致ドナーが存在する場合には allo-SCT を選択する．

3 急性リンパ性白血病（acute lymphoblastic leukemia：ALL）

I 病態生理

　ALLは，リンパ性前駆細胞が遺伝子変異により増殖能を獲得し，分化能を失った幼若なリンパ芽球が単クローン性に増殖する造血器腫瘍である．リンパ系腫瘍細胞が骨髄を占拠し，リンパ節，脾臓，胸腺，中枢神経系などへも浸潤する．成人ALLではpre B細胞性ALLが70〜75％，T細胞性ALLが20〜25％，成熟B細胞性ALLが5％を占める．一般に小児ALLの予後は良好で80％以上の長期生存が得られるのに対して，成人ALLでは15〜35％と治療成績は振るわず，予後因子に応じて造血幹細胞移植を要する．*BCR-ABL*融合遺伝子陽性のフィラデルフィア（Philadelphia：Ph）染色体陽性ALLにおいては，TKIの治療導入により治療成績が向上している．

a 臨床症状

　ALLでは，正常造血機能の抑制による貧血，好中球数減少とそれによる感染症状，血小板数減少による出血症状を呈する．またリンパ系腫瘍細胞の増殖，浸潤に伴い，発熱，リンパ節・肝臓・脾臓の腫大，縦隔腫瘍，皮膚浸潤，中枢神経浸潤，骨痛，関節痛，髄外腫瘤などがみられることがある．発症は急で，貧血や発熱，出血傾向によって医療機関を受診し発見される場合が多い．初診時から中枢神経系に浸潤し，頭痛，嘔吐，視力障害，麻痺などを合併することがある．治療開始に際しては，腫瘍崩壊に伴う諸症状やDICをきたす可能性があり注意を要する．

b 分 類

　AMLと同様，形態学的な観点を主とするFAB分類（L1，L2，L3）（図A-1）と，成因，染色体および遺伝子異常に重きを置いたWHO分類が使用される（表A-2）[1]．ALLはB細胞由来のもの（B-ALL）とT細胞由来のもの（T-ALL）に大別される．成人ALLのうち，Ph＋ALLが20〜30％に認められ，年齢とともにその頻度は増加し，50歳以上では約50％に認められる．

c 予後予測因子

　予後不良因子としては，染色体異常〔t(9;22)，t(4;11)，t(1;19)，hypodiploidyなど〕をはじめ，年齢（高齢になるほど），PS 3/4，WBC（B細胞性＞30,000/μLやT細胞性＞100,000/μL），寛解までに要した期間（4〜6週以上）．

II 臨床検査

　ALLでは，骨髄中においてMPO陰性のリンパ芽球を認め，多くの場合，正常造血の低下もしくは消失がみられる．末梢血では，芽球の増加により白血球数増加や著明な貧血，血小板数減少を認めることが多い．初診時に血清LDHの上昇がみられることも多く，治療の際のTLS発症に注意が必要である．またDICによる凝固異常を認めることも多い．

　ALLは，中枢神経系にリンパ系腫瘍細胞の浸潤を認め，髄膜浸潤により発症することもあるため，治療経過中の定期的な脳脊髄液検査施行が必要である．髄液検査では髄圧の亢進，細胞数の増加，蛋白の上昇，糖の低下などを認め，形態学的にはリンパ芽球を多数認めることにより診断に至る．

　T-ALLでは胸部単純X線撮影にて上部縦隔腫瘍を認めることがある．またALLの髄外浸潤による症状に留意し，必要に応じてCT検査やMRI検査を施行する．

III 治 療

　ALLの治療目標は治癒であり，治療法として化学療法と造血幹細胞移植がある．ALLの化学療法はリンパ系腫瘍に有効性の高い抗がん薬の多剤併用療法が主体となる．寛解導入療法として多剤併用療法を施行し，寛解到達後には数コースの地固め療法を施行する．さらに患者リスクに応じて維持療法や造血幹細胞移植が選択される．Ph＋ALLはそれ以外のALLとは別のプロトコールで治療が行われる．

a ALLの標準治療（Ph＋ALL以外）

1. 寛解導入療法

　ALL寛解導入療法では，アントラサイクリン系薬，ビンクリスチン硫酸塩（VCR），プレドニゾロン（PSL），L-アスパラギナーゼ（L-ASP）などを組み合わせた多剤併用療法が基本となる．さらにシクロホスファミド水和物（CPA），メトトレキサート（MTX）などが併用されることもある．これら多剤併用療法でのCR率は，7〜9割と報告されている．しかし寛解には到達するものの，再発により長期の無病生存期間（DFS）は低下するため，寛解後療法が重要である．

2. 地固め療法

　大量Ara-C（1〜3 g/m²）や大量MTX（3 g/m²）を用

いた治療を行う．両者を含むプロトコールの代表に，Hyper-CVAD/MA療法〔CPA，VCR，ドキソルビシン塩酸塩，デキサメタゾン（DEX）/MTX，Ara-C〕がある．

大量MTX投与時は毒性軽減のためロイコボリンを投与し，十分な補液，炭酸水素ナトリウム，アセタゾラミドの投与による尿量の確保および尿のアルカリ化を行って，MTX血中濃度が危険限界値を下回ることを確認する．フロセミドなどの利尿薬やNSAIDsの併用は避け，ST合剤を内服している場合は一時的に休薬することを考慮する．胸水，腹水などの水分貯留がある場合には，MTXの投与は禁忌である．

3. 維持療法

再発率の低下を目指して，MTXやメルカプトプリン水和物（6-MP）を用い，約1～2年間にわたる維持療法を行う．

4. 中枢神経白血病予防

ALL治療成績の向上に，中枢神経系（CNS）再発への予防対策が不可欠である．CNSへの薬剤移行性を高める目的のAra-C・MTXの大量療法や，Ara-C，MTX，PSLやDEXの脊髄腔内投与，全脳放射線照射といった選択肢がある．

5. 造血幹細胞移植

Phの陽性/陰性にかかわらず，HLA適合ドナーがいれば第一寛解期にallo-SCTを行うことが，生存割合の改善を図れることから推奨される．一方，auto-SCTは化学療法のみの寛解後療法に比べ予後改善が期待できないため行うべきではない．

b Ph＋ALLの治療

TKIであるイマチニブメシル酸塩を寛解導入療法および地固め療法において併用することが推奨されており，9割以上のCR率と生存割合の改善が期待できる．また再発・難治性のPh＋ALLに対しては，ポナチニブ塩酸塩およびダサチニブ水和物による治療も選択可能である．その後可能であればallo-SCTを実施する．

4 慢性骨髄性白血病（chronic myelogenous leukemia：CML）

I 病態生理

CMLは9番と22番染色体の相互転座により形成されるPh染色体に関連する，造血幹細胞レベルの異常による骨髄増殖性疾患であり，各成熟段階の顆粒球増加を特徴とする．Ph染色体上の*BCR-ABL1*融合遺伝子にコードされ産生されるBCR-ABLチロシンキナーゼの恒常的な活性化がCML細胞の増殖に関与し，無治療の場合3つの病期を経て進行する．

a CMLの病期

白血球数や血小板数の増加を認めるが自覚症状の乏しい慢性期（chronic phase：CP，診断後約3～5年間），顆粒球の分化異常が進行する移行期（accelerated phase：AP，3～9ヵ月間），未分化な芽球が増加し急性白血病に類似する急性転化期（blast crisis：BC，約3～6ヵ月間）に分類される．

b 臨床症状

85％程度の症例はCPで診断される．CPは無症状で検診の血液検査にてみつかる例も多いが，なかには白血病細胞の浸潤による脾腫に伴う腹部膨満や腹痛，全身倦怠感などを有する場合もある．APでは脾腫の増悪や発熱，骨痛などの全身症状がみられ，BCでは貧血や感染症状，出血症状など急性白血病と同様の症状を示すようになる．

c 予後予測因子

初診時の年齢，脾腫（肋骨弓下cm），血小板数，末梢血芽球数（％）の4因子を用いて計算するSokal scoreが有用である．Low，Intermediate，Highの3リスク群に分類される．

II 臨床検査

a 診断時

骨髄染色体分析でPh染色体または末梢血FISH法で*BCR-ABL*融合遺伝子を確認する．さらに，Ph染色体の陽性率や付加的染色体異常の有無を確認する．

1. CP

骨髄は過形成で顆粒球系細胞の過剰増殖が認められ，芽球は5％未満である．末梢血では著明な白血球数・各分化段階の白血球・好塩基球および血小板数増加がみられる．初診時に約30％の症例で巨核球増加や著明な脾腫を伴う骨髄線維化を認め，一般に予後不良である．生化学検査では，LDH上昇，血中および尿中の尿酸値上昇，血中ビタミンB_{12}の上昇（白血球の破壊による末梢血中への逸脱）が特徴的である．好中球アルカリホスファターゼ（NAP）活性の低下は，他の骨髄増殖性疾患との鑑別に有用である．

2. AP

骨髄は過形成で，異型性を伴うことが多い．WHOの診断規準では，①末梢血または骨髄中の芽球が10～19％〔ELN（European Leukemia Net）分類では

表 A-3　CML 治療における治療効果の定義

血液学的奏効（hematologic response：HR）[*1]	血液・骨髄検査所見および臨床所見（1.-6.を満たす）
完全血液学的奏効：complete HR（CHR）	1. WBC<10,000/μL 2. PLT<450,000/μL 3. 末梢血中に芽球（−）前骨髄球（−） 4. 末梢血中の骨髄球＋後骨髄球＝0% 5. 好塩基球<5% 6. 脾臓および肝臓の腫大（−），髄外病変（−）
細胞遺伝学的奏効（cytogenetic response：CyR）[*2]	骨髄有核細胞中の Ph 染色体（BCR-ABL）陽性率（%）
細胞遺伝学的大（major）奏効：MCyR	0〜35
細胞遺伝学的完全（complete）奏効：CCyR	0
細胞遺伝学的部分（partial）奏効：PCyR	1〜35
細胞遺伝学的小（minor）奏効：Minor CyR	36〜65
細胞遺伝学的微小（minimum）奏効：Mini CyR	66〜95
細胞遺伝学的非（none）奏効：No CyR	>95
分子遺伝学的奏効（molecular response：MR）[*3]	*BCR-ABL1* 遺伝子レベル（RT-PCR 法） ※国際指標にて補正された値で評価
分子遺伝学的大（major）奏効：MMR	≦0.1%
分子遺伝学的に深い（deep）奏効：DMR	
4-log reduction：$MR^{4.0}$	≦0.01%，または *ABL1* 遺伝子 cDNA>10,000 コピー中未検出
4.5-log reduction：$MR^{4.5}$	≦0.0032%，または *ABL1* 遺伝子 cDNA>32,000 コピー中未検出

[*1]：末梢血所見の改善，[*2]：骨髄中の Ph 染色体割合で評価，
[*3]：末梢血中の *BCR-ABL1* 遺伝子発現量を定量 RT-PCR にて測定し，国際指標（International Scale：IS）で補正して評価する．
〔日本血液学会（編）：造血器腫瘍診療ガイドライン 2013 年版，金原出版，東京，p79，2013 より許諾を得て改変し転載〕

15〜29%〕，②末梢血中好塩基球割合が 20% 以上，③治療に無関係な血小板減少（<10万/μL）または治療不応の血小板増加（>100万/μL），④治療不応の持続的白血球増加（>10万/μL）±持続/増強する脾腫，⑤付加的染色体異常の発現のいずれかに該当する場合を AP と定義する．

3. BC

骨髄および末梢血中の芽球の増加を認める．白血球は増加/減少いずれの場合もあるが，貧血の進行と血小板低下を認める．CP とは反対に NAP 活性は上昇する．WHO の診断規準では，①末梢血中または骨髄中の ANC 中の芽球が 20%（ELN 分類では 30%）以上，②髄外での芽球の増殖のいずれかに該当する場合を BC と定義しており，BC の約 70% は骨髄系，20〜30% がリンパ系である．

b 治療効果の評価

ELN に従い，治療開始直後は血算と血液像を毎週〜2 週ごとに，血液学的奏効（hematologic response：HR）到達後は少なくとも 3 ヵ月ごとに末梢血 FISH を，骨髄検査は細胞遺伝学的奏効（cytogenetic response：CyR）の判定が出るまで 3 ヵ月ごとにモニタリングし評価する．詳細を表 A-3[2)]に示す．

c その他

1. *BCR-ABL1* 点突然変異解析（保険適用外）

TKI 治療に抵抗性が認められる場合に有用である．

2. イマチニブメシル酸塩の血中トラフ（服薬前採血）濃度（特定薬剤治療管理料）

目標値（1,000 ng/mL）に達しているかの確認は，治療方針を決める一助となる．

III 治療

治療開始から 3 ヵ月，6 ヵ月，12 ヵ月およびそれ以降の各時点における治療効果を定期的にモニタリングし，効果判定基準（optimal response, warning, failure）に基づいて（表 A-4）[3)]治療法を選択する．

a 初発 CP-CML

BCR-ABL をターゲットにした TKI を第一選択薬とする．第一世代 TKI のイマチニブメシル酸塩，ABL 阻害効果がイマチニブメシル酸塩よりも強力な第二世代 TKI のニロチニブ塩酸塩水和物およびダサチニブ水和物の 3 薬剤が選択可能である．ただし ABL 遺伝子変異の種類により 3 薬剤の感受性に差があり，T315I 変異ではこれらすべての TKI に耐性を示す．全生存率はイマチニブメシル酸塩と第二世代 TKI で有意差を認めないが，奏効の深さと速さは第二世代 TKI のほうが優れており病期進展も少ないことから，高危険群では初めから第二世代 TKI を選択することが多い．加えて，各薬剤の有害事象の特徴から患者背景により薬剤選択を行う．ELN コンセンサスに従い，op-

表 A-4 CML に対する 1st line のチロシンキナーゼ阻害薬の治療効果判定規準（European Leukemia Net 2013）

	Optimal	Warning	Failure
治療前 （ベースライン）	（指摘なし）	高リスク， Ph 染色体の付加的染色体異常	（指摘なし）
3 ヵ月	*BCR-ABL1* ≦10% または Ph＋≦35%	*BCR-ABL1* ＞10% または Ph＋＝36～95%	CHR 未達成 または Ph＋＞95%
6 ヵ月	*BCR-ABL1* ＜1% または Ph＋＝0%	*BCR-ABL1* ＝1～10% または Ph＋＝1～35%	*BCR-ABL1* ＞10% または Ph＋＞35%
12 ヵ月	*BCR-ABL1* ≦0.1%	*BCR-ABL1* ＞0.1～1%	*BCR-ABL1* ＞1% または Ph＋＞0%
その後 どの時点でも	*BCR-ABL1* ≦0.1%	Ph 染色体以外の付加的染色体異常 （7 番染色体長腕欠失）	CHR 喪失，CCyR 喪失，確定した MMR 喪失， *ABL1* 変異， Ph 染色体の付加的染色体異常

（Baccarani M et al：European LeukemiaNet recommendations for the management of chronic myeloid leukemia. Blood 122：872-884, 2013 より引用）

timal の場合には治療継続を，warning の場合には繰り返し検査を行い，failure の場合には他の TKI へ変更する[3]．

b 前治療薬に耐性・不耐容の CML-CP

ELN ガイドライン[3]に準拠し，failure の場合に治療を変更する．初回治療に使用可能な TKI 3 剤に加え，ボスチニブ水和物およびポナチニブ塩酸塩も選択可能である．TKI 抵抗性においては *BCR-ABL* 遺伝子の点突然変異解析の感受性に基づいて，また不耐容（適切な補助療法にもかかわらず Grade 3 以上の有害事象を繰り返す，あるいは Grade 2 以上の副作用が 1 ヵ月以上持続する場合）においては副作用プロファイルに基づいて薬剤を選択する．ポナチニブ塩酸塩は T315I 変異に唯一有効性を示す．

c 進行期 CML（AP/BC-CML）

ABL 遺伝子変異を参考にしながら，TKI による治療を施行する．BC に対しては急性白血病に準じた化学療法を TKI に併用する．可能な限り造血幹細胞移植を検討する．

d 造血幹細胞移植

TKI 耐性 AP 例や，BC 例が適応である．根治が期待できる治療法であるが，治療関連毒性による早期死亡のリスクが高いため，適切なドナーの確保，移植関連毒性に耐えうる年齢および全身状態にあることなどの移植適応を考慮する必要がある．

確認テスト（A）
1. 急性骨髄性白血病（急性前骨髄球性白血病は除く）に対する標準的治療（寛解導入療法，地固め療法，維持療法）について述べなさい．
2. 急性リンパ性白血病に対する標準治療について，Ph 染色体の有無別に述べなさい．
3. 慢性骨髄性白血病の病態（病期）および治療について述べなさい．
4. 腫瘍崩壊症候群の病態および推奨される予防法について述べなさい．
5. 造血幹細胞移植の概念と種類について述べなさい．

B リンパ腫

この疾患解説のゴール（B）

1. 悪性リンパ腫に含まれる代表的な疾患について基本的な病態を説明できる．
2. 悪性リンパ腫の診断および治療効果判定に必要な検査を説明できる．
3. 悪性リンパ腫の予後予測および病期分類について説明できる．
4. Hodgkinリンパ腫，非Hodgkinリンパ腫の薬物治療について説明できる．

キーワード（B） Hodgkinリンパ腫，B症状，非Hodgkinリンパ腫，Ann Arbor分類，国際予後スコア（IPS），国際予後指標（IPI），ABVD療法，CHOP療法，リツキシマブ，細胞表面抗原

I 病態生理

悪性リンパ腫は，組織学的にホジキンリンパ腫（Hodgkin lymphoma：HL）と非ホジキンリンパ腫（non-Hodgkin lymphoma：NHL）に大別される．本邦におけるHLは全悪性リンパ腫の5～10％程度であり，大半がNHLである．

HLの初発症状の多くが無痛性・可動性の表在型リンパ節腫大であり，約半数に頸部・鎖骨上窩の腫脹を認める．B症状とよばれる発熱（38℃以上の原因不明の発熱）・体重減少（診断前6ヵ月以内に10％以上の減少）・盗汗（シーツなどを交換しなければならないほどの寝汗）の3つの全身症状をきたすことが多い．WHO分類においては，病理組織学的に結節性リンパ球優位型HLと古典的HL（結節硬化型，混合細胞型，リンパ球豊富型，リンパ球減少型）の5つに分類される（表B-1）[4]．進行期HLに関しては，国際予後スコア（international prognostic score：IPS）を用い予後予測を行う．

NHLはリンパ系腫瘍のうち，成熟B細胞腫瘍および成熟T・NK細胞腫瘍に分類される．WHO病型分類（2016）を表B-1[4]に示す．また，臨床的に年単位で進行する低悪性度リンパ腫，月単位で進行する中悪性度リンパ腫，週単位で進行する高悪性度リンパ腫と分類される．高悪性度（アグレッシブ）リンパ腫においては国際予後指標（international prognostic index：IPI）を，低悪性度リンパ腫の1つである濾胞性リンパ腫においては濾胞性リンパ腫国際予後指標（follicular lymphoma international prognostic index：FLIPI）を，マントル細胞リンパ腫においてはマントル細胞リンパ腫国際予後指標（mantle cell lymphoma international prognostic index：MIPI）をもとに予後予測を行う．

HL・NHLいずれの病変も「節性病変」（リンパ節が腫大した病変）および「節外病変」（リンパ節外の臓器の腫瘤病変または臓器に浸潤した病変）に分けて評価し，Ann Arbor分類（表B-2）[5]に基づいて病期分類したうえで治療方針を決定する．ただし消化管原発悪性リンパ腫に関しては，節外病変が主病変であるためAnn Arbor分類では病期進展と乖離することが多く，Ann Arbor分類に加えてLugano分類（表B-3）[6]を用いて病期分類する．

II 臨床検査

a 診断および病期分類に必要な事項・検査

1. 一般検査

- 血液検査（血球算定，生化学，赤沈・CRP・免疫グロブリン・可溶性IL-2R・β_2ミクログロブリンなどの血清学，B/C型肝炎・HIV・HTLV-1などのウイルス感染検査）
- 尿検査（糖，蛋白，潜血，沈渣）
- 画像検査（胸部X線，心電図，頸部・胸部・腹部・骨盤CT，以下必要に応じ，消化管内視鏡，骨髄穿刺・生検，心エコー，PET，MRI，骨シンチグラフィー，髄液検査，動脈血ガス分析）

2. 病理組織診断

生検による組織病理検査は必須である．全身にリンパ節腫脹が認められる場合には頸部リンパ節生検を行うことが望ましい．生検により得られた検体をホルマリン固定し，パラフィンブロックから薄切標本を作製する．ヘマトキシリン・エオジン染色および免疫組織染色を行う．

3. その他の検査

リンパ節などの生検組織から生細胞を得て，フローサイトメトリー法による表面抗原解析や染色体分析，さらに遺伝子解析．Epstein-Barr encoding region（EBER）*in situ* hybridizationによるEpstein-Barr virus（EBV）感染を確認する．

表 B-1 悪性リンパ腫の WHO 病型分類

Hodgkin リンパ腫（HL）
結節性リンパ球優位型 Hodgkin リンパ腫
古典的 Hodgkin リンパ腫
 結節性硬化型
 混合細胞型
 リンパ球豊富型
 リンパ球減少型

成熟 B 細胞腫瘍
濾胞性リンパ腫（FL）
 in situ 濾胞性腫瘍
 小腸原発濾胞性リンパ腫
粘膜関連リンパ組織型節外性辺縁帯リンパ腫（MALT リンパ腫）
節性辺縁帯リンパ腫
 小児節性辺縁帯リンパ腫
脾 B 細胞辺縁帯リンパ腫
リンパ形質細胞性リンパ腫（LPL）
 Waldenström マクログロブリン血症（WM）
マントル細胞リンパ腫（MCL）
 in situ マントル細胞腫瘍
びまん性大細胞型 B 細胞リンパ腫（DLBCL）
 germinal center B-cell 型
 activated B-cell 型
Burkitt リンパ腫（BL）
慢性リンパ性白血病/小リンパ球性リンパ腫
単クローン性 B 細胞リンパ腫
B 細胞前リンパ球性白血病
有毛細胞白血病
単クローン性γ-グロブリン血症
重鎖病
形質細胞骨髄腫
骨の孤立性形質細胞腫
骨外性形質細胞腫
単クローン性免疫グロブリン沈着病
小児濾胞性リンパ腫
IRF4 転座を伴う大細胞型 B 細胞リンパ腫
原発性皮膚濾胞中心リンパ腫
T 細胞/組織球豊富型大細胞型 B 細胞リンパ腫
中枢神経原発びまん性大細胞型 B 細胞リンパ腫
皮膚原発びまん性大細胞型 B 細胞リンパ腫，下肢型
EBV 陽性びまん性大細胞型 B 細胞リンパ腫，非定型型
EBV 陽性粘膜皮膚潰瘍
慢性炎症に伴うびまん性大細胞型 B 細胞リンパ腫
リンパ腫様肉芽腫症
縦隔（胸腺）発生大細胞型 B 細胞リンパ腫
血管内大細胞型 B 細胞リンパ腫
ALK 陽性大細胞型 B 細胞リンパ腫
形質芽細胞性リンパ腫
原発性滲出液リンパ腫
HHV8 陽性びまん性大細胞型 B 細胞リンパ腫，非定型型
11q 異常を伴う Burkitt 様リンパ腫
高悪性度 B 細胞リンパ腫，*MYC* および *BCL2* かつ/または *BCL6* の再構成を伴う
高悪性度 B 細胞リンパ腫，非定型型

成熟 T 細胞および NK 細胞腫瘍
末梢性 T 細胞リンパ腫（PTCL），および非特定型（PTCL-NOS）
血管免疫芽球性 T 細胞リンパ腫（AITL）
未分化大細胞リンパ腫（ALCL）（ALK 陽性/ALK 陰性）
成人 T 細胞性白血病/リンパ腫（ATL）
節外性鼻型 NK/T 細胞リンパ腫（ENKL）
T 細胞前リンパ球性白血病
T 細胞大顆粒リンパ球性白血病
NK 細胞慢性リンパ増殖異常症
アグレッシブ NK 細胞白血病
小児期全身性 EBV 陽性 T 細胞リンパ腫

種痘様水疱症リンパ増殖性障害
　　腸管症関連T細胞リンパ腫（EATL 1型）
　　単形性上皮向性腸管T細胞リンパ腫（EATL 2型）
　　消化管くすぶり型T細胞リンパ増殖異常症
　　肝脾T細胞リンパ腫
　　皮下脂肪組織炎様T細胞リンパ腫
　　菌状息肉症
　　Sézary症候群
　　原発性皮膚CD30陽性T細胞リンパ増殖異常症
　　　　リンパ腫様丘疹症
　　　　原発性皮膚未分化大細胞リンパ腫
　　原発性皮膚γδ細胞リンパ腫
　　原発性皮膚CD8陽性アグレッシブ表皮向性細胞障害性T細胞リンパ腫
　　原発性皮膚CD4陽性小/中T細胞リンパ増殖異常症
　　濾胞性T細胞リンパ腫
　　TFH形質の節性末梢型T細胞リンパ腫
　　乳房インプラント関連未分化大細胞リンパ腫

移植後リンパ増殖性疾患（PTLD）
　　形質細胞性過形成型PTLD
　　伝染性単核球症様PTLD
　　高度濾胞形成型PTLD
　　多形性PTLD
　　古典的Hodgkinリンパ腫型PTLD

〔Swerdlow SH et al：The 2016 revision of the World Health Organization classification of lymphoid neoplasms. Blood 127：2375-2390, 2016 より引用〕

表B-2　Ann Arbor分類

Ⅰ期	単独リンパ節領域の病変を「Ⅰ」 リンパ節病変を欠く単独の節外臓器または部位の限局性病変を「ⅠE」
Ⅱ期	横隔膜の同側にある2つ以上のリンパ節領域の病変を「Ⅱ」 所属リンパ節病変と関連している単独の節外臓器または部位の限局性病変で、横隔膜の同側にあるその他リンパ節領域の病変の有無は問わない「ⅡE」
Ⅲ期	横隔膜の両側にあるリンパ節領域の病変を「Ⅲ」 さらに隣接するリンパ節病変と関連している節外病変を伴ったり「ⅢE」，脾臓病変を伴ったり「ⅢS」，その両者を伴う「ⅢES」
Ⅳ期	1つ以上の節外臓器のびまん性または播種性病変で、関連するリンパ節病変の有無を問わない． または隣接する所属リンパ節病変を欠く単独の節外臓器病変であるが，遠隔部位の病変を併せ持つ場合． 肝臓・骨髄のあらゆる病変あるいは肺の結節性病変，または脳脊髄液はⅣ期に分類する

全身症状	各病期に下記の全身症状がなければ「A」，あれば「B」を付記 ①38℃以上の原因不明の発熱，②診断前の6ヵ月以内に10％以上の体重減少，③盗汗
節外病変	節外病変があれば「E」（extranodal）を付記
巨大腫瘤	最大径10cm以上の病変，またはT5/T6レベルの胸郭の横径1/3以上の胸郭内病変があれば「X」を付記
臓器表示	肝臓「H」，脾臓「S」，肺「L」，骨髄「M」，胸膜「P」，骨「O」，皮膚「D」

〔Carbone PP et al：Report of the committee on Hodgkin's disease staging classification. Cancer Res 31：1860-1861, 1971 より引用〕

表B-3　Lugano分類

Ⅰ期	消化管に限局した腫瘍（漿膜への浸潤を認めない） 　　単発または多発（非連続性）
Ⅱ期	消化管の原発部位から腫瘍が腹腔へ進展 　　Ⅱ₁：限局性（胃リンパ腫は胃周囲，腸管の場合は腸管周囲への浸潤） 　　Ⅱ₂：遠隔性（腸管原発の場合は腸管膜，その他では傍大静脈，骨盤，鼠径への浸潤） 　　ⅡE：近接の臓器または組織へ進展する漿膜の浸潤 　　　　リンパ節浸潤と近接臓器へ浸潤する進展の両方がある場合，病期は下付きの1または2とEの両方を付記
Ⅳ期	リンパ外への播種性浸潤または消化管病変に横隔膜を越えたリンパ節病変を伴う

〔Rohatiner A et al：Report on a workshop convened to discuss the pathological and staging classifications of gastrointestinal tract lymphoma. Ann Oncol 5：397-400, 1994 より引用〕

表 B-4 a　NHL の効果判定規準の標準化国際ワークショップレポート

総合効果	標的病変の正常化ならびに SPD		非標的病変		肝腫大脾腫腎腫大	腫瘍関連症状と腫瘍関連検査値異常	骨髄浸潤	新病変
	節性	節外性	節性	節外性				
完全奏効(CR)	正常	消失	正常	消失	消失	正常	陰性	なし
不確定完全奏効(CRu)	正常	消失	正常	消失	消失	正常	不確定	なし
	75%以上縮小		正常	消失	消失	正常	陰性 or 不確定	なし
部分奏効(PR)	75%以上縮小		正常	消失	消失	正常	陽性	なし
	50%以上縮小		正常 or 非増大	消失 or 非増大	消失 or 非増悪	正常	問わない(未検可)	なし
安定(SD)	50%未満の縮小かつ50%未満の増大		正常 or 非増大	消失 or 非増大	消失 or 非増悪	正常 or 非増悪	問わない(未検可)	なし
進行(PD)	50%以上増大	50%以上増大	増大	増大	増悪	増悪	陰性化後の陽性	あり
再発(RD)		再腫大	再腫大	再出現	再出現	再出現		

〔Cheson BD et al：Report of an International Workshop to standardize response criteria for non-Hodgkin's lymphomas. J Clin Oncol 17：244-253, 1999 より引用〕

表 B-4 b　改訂版 NHL の効果判定規準の標準化国際ワークショップレポート（PET を加味）

総合評価	標的病変の SPD		非標的病変		骨髄浸潤	PET	新病変
	節性	節外性	節性	節外性			
完全奏効(CR)	SPD の変化は問わない（未検は不可）				陰性	陰性	なし
部分奏効(PR)	SPD の変化は問わない（未検は不可）				陽性	陰性	なし
	50%以上縮小		正常 or 非増大	消失 or 非増大	問わない(未検可)	陽性	なし
安定(SD)	50%未満の縮小かつ50%未満の増大		正常 or 非増大	消失 or 非増大	問わない(未検可)	陽性	なし
進行(PD)	50%以上の増大		増大	増大	陽性化	陽性	あり
再発(RD)	再腫大	再出現	再腫大	再出現			

SPD：Sum of the Products of the Greatest Diameters（各病変の最大径とそれに直交する径との積の和）
〔Cheson BD et al：Revised response criteria for malignant lymphoma. J Clin Oncol 25：579-586, 2007 より引用〕

ⓑ 治療効果判定

「NHL の効果判定規準の標準化国際ワークショップレポート」（表 B-4a）[7]が広く用いられている．FDG-PET による効果判定を導入した「改訂版 NHL の治療効果判定規準の標準化国際ワークショップレポート」（表 B-4b）[8]は評価を国際的に統一する目的で作成され，日常診療における判定にも有用となっている．

III　ホジキンリンパ腫 (HL) の治療

ⓐ 限局期 HL に対する標準治療

ABVD 療法（ドキソルビシン塩酸塩，ブレオマイシン塩酸塩，ビンブラスチン硫酸塩，ダカルバジン）4 コースとそれに続く病変領域の照射（involved field radiation therapy：IFRT）30 Gy である．予後不良因子を有さない限局期 HL では，ABVD 療法 2 コースと IFRT 20 Gy も治療選択肢となる．限局期結節性リンパ球優位型 HL（臨床病期 I A）では IFRT（一般的に 30 Gy）が標準治療である．

ⓑ 進行期 HL に対する標準療法

ABVD 療法 6〜8 コースである．CT や PET にて完全奏効が得られれば治療終了とし，部分奏効の場合には IFRT の追加が考慮される．治療強度を高めた強化療法として，Stanford V 療法（ドキソルビシン塩酸塩，ビンブラスチン硫酸塩，ナイトロジェンマスタード，ビンクリスチン硫酸塩，ブレオマイシン塩酸塩，エトポシド，プレドニゾロン）や BEACOPP 療法（ブレオマイシン塩酸塩，エトポシド，ドキソルビシン塩酸塩，シクロホスファミド水和物，ビンクリスチン硫酸塩，プロカルバジン塩酸塩，プレドニゾロン）も開

発されたが，ABVD療法に比べ奏効率に有意差が出なかったことや治療毒性が増強したことなどの理由から，本邦では標準療法として推奨されていない．

ⓒ 再発もしくは治療抵抗性HLに対する救援療法

確立されたレジメンはない．一般にNHLに対して使用されるESHAP療法（エトポシド，メチルプレドニゾロン，シタラビン，シスプラチン）やGDP療法（ゲムシタビン塩酸塩，デキサメタゾン，シスプラチン）などが選択される．65歳以下で救援療法に感受性があり臓器機能が保たれていれば，自家造血幹細胞移植併用大量化学療法（high-dose chemotherapy with autologous hematopoietic stem cell transplantation：HDC/AHSCT）が推奨される．CD30に対するキメラ型モノクローナル抗体に微小管阻害作用を有するモノメチルアウリスタチンEを抱合したブレンツキシマブ ベドチンが，2014年に再発・治療抵抗性HLおよび未分化大細胞リンパ腫に対し承認され，新たな治療選択肢となっている．また，2016年に抗PD-1抗体のニボルマブが再発・難治性の古典的HLに対する承認を受けた．これら新規薬剤を治療戦略にどう組み合わせていくかが今後の課題である[9]．

Ⅳ 非ホジキンリンパ腫（NHL）の治療

ⓐ 濾胞性リンパ腫（follicular lymphoma：FL）

代表的な低悪性度B細胞リンパ腫だが，75〜90％の症例が進行期で診断され，骨髄浸潤を高率に認める．

限局期FLでは局所放射線療法（RT）24〜30 Gyが推奨されるが，病変部位や大きさによっては無治療経過観察や全身治療も選択肢となる．無症状・低腫瘍量の未治療進行期FLでは，無治療経過観察あるいはリツキシマブ単剤療法が治療選択肢となる．有症状・高腫瘍量の未治療進行期FLでは，R-CHOP（リツキシマブ，シクロホスファミド水和物，ドキソルビシン塩酸塩，ビンクリスチン硫酸塩，プレドニゾロン）などのリツキシマブ併用化学療法を行う．2016年にベンダムスチン塩酸塩が未治療の低悪性度B細胞性NHLにも適応追加となり，リツキシマブとの併用（B-R療法）においてR-CHOP療法やR-CVP（リツキシマブ，シクロホスファミド水和物，ビンクリスチン硫酸塩，プレドニゾロン）療法に対する治療効果の非劣性が示された（StiL NHL-1-2003試験，BRIGHT試験）．この結果を踏まえ，現時点ではB-R療法とR-CHOP療法が初回治療選択の推奨レジメンとなっている．造血幹細胞移植療法は，初回治療第一寛解期には推奨されないが，初回リツキシマブ併用化学療法の奏効期間が短い場合や，再発時のFLIPIがhighリスクの場合には選択肢の1つになりうる．

ⓑ MALT（mucosa associated lymphoid tissue）リンパ腫/辺縁帯リンパ腫

発生部位により，粘膜関連リンパ組織型節外性辺縁帯リンパ腫（MALTリンパ腫），節性辺縁帯リンパ腫，脾B細胞辺縁帯リンパ腫に分類される．

1．胃MALTリンパ腫

60〜90％が *Helicobacter pylori*（*H. pylori*）陽性例であると報告されており，除菌療法は90％以上で成功する．除菌療法の成功はMALTリンパ腫の奏効にもつながり，60〜100％で長期完全奏効が得られる．二次治療による再除菌でも，無効の症例に放射線単独療法を行った場合，90％以上で組織学的消失を認める．一方，*H. pylori* 陰性（10〜40％）かつ限局期の症例には，放射線療法を検討する．進行期の場合はまず全身化学療法の適応となるかを判断し，必要な場合（有症状，出血などの臓器障害を認める，巨大腫瘤を認める，確実に進行を認める場合）はFLに準じた治療を実施する．再発時には，初発診断時の病理組織が全体像を反映していない可能性〔びまん性大細胞型B細胞リンパ腫（DLBCL）の混在〕や形質転換している可能性があるため，再生検が必須である．再生検にてDLBCLと診断された場合には，胃原発DLBCLとして治療を行う．

2．胃以外のMALTリンパ腫

限局期の場合には，無治療経過観察，放射線療法，外科的摘出を考慮する．進行期の場合には，無治療経過観察に加え，FLに準じた化学療法も考慮する．

3．節性辺縁帯リンパ腫

FLの治療に準じる．

4．脾B細胞辺縁帯リンパ腫

C型肝炎合併の場合にはC型肝炎治療を行う．脾腫による圧迫症状や血球減少を認める場合には，脾摘またはリツキシマブ単剤による治療を考慮する．進行・再燃例にはFLに準じた治療を行う．

ⓒ リンパ形質細胞性リンパ腫（lymphoplasmacytic lymphoma：LPL）/ワルデンストロームマクログロブリン血症（Waldenström's macroglobulinemia：WM）

LPLはIgM型M蛋白の有無を問わないが，WMは骨髄浸潤とIgM型M蛋白血症を伴うLPLの亜型として定義される．IgM蛋白血症が3 g/dL以上になると，10〜30％の高頻度で過粘稠症候群をきたし，視力障害や脳血管障害を起こす．多発性骨髄腫と異なり，正常免疫グロブリンの抑制は軽度である．

通常の化学療法では治癒を望めないため，無症状の場合には無治療経過観察を行い，有症状（自覚症状は

B症状および貧血による倦怠感，他覚症状・所見はリンパ節腫大や脾腫の出現，ヘモグロビンや血小板数の低下，合併症の過粘稠症候群やクリオグロブリン血症などの出現）の場合に治療開始を考慮する．初回治療として，過粘稠症候群を認める場合には血漿交換を行う．初回および再発・再燃時の化学療法としては，①アルキル化剤（シクロホスファミド水和物），②プリンアナログ（フルダラビンリン酸エステル），③CD20抗体薬（リツキシマブ），④ベンダムスチン塩酸塩，⑤本邦では適応外であるがボルテゾミブ，サリドマイド，レナリドミド水和物があげられ，併用療法として，リツキシマブをベースとした併用療法またはR-CHOPなどの有効性が報告されている．

d マントル細胞リンパ腫（mantle cell lymphoma：MCL）

本邦におけるMCLの発現頻度は悪性リンパ腫全体の3％程度であり，発症年齢中央値は60歳代半ばで，女性に比べ男性に2倍多い．CD5陽性B細胞の表現形質を呈し，染色体転座t(11;14)(q13;q32)に伴うBCL-1/PRAD1遺伝子の脱制御から細胞周期制御蛋白質であるcyclin D1を過剰発現する．低悪性度B細胞リンパ腫に位置づけられるが，約9割の症例が初発時にⅢ，Ⅳ期の進行期で脾臓・骨髄・末梢血浸潤の割合が高く，5年全生存率が30％未満と予後不良である．

MCLは標準治療が確立していないため，日常診療として実施可能な治療をもとに記載する．限局期ではIFRT±化学療法（ただし至適な化学療法レジメンおよび総線量は未確定）が推奨される．進行期の治療は原則リツキシマブ＋多剤併用化学療法である．しかしR-CHOP療法により奏効は得られるが，無増悪生存期間（PFS）は十分に改善しない．このため65歳以下の症例には高用量シタラビンなどを組み込んだ強化型化学療法を実施し，奏効例には地固め療法としてHDC/AHSCTを行うことが推奨される．再発難治性MCLに対しては，2016年にブルトン型チロシンキナーゼ阻害薬イブルチニブが適応追加となり，治療選択肢の1つに加わった．その他フルダラビンリン酸エステル，クラドリビン，ベンダムスチン塩酸塩の各単剤療法±リツキシマブ，放射免疫療法薬〔イットリウム（^{90}Y）-イブリツモマブチウキセタン単剤〕療法も推奨される．

e びまん性大細胞型B細胞リンパ腫（diffuse large B-cell lymphoma, not otherwise specified：DLBCL）

本邦の全NHLのうち3割強を占め，最も発生頻度の高い病型である．形態学的，免疫組織学的，分子遺伝学的に不均一な疾患群であるが，分類に応じた治療の層別化は現在のところ一般的には行われていない．しかし遺伝子発現パターンの網羅的解析により，DLBCLにはgerminal center B-cells（GCB）型とactivated B-cells（ABC）型が存在し，ABC型はGCB型と比べて予後不良であることが明らかとなっている．近年，GCB型とABC型に層別化した治療戦略が注目されている[10]．

Ann Arbor分類（表B-2）[5]での臨床病期ⅠおよびⅡ期に該当する限局期においては，最大腫瘍径が10 cmを超えるか，または縦隔病変の最大横径が最大胸郭内径の1/3以上となるbulky massを有するか否かで分類し，有しない場合はR-CHOP療法3コース＋IFRTもしくはR-CHOP療法6～8コース，有する場合にはR-CHOP療法6～8コースが標準療法として推奨される．病変の部位やbulky massである場合には，化学療法後の地固め療法としてIFRTを考慮しても良い．治療後，完全奏効の場合には無治療経過観察する．部分奏効で病変が残存し，総照射線量が40 Gy未満の場合には，計50 Gy程度までの追加IFRTを行う．不変あるいは病勢進行の場合には，救援化学療法，あるいは化学療法実施困難例にはIFRTを行う．

進行期DLBCLに対する標準治療は，R-CHOP療法6～8コースである．化学療法後，特にbulky massの場合にはIFRTの追加を考慮しても良い．完全奏効となった場合は無治療経過観察とする．若年でIPIのhigh intermediate～high群ではHDC/AHSCTによる地固め療法が予後改善の可能性を有するが，無増悪生存期間（PFS）割合改善の可能性はあるものの全生存期間（OS）割合が改善した報告はないため，適切に計画された臨床試験のもとで実施すべきである．

再発・再燃に対しては，65歳以下の若年で救援療法により奏効（完全奏効・部分奏効）が得られた場合には，HDC/AHSCTの実施が推奨される．

初回治療不応/再発例に対しては，HDC/AHSCT以外のエビデンスが存在しないため，CHASE-(R)療法（シクロホスファミド水和物，シタラビン，デキサメタゾン，エトポシド±リツキシマブ）やdose adjusted (DA)-EPOCH(R)療法（エトポシド，プレドニゾロン，ビンクリスチン硫酸塩，シクロホスファミド水和物，ドキソルビシン塩酸塩±リツキシマブ）などの救援化学療法レジメンを選択する．

f バーキットリンパ腫（Burkitt lymphoma：BL）

BLは腫瘍形成性の高悪性度B細胞リンパ腫である．回盲部など腹部腫瘤での発症が多く，骨髄や中枢神経などの節外臓器への浸潤も少なくない．典型的なBLでは，ほぼすべての細胞でMIB1（Ki-67）陽性で，分子遺伝学的にはMYC遺伝子と免疫グロブリン遺伝子の転座が認められる．極めて進行が速いが，適切な化

学療法にて治癒が期待できる病態でもある.

BLに対して, NCCNガイドライン (2017) では4つのレジメン (R-hyper-CVAD療法, CALGB10002療法, CODOX-M/IVAC±R療法, DA-EPOCH-R療法) を推奨している. 腫瘍崩壊症候群の発症頻度が高いため, 特に初回化学療法施行時には大量補液とラスブリカーゼ投与による予防が必須である. 地固め療法としての放射線照射や造血幹細胞移植の意義は不明であり, 予防的全脳照射は避けるべきである. HDC/AHSCTは, 第一寛解期における実施は推奨されないが, 再発患者のうち救援療法への感受性を示した患者に対しては有効性が期待できる.

g 末梢性T細胞リンパ腫 (peripheral T-cell lymphoma: PTCL)

T細胞リンパ腫のなかで発現頻度の高い病型は, 非特定型末梢性T細胞リンパ腫 (PTCL not otherwise specified: PTCL-NOS), 血管免疫芽球性T細胞リンパ腫 (angioimmunoblastic T-cell lymphoma: AITL), ALK陽性/陰性 未分化大細胞リンパ腫 (anaplastic large cell lymphoma: ALCL) である.

ALK陽性ALCLとそれ以外のPTCL病型との2群に分けて治療方針が決定される. ALK陽性ALCLではCHOP療法が推奨される (限局期ではIFRTを追加する). ALK陽性ALCLは, CHOP療法により約60〜70%の長期生存が得られる. PTCL-NOS, AITL, ALK陰性ALCLにおいてもCHOPなどの多剤併用化学療法が推奨されるが, 標準治療レジメンは確定していない. 新規治療薬としては, CCケモカイン受容体4 (CCR4) 陽性再発PTCLに対する抗CCR4ヒト化モノクローナル抗体 モガムリズマブの有効性が示されている. CD30陽性の再発・治療抵抗性ALCLに対しブレンツキシマブ ベドチンが新たな治療選択肢となっている.

h 成人T細胞白血病・リンパ腫 (adult T-cell leukemia-lymphoma: ATL)

ATLは「くすぶり型」, 「慢性型」, 「急性型」, および「リンパ腫型」の4つの臨床病型に分類され, このなかで慢性型は, 予後不良因子 (LDH, アルブミン, BUNのいずれか1つ以上が異常値) の有無でさらに分類される. 予後不良因子を有する慢性型・急性型・リンパ腫型は高悪性度 (アグレッシブ) ATLと呼ばれ急速な経過をたどり, 一方, くすぶり型および予後不良因子を有さない慢性型は低悪性度 (インドレント) ATLとよばれ比較的緩徐な経過をたどる. これら病型分類に基づいて治療方針を決定する.

インドレントATLはアグレッシブATLへ進展するまで無治療経過観察とし, 増悪した後は初発のアグレッシブATLと同様に治療する.

初発のアグレッシブATLの治療には, 多剤併用化学療法のVCAP (ビンクリスチン硫酸塩, シクロホスファミド水和物, ドキソルビシン塩酸塩, プレドニゾロン) -AMP (ドキソルビシン塩酸塩, ラニムスチン, プレドニゾロン) -VECP (ビンデシン硫酸塩, エトポシド, カルボプラチン, プレドニゾロン) 療法が最も推奨される. また2014年に抗CCR4抗体モガムリズマブがCCR4陽性ATLに適応追加となり, 治療選択肢に加わっている. 初回治療に感受性が認められた場合には, 可能な限り同種造血幹細胞移植を実施する.

i 節外性NK/T細胞リンパ腫, 鼻型 (extranodal NK/T-cell lymphoma, nasal type: ENKL)

ENKLは血管障害と破壊, 著明な壊死, 細胞傷害性蛋白の発現, EBV感染を特徴とする節外主体のリンパ腫である. 本邦の罹患率は全悪性リンパ腫の3%程度であり, 65%以上が鼻腔およびその周辺組織に限局病変を有する. ENKLの腫瘍細胞には多剤耐性 (multi-drug resistance: MDR) に関与するP-糖蛋白質が発現しており, P-糖蛋白質の基質となる薬剤を主体とするCHOP (類似) 療法の治療効果は不良であるため, 他のリンパ腫とは異なった治療アルゴリズムが考えられている.

鼻咽頭原発例で病変が頸部リンパ節に留まっている場合には, 化学放射線療法: RT-2/3 DeVIC療法 (デキサメタゾン, エトポシド, イホスファミド, カルボプラチン) を行う.

鼻咽頭原発で病変が頸部リンパ節を越えて広がっている場合, および上気道以外での発生例, 初回治療後再発または部分奏効以下のENKLに対しては, SMILE療法 (デキサメタゾン, メトトレキサート, イホスファミド, L-アスパラギナーゼ, エトポシド) を行う. 初発進行期ENKLの全例および初回再発/治療抵抗性ENKLで救援療法後非CR例では, 造血幹細胞移植の追加が推奨される.

確認テスト (B)
1. 悪性リンパ腫の特徴的な病態について述べなさい.
2. 悪性リンパ腫の診断および治療効果判定に用いられる検査について述べなさい.
3. Hodgkinリンパ腫の治療について述べなさい.
4. 非Hodgkinリンパ腫に含まれる代表的な病型につき, その治療について述べなさい.
5. 悪性リンパ腫の治療効果判定について述べなさい.

C 多発性骨髄腫

この疾患解説のゴール（C）

1. 多発性骨髄腫の基本的な病態を説明できる．
2. 形質細胞腫瘍の診断および治療効果判定に必要な検査とその判定基準を説明できる．
3. 移植適応多発性骨髄腫の薬物治療について説明できる．
4. 移植非適応多発性骨髄腫の治療の概要を説明できる．
5. 多発性骨髄腫の合併症（CRAB など）に対する治療の概要を説明できる．

キーワード（C） 多発性骨髄腫，形質細胞，CRAB，M 蛋白，FLC，プロテアソーム阻害薬，免疫調節薬（IMiDs），自家造血幹細胞移植併用大量化学療法，地固め療法，維持療法

解説

I 病態生理

多発性骨髄腫は，B リンパ球から分化した形質細胞の腫瘍で，骨髄腫細胞から産生される単クローン性免疫グロブリン（M 蛋白）の血清中・尿中の増加や，貧血を主とする造血障害，腎障害，溶骨性病変，高カルシウム血症などにより特徴づけられる疾患である〔高カルシウム血症：hypercalcemia，腎障害：renal insufficiency，貧血：anemia，骨病変：bone lesion，その他：others を総称して CRAB（O）と称する〕．すなわち CRAB（O）が認められた場合，多発性骨髄腫を疑う．まず骨病変（B）に伴う骨痛は，腰痛を最多として背部・胸部・四肢などに現れることが多く，X 線写真での圧迫骨折発見を契機に骨髄腫と診断されることが少なくない．貧血（A）は初診時の 53〜55％の患者にヘモグロビン 10 g/dL 未満を認める．腎障害（R）は免疫グロブリン軽鎖（Bence Jones 蛋白）による尿細管閉塞・障害である cast nephropathy が主であり，初診時に約 15％の患者に血清クレアチニン 2 mg/dL 以上の腎障害を認める．高カルシウム血症（C）は破骨細胞の活性化による骨吸収亢進によって惹起され，初診時の 9〜11％の患者に血清カルシウム 11 mg/dL 以上を認める．その他（O），神経症状としてアミロイド沈着による多発神経炎や過粘稠症候群による頭痛・視力障害，あるいは易感染性などの症状を認める．

II 臨床検査

a 多発性骨髄腫の診断基準

国際骨髄腫作業部会（IMWG）による形質細胞腫瘍の診断基準が広く用いられる．IMWG の 2014 年改訂診断基準では，骨髄にクローナルな形質細胞を 10％以上（≧10％）認める，または骨もしくは髄外形質細胞腫を認め，かつ以下の骨髄腫診断事象（myeloma defining events：MDE）を 1 項目以上満たす場合に症候性多発性骨髄腫と診断する．M 蛋白の有無は問わない．

1. MDE

a）形質細胞腫瘍に関連した臓器障害

- 高カルシウム血症：血清カルシウム＞11 mg/dL もしくは基準値上限より＞1 mg/dL 高い
- 腎障害：クレアチニンクリアランス＜40 mL/分 もしくは血清クレアチニン＞2 mg/dL
- 貧血：ヘモグロビン＜10 g/dL もしくは正常下限より＞2 g/dL 低い
- 骨病変：全身骨単純 X 線写真，CT もしくは PET-CT で溶骨性病変を 1 ヵ所以上認める

b）進行するリスクが高いバイオマーカー

- 骨髄中のクローナルな形質細胞の割合：≧60％
- 血清遊離軽鎖（FLC）比（M 蛋白成分の FLC と M 蛋白成分以外の FLC の比）：≧100 倍
- MRI にて局所性の径 5 mm 以上の骨病変：＞1 個

2. 初診時検査

多発性骨髄腫が疑われた場合，血液検査・尿検査を施行し M 蛋白の有無および CRAB の有無を確認する．M 蛋白を認めた場合，骨髄穿刺あるいは生検を行い，骨髄腫細胞（異型形質細胞）を確認する．

3. 確定診断後

骨病変，髄外腫瘍を検索するために，全身骨単純 X 線，MRI，骨シンチグラフィー，FDG-PET などの画像診断を施行する．また予後予測を評価するために，骨髄腫細胞の表面マーカー（フローサイトメトリー

法）解析や染色体・遺伝子異常（FISH 法）を検査する．

ⓑ 治療効果判定
IMWG 基準（uniform response criteria）に基づくことが推奨される．誤判定を防ぐため，連続した 2 回の評価を行う．

1. 治療効果判定のために必要な検査

血液検査・尿検査を施行し，血清および尿中 M 蛋白量の減少および高カルシウム血症の改善を確認する．また，免疫電気泳動検査および免疫固定法により M 蛋白の消失を確認する．血清中の免疫グロブリン重鎖と結合していない FLC はイムノアッセイによって定量的に測定し，治療中から治療後まで定期的に FLC の κ 鎖および λ 鎖，κ/λ 比を確認する．骨髄穿刺・生検では，形質細胞比率の測定を行う．

III 治 療

IMWG2014 改訂診断基準に基づき，①骨髄形質細胞割合が 10％以上で，②MDE とされた CRAB 症候を認める場合，もしくは CRAB 症候を有さないが MDE とされたバイオマーカー所見〔骨髄中のクローナルな形質細胞（BMPC）比率が 60％以上，FLC 比が 100 以上，MRI で局所性の径 5 mm 以上の骨病変を 2 つ以上認める〕のいずれかを満たす場合を，治療開始対象とする．治療アルゴリズムを図 C-1[11]）に示す．薬剤名および略称は表 C-1 参照のこと．

ⓐ 移植適応のある多発性骨髄腫（重篤な合併症のない 65 歳未満の若年者）
1. 初期治療

自家造血幹細胞移植（autologous stem cell transplantation：ASCT）適応患者には，治療効果が迅速で深い奏効を期待でき，かつ末梢血幹細胞採取に影響のない治療（BD, Ld, BCD, BAD, BLd, BTD ※THAL は本邦適応外）（図 C-1[11]），表 C-2【A】）が推奨される[8]）．腎障害を伴う場合，BOR を含むレジメンが第一選択薬となる．肺の間質陰影や神経障害など，BOR 投与により悪化が懸念される場合は，Ld や従来の治療法〔VAD，high-dose DEX（HDD）〕などを選択する．自家末梢血造血幹細胞は，顆粒球コロニー刺激因子（G-CSF）単独もしくは大量（high-dose：HD）CPA（HD-CPA）療法やプレリキサホルに G-CSF を併用して採取する．ASCT は大量 MEL（HD-MEL）（通常 100 mg/m^2×2 日間，腎障害症例は 70％に減量）療法を前処置として実施する．

2. 維持療法

NCCN のガイドラインにおいては，LEN による維持療法をカテゴリー 1 に位置づけている．LEN 維持療法に関し複数の臨床試験が実施されており，すべての試験で PFS の延長を認めた．しかし OS 延長効果は試験により結果が異なる点や，LEN 投与群で二次がんの合併が多かった点から，リスクとベネフィットの十分な検討を要する[8]）．ASCT 後の BOR による維持療法は，THAL 維持療法に比べ奏効率の改善が期待される（カテゴリー 2A）．

ⓑ 移植非適応の多発性骨髄腫
1. 初期治療

新規薬剤 BOR，LEN，THAL（THAL は本邦適応外）を中心とした標準用量での治療法（MPB，Ld）（図 C-1[11]），表 C-2【B】）が推奨されている[12]）．本邦で 2017 年において初回導入療法レジメンとして診療報酬上認可されている新規薬剤は，BOR および LEN である（図 C-1[11] 注釈参照）．MP 療法など従来の化学療法は，プラトー（安定もしくは不変以上の効果判定がなされた時点を基準に，M 蛋白量などの計測値の変化が ±25％以内で 3 ヵ月以上継続した場合）に到達するまで継続し，治療を終了する．それ以上の治療継続は，二次がん発症のリスク増大など，患者利益に繋がらない．MPB 療法は 9 コース，Ld 療法は 18 コース継続することが推奨されるが，その後の継続は利益とリスクを考慮し判断する．

2. 維持療法

ASCT の有無によらず，NCCN のガイドラインにおいては LEN による維持療法がカテゴリー 1 に位置づけられている．LEN は THAL で認められるような神経障害毒性を発現しないが，二次がんの合併も勘案したうえで治療を判断する必要がある．BOR を含む初期治療を行った移植非適応の高齢患者において，BOR 単剤による維持療法は有効である（カテゴリー 2A）[12]）．

ⓒ 再発・難治性骨髄腫

CRAB 症候を呈する臨床的再発と M 蛋白の増加のみを示す生化学的再発があり，臨床的再発の場合には直ちに治療を開始する．前治療歴における ASCT の有無にかかわらず，表 C-2【C】記載の新規薬剤を含むレジメンにて救援療法を行う．ASCT 後 18 ヵ月以上の奏効期間が得られた場合は，2 回目の ASCT 併用 HD-MEL 療法を行う選択肢もある．同種移植に関しては，安全性は向上してきたが，早期の再発再燃が高頻度であることから，臨床試験の範疇を過ぎない．ASCT 後 18 ヵ月未満で再発した場合には，新規薬剤による救援療法を行う（表 C-2【C】）．一方，初期治療の最終投与日から 6 ヵ月未満の再発・再燃や治療中の病勢進行の場合は，初期治療で用いていない新規薬

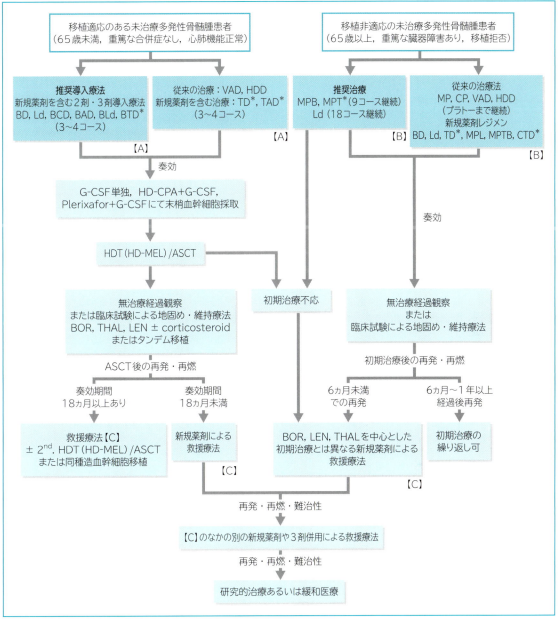

図 C-1 骨髄腫治療のアルゴリズム
＊THAL は本邦適応外．
HD：high-dose
HDT：high-dose therapy
〔日本骨髄腫学会（編）：多発性骨髄腫の診療指針，第 4 版，文光堂，東京，p43，2016 より許諾を得て改変し転載〕

剤を含む救援療法を選択する．初期治療終了後 6 ヵ月以上経過してからの再発・再燃であれば，初期治療レジメンに対する感受性を有している場合も多いことから，同一薬剤を再度試みても良い．最近では新規薬剤を含む 3 剤療法と 2 剤療法間の第Ⅲ相比較試験（BTD vs. TD，BOR＋PAN＋low-dose DEX vs. BOR＋low-dose DEX，LEN＋CFZ＋DEX vs. LEN＋DEX，LEN＋ELO＋DEX vs. LEN＋DEX）が行われており，奏効率や PFS，OS は 3 剤療法のほうが優れているものの，重篤な有害事象の発現率も 3 剤療法のほうが高いことから，症例ごとの検討を要する．

表 C-1　薬剤名および略称

BOR	ボルテゾミブ
CFZ	カルフィルゾミブ
CPA	シクロホスファミド水和物
DARA	ダラツムマブ
DEX	デキサメタゾン
DXR	ドキソルビシン塩酸塩
ELO	エロツズマブ
IXA	イキサゾミブクエン酸エステル
LEN	レナリドミド水和物
MEL	メルファラン
PAN	パノビノスタット乳酸塩
PLD	ドキソルビシン塩酸塩リポソーム
POM	ポマリドミド
PSL	プレドニゾロン
THAL	サリドマイド
VCR	ビンクリスチン硫酸塩

表 C-2　治療レジメン名および薬剤

【A】
BD	BOR＋DEX
Ld	LEN＋low-dose DEX
BCD	BOR＋CPA＋DEX
BAD	BOR＋DXR＋DEX
BLd	BOR＋LEN＋low-dose DEX
BTD	BOR＋THAL＋DEX
VAD	VCR＋DXR＋DEX
HDD	High-dose DEX
TD	THAL＋DEX
TAD	THAL＋DXR＋DEX

※THAL は本邦では未治療患者には適用外

【B】
MPB	MEL＋PSL＋BOR
MPT	MEL＋PSL＋THAL
MP	MEL＋PSL
CP	CPA＋PSL
VAD	VCR＋DXR＋DEX
HDD	High-dose DEX
BD	BOR＋DEX
TD	THAL＋DEX
Ld	LEN＋low-dose DEX
MPL	MEL＋PSL＋LEN
MPTB	MEL＋PSL＋THAL＋BOR
CTD	CPA＋THAL＋DEX

※THAL は本邦では未治療患者には適用外

【C】
B (D)	BOR±DEX
BOR＋PLD	
BCD	BOR＋CPA＋DEX
BOR＋DARA＋DEX	
BOR＋PAN＋DEX	
BLd	BOR＋LEN＋low-dose DEX
BTD	BOR＋THAL＋DEX
T (D)	THAL±DEX
L (d)	LEN±low-dose DEX
LEN＋CPA＋DEX	
LEN＋ELO＋DEX	
LEN＋CFZ＋DEX	
LEN＋DXR＋DEX	
LEN＋DARA＋DEX	
POM＋DEX	
CFZ±DEX	
DEX＋CPA＋etoposide＋cisplatin	
DEX＋THAL＋cisplatin＋DXR＋CPA＋etoposide±BOR	

その他として BOR＋POM＋DEX，BOR＋ELO＋DEX，POM＋CFZ＋DEX，POM＋CPA＋DEX，PAN＋CFZ，LEN＋IXA＋DEX

d 合併症に対する治療

1. 骨病変

大きくQOLを低下させる骨関連事象（skeletal-related events：SRE）への対策が必要となる。ビスホスホネート（BP）製剤は成熟破骨細胞に機能障害やアポトーシスを誘導することで骨吸収を抑制し，SREの発生を減少させる。NCCNのガイドラインでは，骨病変の有無にかかわらず，治療対象の骨髄腫患者すべてにゾレドロン酸水和物あるいはパミドロネートを反復投与することが推奨されている。この際は投与回数増加に伴う腎機能障害や顎骨壊死の副作用に注意する。receptor activator of nuclear factor-κB ligand (RANKL)の作用を阻害し強力に骨吸収を抑制するデノスマブも，SRE抑制に対しゾレドロン酸水和物と同等の効果を有するが，重篤な低カルシウム血症をきたしやすいため，対策を行いながら使用する[13]。

骨痛に対しては，アセトアミノフェンが有効である。非ステロイド性抗炎症薬（NSAIDs）の使用は，腎障害を増悪させるため基本的には避けたいが，使用する場合には胃粘膜障害を避けるためCOX2選択性の高い薬剤を選択する。疼痛が強い場合には早期よりオピオイドや麻薬を導入する。鎮痛補助薬には，カルシウムチャネル遮断薬（プレガバリン，ガバペンチン），ナトリウムチャネル遮断薬（カルバマゼピン），セロトニン・ノルアドレナリン再取込み阻害薬（デュロキセチン塩酸塩，三環系抗うつ薬）などが用いられる。

2. 高カルシウム血症

軽度（血清カルシウム値12 mg/dL未満）であれば，補液（200〜300 mL/時から開始）およびステロイド投与が奏効する。中等度〜高度（血清カルシウム値12〜16 mg/dL程度）の場合には，補液とステロイドに加え，BP製剤もしくはデノスマブを投与するが，効果発現までに2〜3日を要する。急性期には即効性のカルシトニン製剤を1日2回（朝夕）40単位ずつ筋注あるいは点滴静注する。重篤な高カルシウム血症（血清カルシウム値16 mg/dL以上）の場合には早期に原疾患の治療を開始するとともに，腎障害があれば直ちに血液透析を考慮する。

3. 貧血

赤血球輸血はHb 7 g/dLを目安に実施する。化学療法中はHb 10 g/dL以下でエリスロポエチン（EPO）製剤の投与を開始し，4週間でHb 1 g/dL以上増加しなければ中止する。（ただし本邦におけるEPO製剤の保険適用は腎性貧血である）。THALとEPO製剤の併用は，深部静脈血栓症の発症リスクを高めるので注意する。

4. 腎不全

骨髄腫の約半数に合併する腎障害は，脱水による腎前性のものと，M蛋白の尿細管沈着や造影剤による尿細管障害，骨髄腫細胞浸潤などによる腎性のものに大別される。前者には補液を行う。後者においては血液浄化療法に加え，化学療法によりM蛋白を減少させることが腎障害の回復に繋がる可能性がある。BORは腎毒性がなく迅速な効果が期待でき，LENは腎障害の程度に応じた減量基準が定められている。また二次治療として肝代謝型のPOMも有効性が示されている。

5. 感染症

多発性骨髄腫患者の合併症・死亡原因において最多となっており，感染発症リスクは健常者の7倍，ウイルス性は10倍高い。コルチコステロイドの累積投与量の増加に伴いリスクは上昇する。抗菌薬やアシクロビルの予防投薬が推奨される（本邦におけるアシクロビルの予防投薬は，BORを用いた治療時のみ保険適用が承認されている）。

6. 神経障害

末梢神経障害（peripheral neuropathy：PN）は，疾患によるものが20%，THALやBORなどの治療に伴うものが75%とされる。THAL関連PNは蓄積性かつ用量依存性で不可逆性である一方，BOR関連PNは用量や投与経路に関連するものの可逆性である。BORによるグレード3以上のPNは，静脈内投与で16%であったのに対し，皮下投与では6%と，皮下投与において有意に発症率が低いことが第Ⅲ相試験で示されている。BORはPNのグレード別に減量基準が設定されている。

7. 静脈血栓症

患者要因や病態要因などがあるが，治療側因子としてはTHALあるいはLENとステロイド，殺細胞性抗がん薬との併用，EPO製剤の使用がリスクファクターとなる。これらの薬剤の投与中は低用量アスピリン投与が推奨される。

8. 過粘稠度症候群

本症の合併はまれで2〜6%程度だが，霧視や頭痛，粘膜出血，心不全による息切れなどの症状を認めた場合には早急に血漿交換を行う。

Ⅳ 症例

腰部および肩部の疼痛の自覚を契機に，各種検査にて症候性多発性骨髄腫との診断がついた症例である。症候性多発性骨髄腫の薬物治療においては，移植適応の有無を大原則に，合併症などの全身状態を鑑みた治療レジメンの選択が行われる。この患者は，ASCT併用大量化学療法を見据え，当初BD療法にて導入療法を施行する予定であったが，肺障害の既往から，Ld療法にて寛解導入を行う方針とした。以下に患者情報

を記す.

患者 63歳,男性
主訴 腰部痛,肩部痛
現病歴 200X-1年11月より腰痛・肩痛を自覚し近医整形外科受診.NSAIDs処方にて一時疼痛改善したものの,200X年疼痛再燃・増悪.CTにて胸椎から腰椎にかけての打ち抜き像を認め,血液検査にてHb 9.3 g/dL,ESR＞125/hr,血清総蛋白 11.4 g/dL,IgG 7,640 mg/dL,血清電気泳動にてIgG-λ型M蛋白,尿免疫電気泳動にてBJP-λ型を認め,症候性多発性骨髄腫と診断.治療目的に入院となる.
既往歴 特記事項なし
家族歴 特記事項なし
生活歴
- 喫煙：1日10〜15本,現在は禁煙し1ヵ月が経過
- 飲酒：機会飲酒

社会歴 職業：会社員
アレルギー歴・副作用歴 なし
OTC・健康食品服用歴 なし
病識・アドヒアランス 特記事項なし
薬 歴
- セレコキシブ（セレコックス錠100 mg）
  1回1錠（1日2錠）,1日2回朝夕食後
- レバミピド（ムコスタ錠100 mg）
  1回1錠（1日2錠）,1日2回朝夕食後

入院時身体所見
＜全身所見＞身長 161.3 cm,体重 52.9 kg,BSA[注] 1.547 m^2,PS 1（p.6,表6参照）
＜バイタルサイン＞体温 36.9℃,血圧 120/81 mmHg,脈拍 99/分
＜全身状態＞
- 結膜：貧血,黄疸を認めない
- 頸部：リンパ節触知せず
- 表在リンパ節：腋窩・鼠蹊部リンパ節腫脹なし
- 肺：複雑音なし
- 心臓：心雑音を認めない
- 腹部：平坦・軟,圧痛・脾臓痛なし
- 四肢：浮腫を認めない

入院時検査所見（Day 1）
- 血液検査：WBC 6,500/μL（基準値：4,000〜9,000）,Hb 8.9 g/dL（基準値：13.6〜16.8）,MCV 87 fl（基準値：80〜100）,PLT 15.9×10^4/μL（基準値：11.7〜32.9×10^4）
- 生化学検査：TP 11.4 g/dL（基準値：3.6〜7.0）,Alb 3.4 g/dL（基準値：4.0〜5.0）,TB 0.2 mg/dL（基準値：0.2〜1.2）,BUN 25 mg/dL（基準値：8〜22）,Cr 0.66 mg/dL（基準値：0.4〜0.8）,UA 6.4 mg/dL（基準値：2.3〜7.0）,Na 130 mEq/L（基準値：138〜146）,K 4.4 mEq/L（基準値：3.6〜4.9）,Cl 94 mEq/L（基準値：99〜109）,AST 32 IU/L（基準値：13〜33）,ALT 48 IU/L（基準値：6〜27）,LDH 128 IU/L（基準値：119〜229）,ALP 250 IU/L（基準値：115〜359）,γ-GTP 18 IU/L（基準値：11〜47）,CRP 0.04 mg/dL（基準値：0.19以下）,IgG 6,410 mg/dL（基準値：870〜1,700）,IgA 381 mg/dL（基準値：110〜410）,IgM 14 mg/dL（基準値：35〜220）,β$_2$-MG 5.4 mg/L（基準値：0.0〜2.0）
- 尿検査：蛋白（±）,潜血（−）,BJP（＋）,NAG 60.2 IU/L（基準値：0.2〜5.6）
- 骨髄検査：plasma cell 13.6％.表面マーカーは,λ＞κ,CD19（＋）,CD20（＋）,CD38（＋）,CD54（＋）,CD138（＋）
- X線：Th12および腰椎の圧迫骨折を認める
- CT：両側下肺野に間質性陰影を認める

入院時臨床診断名
#1. 症候性多発性骨髄腫 IgG-λ,ISS Ⅱ

入院後Day 37（Ld療法1コース目Day 8）までの経過
Day 1：独歩にて入院.腰痛に対しロキソプロフェンナトリウム水和物（ロキソニン錠60 mg）を近医整形外科より処方され服用中.入院後よりフェンタニル経皮吸収型製剤（デュロテップMTパッチ2.1 mg）使用開始.
Day 21：大量デキサメタゾン療法開始（レナデックス錠40 mg/Day×4日間）.
Day 29：フェンタニル経皮吸収型製剤（デュロテップMTパッチ）2.1 mgから4.2 mgへ増量,プレガバリン（リリカカプセル）75 mg×1日2回内服開始.
Day 30：Ld療法〔レナリドミド水和物（レブラミドカプセル）25 mg＋デキサメタゾン（レナデックス錠）20 mg/週〕1コース目開始.
Day 32：フェンタニル経皮吸収型製剤（デュロテップMTパッチ）4.2 mgから6.3 mgへ増量
Day 37：静止時の腰痛改善,体動時痛残存

臨床検査値（Day 37）
- 血液検査：WBC 11,700/μL（band 10.0％,seg 75.0％）,Hb 9.4 g/dL,PLT 16.2×10^4/μL,FDP 9.5 μg/mL,D-ダイマー 2.23 μg/mL

注：BSAの算出は所属医療機関の計算式による.

処方薬（Day 37）

内服薬

- レナリドミド水和物（レブラミドカプセル 5 mg），
  1回5カプセル（1日5カプセル），1日1回
  朝食後，Ld療法 Day 1〜21（入院後 Day 30〜50）
- デキサメタゾン（レナデックス錠 4mg），
  朝食後3錠，昼食後2錠（1日5錠），1日2回
  朝昼食後（週1回）
- ランソプラゾール（タケプロン OD 錠 15 mg），
  1回1錠（1日1錠），1日1回朝食後
- ポラプレジンク（プロマック D 錠 75 mg），
  1回1錠（1日2錠），1日2回朝食後，就寝前
- フルコナゾール（ジフルカンカプセル 100 mg），
  1回1カプセル（1日1カプセル），1日1回朝食後
- アスピリン（バイアスピリン錠 100 mg），
  1回1錠（1日1錠），1日1回朝食後
- 酪酸菌（ミヤ BM 細粒），
  1回1g（1日3g），1日3回毎食後
- セレコキシブ（セレコックス錠 100 mg），
  1回1錠（1日2錠），1日2回朝夕食後
- メトクロプラミド（プリンペラン錠 5 mg），
  1回1錠（1日3錠），1日3回毎食前
- プレガバリン（リリカカプセル 75 mg），
  1回1カプセル（1日2カプセル），1日2回朝夕食後

外用薬

- フェンタニル経皮吸収型製剤（デュロテップ MT パッチ 2.1 mg），
  1回1枚（1日1枚），3日に1回貼り替え
- フェンタニル経皮吸収型製剤（デュロテップ MT パッチ 4.2 mg），
  1回1枚（1日1枚），3日に1回貼り替え

練習問題
この患者の Day37 における問題リスト，SOAP チャート，経過表を作成しなさい．
（⇒解答例は p.144 以降参照）

症例解析

患者情報に基づいて入院後 Day 37 における問題リストを作成し，問題点ごとに SOAP チャートを作成する．

1 問題リストの作成

問題リスト：Problem List

この患者の入院後 Day 37（Ld 療法 1 コース目開始 8 日目）の問題点として，大きく以下の 3 点があげられる．

#1．多発性骨髄腫（MM）

#1-1．寛解導入療法

- レナリドミド水和物（レブラミドカプセル 5 mg）
  1 回 5 カプセル（1 日 5 カプセル），1 日 1 回朝食後，Ld 療法 Day 1～21（入院後 Day 30～50）
- デキサメタゾン（レナデックス錠 4 mg）
  朝食後 3 錠，昼食後 2 錠（1 日 5 錠），1 日 2 回朝昼食後，週 1 回

#1-2．副作用予防

以下の 4 剤を連日内服．
- ランソプラゾール（タケプロン OD 錠 15 mg）
  1 回 1 錠（1 日 1 錠），1 日 1 回朝食後
- ポラプレジンク（プロマック D 錠 75 mg）
  1 回 1 錠（1 日 2 錠），1 日 2 回朝食後，就寝前
- フルコナゾール（ジフルカンカプセル 100 mg）
  1 回 1 カプセル（1 日 1 カプセル），1 日 1 回朝食後
- アスピリン（バイアスピリン錠 100 mg）
  1 回 1 錠（1 日 1 錠），1 日 1 回朝食後

#2．疼痛管理

- セレコキシブ（セレコックス錠 100 mg）
  1 回 1 錠（1 日 2 錠），1 日 2 回朝夕食後
- プレガバリン（リリカカプセル 75 mg）
  1 回 1 カプセル（1 日 2 カプセル），1 日 2 回朝夕食後
- フェンタニル経皮吸収型製剤（デュロテップ MT パッチ 2.1 mg）
  1 回 1 枚（1 日 1 枚），3 日に 1 回貼り替え
- フェンタニル経皮吸収型製剤（デュロテップ MT パッチ 4.2 mg）
  1 回 1 枚（1 日 1 枚），3 日に 1 回貼り替え
- メトクロプラミド（プリンペラン錠 5 mg）
  1 回 1 錠（1 日 3 錠）1 日 3 回毎食前
- 酪酸菌（ミヤ BM 細粒）
  1 回 1 g（1 日 3 g）1 日 3 回毎食後
  （センナリドによる下痢対策で一時的）

#3．服薬アドヒアランス

2 SOAP チャートの作成

この患者の**問題点 #1-1．**に関する SOAP 解析例を示す．

問題点 #1-1：寛解導入療法

S 自覚症状（Subjective data）

"レブラミドの内服は何も問題ありません．下剤を飲んで下痢になったのですが，腰痛のため体をスムーズに起こせないからトイレに間に合わず大変でした．今は下剤を止めて整腸剤を飲んでいます．"

O 他覚症状（Objective data）

患者 63 歳，男性，身長 161.3 cm，体重 52.9 kg，体表面積 1.547 m^2

臨床検査値
- **血液検査**：WBC 6,500/μL，Hb 8.9 g/dL，PLT 1.6×10^4/μL
- **生化学検査**：TP 11.4 g/dL，Alb 3.4 g/dL，TB 0.2 mg/dL，BUN 25 mg/dL，Cr 0.66 mg/dL，UA 6.4 mg/dL，Na 130 mEq/L，K 4.4 mEq/L，Cl 94 mEq/L，AST 32 IU/L，ALT 48 IU/L，LDH 128 IU/L，ALP 250 IU/L，γ-GTP 18 IU/L，CRP 0.04 mg/dL，IgG 6,410 mg/dL，IgA 381 mg/dL，IgM 14 mg/dL，β_2-MG 5.4 mg/L
- **骨髄検査**：plasma cell 13.6%，表面マーカーは，λ＞κ，CD19（＋），CD20（＋），CD38（＋），CD54（＋），CD138（＋）
- **尿検査**：蛋白（±），潜血（－），BJP（＋），NAG 60.2 IU/L

処方薬
- レナリドミド水和物（レブラミドカプセル 5 mg）
  1 回 5 カプセル（1 日 5 カプセル），1 日 1 回朝食後，Ld 療法 Day 1～21（入院後 Day 30～50）
- デキサメタゾン（レナデックス錠 4 mg）
  朝食後 3 錠，昼食後 2 錠（1 日 5 錠），1 日 2 回朝昼食後，週 1 回

A 薬物療法評価（Assessment）

病因・病態

入院時
- 入院時，TP 11.4 g/dL，Alb 3.4 g/dL と M 蛋白血症を認め，骨髄中にクローナルな形質細胞 13.6% と増殖を認め，貧血 Hb 8.9 g/dL，頸胸椎の溶骨性

変化などから，症候性多発性骨髄腫の診断に至る．
- CTにて両下肺野に間質性変化を認め，肺機能検査にて拘束性変化を認めた．

現在（Day 37）
- 血液検査：WBC 11,700/μL（band 10.0%，seg 75.0%），Hb 9.4 g/dL，PLT $16.2×10^4$/μL，FDP 9.5 μg/mL，D-ダイマー 2.23 μg/mL
- 大量デキサメタゾン療法に続き，レナリドミド水和物・デキサメタゾン併用による寛解導入療法を開始．
- Ld療法開始と同時に，深部静脈血栓症（DVT）予防として少量アスピリンの投与を開始．

■ 多発性骨髄腫のリスクファクター
特記事項なし

■ 非薬物療法は必要か？　⇒状況に応じて必要
- ☐ 輸血：レナリドミド水和物による重篤な血小板減少や貧血が生じた場合，必要最小限に実施する．
- ☐ 弾性ストッキングの着用：骨病変のため体動困難の場合，DVT予防目的に着用する．

■ 薬物療法は必要か？　⇒必要
- MMの治療は化学療法が基本であり，移植の適応にかかわらずより高い奏効およびQOLの向上を目指して寛解導入療法を施行するため，必要．

■ 選択されている薬物は適切か？
- ☐ レナリドミド水和物／デキサメタゾン　⇒適切
- 一次治療（本症例においては大量デキサメタゾン療法）に続くLd療法は，寛解導入療法の標準的なレジメンとして用いられている．

■ 選択されなかった薬物について
- ☐ ボルテゾミブ
- ボルテゾミブはレナリドミド水和物と同様に多発性骨髄腫の寛解導入療法に推奨されている薬剤の1つであるが，間質性肺炎，急性肺水腫などの重大な肺障害の副作用が報告されている．特に肺疾患の既往歴のある患者においては致死的な急性肺障害の経過をたどる例が報告されているため，使用に先立ちX線やCT検査などの検査にて十分に検証するよう警告されている．本症例においては，CTにて両下肺野に間質性変化を認め，肺機能検査にて拘束性変化を認めたことから，ボルテゾミブ投与による肺障害誘発のリスクが高いと推察された．これによりボルテゾミブの使用が回避されている．

■ 薬物の用法・用量について
- ☐ レナリドミド水和物（レブラミドカプセル5 mg）：1回5カプセル（1日5カプセル），1日1回朝食後　⇒適切
- 本症例は治療開始時点において好中球減少や血小板減少を認めず，また腎機能障害（クレアチニンクリアランスの低下）も認めなかったことから，標準用量での治療開始が妥当と判断される．

- ☐ デキサメタゾン（レナデックス錠4 mg）：朝食後3錠，昼食後2錠（1日5錠），1日2回朝昼食後，週1回内服　⇒適切
- NCCNのガイドラインにおいて，レナリドミド水和物との初期治療に用いるデキサメタゾンは低用量の20 mg/回が推奨されている．

■ 注意すべき副作用の把握
- ☐ レナリドミド水和物：骨髄抑制，DVT・肺塞栓症・脳梗塞，発疹，感染症，末梢神経障害，肝障害，食欲不振，便秘，下痢，発熱，間質性肺疾患
- ☐ デキサメタゾン：感染症の増悪，消化性潰瘍，不眠症，糖尿病，精神変調・うつ状態，骨粗鬆症，緑内障，白内障，血栓塞栓症

■ 注意すべき相互作用の把握
- レナリドミド水和物は80%以上が未変化体で尿中排泄される薬剤であり，肝臓での代謝を受けない薬剤である．しかしP-糖蛋白質の基質であり，吸収過程におけるイトラコナゾールとの相互作用が報告されている．そのため本症例ではP-糖蛋白質阻害作用の弱いフルコナゾールを選択している．

■ アドヒアランス評価
- レナリドミド水和物は催奇形性の観点から管理センターでの登録管理体制にあり，薬剤師が処方ごとに手続きを行うことで必然的に毎回服薬状況を確認する機会が得られている．経口抗がん薬は服薬アドヒアランスが治療効果に直結することを何度も患者教育する．

P 治療計画（Plan）

■ 治療のゴール
- ☐ 短期的ゴール：寛解導入療法施行後における，より深い寛解の確認
- ☐ 長期的ゴール：寛解導入療法に続く造血幹細胞移植によって深い寛解を導く．続く地固め療法および維持療法によって，最大効果を可能な限り長期間保つ．

■ 治療計画

薬物療法（内服薬）
- レナリドミド水和物（レブラミドカプセル5 mg）
1回5カプセル（1日5カプセル），1日1回朝食後，1クール21日間内服（その後7日間休薬）
- デキサメタゾン（レナデックス錠4 mg）
朝食後3錠，昼食後2錠（1日5錠），1日2回朝昼食後，週1回

非薬物療法
- 必要に応じて輸血（赤血球輸血はHb 7 g/dL未満，血小板輸血はPLT $1×10^4$/μL未満を目安に検討）

■ 治療効果のモニタリングパラメータ
- ☑ 自覚症状
  - 骨痛改善
- ☑ 他覚症状
  - M 蛋白量，血清 IgG［規定のクール終了後］
  - 骨髄中の形質細胞［規定のクール終了後］

■ 副作用のモニタリングパラメータ
- ☑ 自覚症状［毎日］
  - 発疹
  - 下肢のしびれ，胸苦，息苦しさ
  - 発熱（好中球減少に伴う易感染），出血傾向，貧血
  - 便秘，下痢
- ☑ 他覚症状
  - 骨髄抑制
  - 腎機能障害

■ 患者カウンセリング・服薬指導
- レナリドミド水和物・デキサメタゾンともに服用期間と休薬期間があることを説明し，医師の指示に従って確実に服薬を遵守するよう指導する．主な副作用徴候の症状を伝え，異変を感じたら医師・薬剤師に相談するよう説明する．高額療養費制度による限度額適用認定を利用することで，経済的な理由からノンアドヒアランスに陥らないようフォローする．

その他の問題点の SOAP 解析後のプラン

#1-2. 副作用予防：骨髄抑制や病態由来の易感染に対し感染予防薬を内服するとともに，感染予防対策を実施する．高用量ステロイドを含めた治療による消化性潰瘍予防に，胃酸拮抗薬を併用する．DVT 予防に少量アスピリンを内服し，凝固系マーカーの推移を慎重にチェックする．

#2. 疼痛管理：オピオイド系鎮痛薬および NSAIDs，神経障害性疼痛に対するプレガバリンの併用により良好なコントロールを維持する．

#3. 服薬アドヒアランス：レブメイトキットによる管理を利用し確認する．

SOAP 作成後/退院時

本症例では Ld 療法 1 コース目開始 20 日目より一過性の溶血性貧血を認め，レナリドミド水和物を含めた薬剤性の溶血性貧血が疑われた．しかし赤血球輸血（計 4 単位），ハプトグロビン（計 4,000 単位）および補液のみで Hb 9 g/dL 以上を維持できるまでに回復し，2 コース目以降はレナリドミド水和物を 10 mg へ減量することで，溶血性貧血の再燃なく経過した．その他，Grade 3（p.12，表 7 参照）以上の好中球減少・血小板減少をきたさず，DVT や発疹，末梢神経障害などの副作用も生じずに経過した．2 コース目終了時の免疫電気泳動検査では M 蛋白が残存していたため部分奏効（PR）と判定したが，IgG は治療開始前に比較し 90％以上減少しており，また M 蛋白量は 86.3％減少し，VGPR（最良部分奏効）に非常に近い奏効と考えられた．造骨の活性化を反映していると考えられる骨型 ALP の上昇傾向も認められた．Ld 療法の忍容性と奏効が確認されたことから，3 コース目より外来通院による加療継続の方針とし，95 日目に退院の運びとなった．

■ 患者教育・退院時服薬指導
- ☑ 退院時処方（Day 95）

  以下を 1 クール 21 日間内服
  - レナリドミド水和物（レブラミドカプセル 5 mg），1 回 2 カプセル（1 日 2 カプセル），1 日 1 回朝食後

  以下を週に 1 回内服
  - デキサメタゾン（レナデックス錠 4 mg），朝食後 3 錠，昼食後 2 錠（1 日 5 錠），1 日 2 回朝昼食後

  以下を連日内服
  - ランソプラゾール（タケプロン OD 錠 15 mg），1 回 1 錠（1 日 1 錠），1 日 1 回朝食後
  - ポラプレジンク（プロマック D 錠 75 mg），1 回 1 錠（1 日 2 錠），1 日 2 回朝食後，就寝前
  - フルコナゾール（ジフルカンカプセル 100 mg），1 回 1 カプセル（1 日 1 カプセル），1 日 1 回朝食後
  - アスピリン（バイアスピリン錠 100 mg），1 回 1 錠（1 日 1 錠），1 日 1 回朝食後
  - セレコキシブ（セレコックス錠 100 mg），1 回 1 錠（1 日 2 錠），1 日 2 回朝夕食後
  - フェンタニル経皮吸収型製剤（デュロテップ MT パッチ 2.1 mg），1 回 1 枚（1 日 1 枚），3 日に 1 回貼り替え
  - プレガバリン（リリカカプセル 75 mg），1 回 1 カプセル（1 日 2 カプセル），1 日 2 回朝夕食後

- ☑ 退院時指導（Day 95）
  - レナリドミド水和物の管理体制につき教育．
  - 服薬管理日記などを利用し，複雑な内服日程を遵守できるよう指導．
  - 退院後も含漱・手洗いによる感染予防対策を励行する．

3 経過表の作成

入院時から退院までの経過を**表C-3**にまとめた．経過表の作成時には，薬物の投与経過，治療効果および副作用を評価するための所見の経過が一目でわかるようなデータ（モニタリングパラメータ）を選択できることが重要である．薬剤師が科学的・合理的に多発性骨髄腫患者をフォローする際に有用となる経過表を作成することを目標とする．

確認テスト（C）
1. 多発性骨髄腫の特徴的な病態を述べなさい．
2. 形質細胞腫瘍の診断および治療効果判定に用いられる検査について述べなさい．
3. 初発多発性骨髄腫患者に対する寛解導入療法について，造血幹細胞移植適応の有無別に述べなさい．
4. 多発性骨髄腫患者に対する救援療法について述べなさい．
5. 多発性骨髄腫の合併症に対する支持療法について述べなさい．

▼引用文献（A〜C）

1) Arber DA et al：The 2016 revision to the World Health Organization classification of myeloid neoplasms and acute leukemia. Blood **127**：2391-2405, 2016
2) 日本血液学会（編）：造血器腫瘍診療ガイドライン2013年版，金原出版，東京，p79, 2013
3) Baccarani M et al：European LeukemiaNet recommendations for the management of chronic myeloid leukemia. Blood **122**：872-884, 2013
4) Swerdlow SH et al：The 2016 revision of the World Health Organization classification of lymphoid neoplasms. Blood **127**：2375-2390, 2016
5) Carbone PP et al：Report of the committee on Hodgkin's disease staging classification. Cancer Res **31**：1860-1861, 1971
6) Rohatiner A et al：Report on a workshop convened to discuss the pathological and staging classifications of gastrointestinal tract lymphoma. Ann Oncol **5**：397-400, 1994
7) Cheson BD et al：Report of an International Workshop to standardize response criteria for non-Hodgkin's lymphomas. J Clin Oncol **17**：244-253, 1999
8) Cheson BD et al：Revised response criteria for malignant lymphoma. J Clin Oncol **25**：579-586, 2007
9) Glimelius I, Diepstra A：Novel treatment concepts in Hodgkin lymphoma. J Intern Med **281**：247-260, 2017
10) Karmali R, Gordon LI：Molecular Subtyping in Diffuse Large B Cell Lymphoma：Closer to an Approach of Precision Therapy. Curr Treat Options Oncol **18**：11-27, 2017
11) 日本骨髄腫学会（編）：多発性骨髄腫の診療指針，第4版，文光堂，東京，p43, 2016
12) Mateos MV et al：Treatment for patients with newly diagnosed multiple myeloma in 2015. Blood Rev **29**：387-403, 2015
13) Fairfield H et al：Multiple myeloma in the marrow：pathogenesis and treatments. Ann N Y Acad Sci **1364**：32-51, 2016

▼本疾患をもっとよく理解するために（参考文献）（A〜C）

1) 日本血液学会（編）：造血器腫瘍診療ガイドライン2013年版，金原出版，東京，2013
2) NCCN Clinical Practice Guidelines in Oncology 2016-2017
3) 飛内賢正ほか（編）：悪性リンパ腫治療マニュアル，第4版，南江堂，東京，2015
4) 国立がん研究センターがん情報サービス「がん登録・統計」http://ganjoho.jp/public/index.html［参照2018-3-6］
5) 日本骨髄腫学会（編）：多発性骨髄腫の診療指針，文光堂，東京，2016

（執筆：鎧屋舞子・三浦昌朋，執筆協力：高橋直人）

表 C-3 入院〜退院までの経過表

Day		1	13	21 HDD Day 1	22 HDD Day 2	23 HDD Day 3	24 HDD Day 4	29
イベント		入院						
処方薬	用法							
セレコキシブ (セレコックス錠 100 mg)	分 2, 朝夕食後	2 T →	→	→	→	→	→	→
レバミピド (ムコスタ錠 100 mg)	分 2, 朝夕食後	2 T →	→	→	→	→	→	→
フェンタニル経皮吸収型製剤 (デュロテップMT パッチ 2.1 mg)	3日ごとに 1 枚貼付	2.1mg/3日→	→	→	→	→	→	
フェンタニル経皮吸収型製剤 (デュロテップMT パッチ 4.2 mg)	3日ごとに 1 枚貼付							4.2 mg/3日→
メトクロプラミド (プリンペラン錠 5 mg)	分 3, 毎食前	3 T →	→	→	→	→	→	→
酸化マグネシウム (酸化マグネシウム錠 330 mg)	分 3, 毎食後		6 T →	→	→	→	→	→
プレガバリン (リリカカプセル 75 mg)	分 2, 朝夕食後							2 C →
デキサメタゾン (レナデックス錠 4 mg)	分 2, 朝昼食後			10 T →	→	→	→	
レナリドミド水和物 (レブラミドカプセル 5 mg)	分 1, 朝食後							
ランソプラゾール (タケプロン OD 錠 15 mg)	分 1, 朝食後			1 T →	→	→	→	
ポラプレジンク (プロマック D 錠 75 mg)	分 2, 朝食後と就寝前			2 T →	→	→	→	
フルコナゾール (ジフルカンカプセル 100 mg)	分 1, 朝食後			1 C →	→	→	→	→
アスピリン (バイアスピリン錠 100 mg)	分 1, 朝食後							
センノシド (プルゼニド錠 12 mg)	分 1, 就寝前							
酪酸菌 (ミヤ BM 細粒)	分 3, 毎食後							
ブドウ糖-電解質 (開始) 液 (ソルデム 1 輸液)								
人ハプトグロビン (ハプトグロビン静注 2000 単位「ベネシス」)	1 時間で点滴静注							
ゾレドロン酸水和物注 (ゾメタ点滴静注 4 mg/100 mL)	30 分で点滴静注							
赤血球輸血 (照射赤血球液 -LR「日赤」)								
臨床検査値	施設基準値							
WBC	4,000〜9,000/μL	6,500	5,600	6,500		10,800↑		
Hb	13.6〜16.8 g/dL	8.9↓	8.5↓	9.4↓		9.2↓		
PLT	11.7〜32.9×10⁴/μL	15.9	14.5	13.1		15.1		
AST	13〜33 IU/L	32	28	28		24		
ALT	6〜27 IU/L	48↑	46↑	38↑		34↑		
ALP	115〜359 IU/L	250	206	222		220		
LDH	119〜229 IU/L	128	134	144		168		
γ-GTP	11〜47 IU/L	18	20	22		22		
TB	0.2〜1.2 mg/dL	0.2	0.2	0.4		0.4		
TP	3.6〜7.0 g/dL	11.4↑	11.4↑	12.2↑		12.2↑		
ALB	4.0〜5.0 g/dL	3.4↓	3.4↓	3.6↓		3.6↓		
BUN	8〜22 mg/dL	25↑	23.2↑	29↑		37.4↑		
Cre	0.4〜0.8 mg/dL	0.66	0.74	0.92↑		0.72		
Na	138〜146 mEq/L	130↓	132↓	125↓		127↓		
K	3.6〜4.9 mEq/L	4.4	4.4	4.5		4.2		
Cl	99〜109 mEq/L	94↓	94↓	88↓		91↓		
Ca	8.7〜11.0 mg/dL	8.2↓	8.6↓	9.2		8.4↓		
CRP	≦0.19 mg/dL	0.04	0.12	0.18		0.12		
FDP	≦10.0 μg/mL	4.3						
D-ダイマー	≦0.99 μg/dL	10.7↑						
IgG	870〜1,700 mg/dL	6,410↑						

第 10 章 血液腫瘍

30	31	32	33	34	35	36	37	38	52	54	64	66	95
Ld ①	Ld ①	Ld ①	Ld ①	Ld ①	Ld ①	Ld ①	Ld ①	Ld ①	Ld ①	Ld ①	Ld ①	Ld ②	退院
Day 1	Day 2	Day 3	Day 4	Day 5	Day 6	Day 7	Day 8	Day 9	Day 23	Day 25	休薬中	Day 1	
→	→	→	→	→	→	→	→	→	→	→	→	→	
		2.1mg/3日→	→	→	→	→	→	→	→	→	→	→	
→	→	→	→	→	→	→	→	→	→	→	→	→	
→	→	→	→	→	→	→	→	→				→	→
→	→	→	→	→									
→	→	→	→	→	→	→	→	→				→	→
5 T							5 T					5 T	5 T
5 C →	→	→	→	→	→	→	→	→				2 C	2 C
→	→	→	→	→	→	→	→	→				→	→
→	→	→	→	→	→	→	→	→				→	→
→	→	→	→	→	→	→	→	→				→	→
1 T →	→	→	→	→	→	→	→	→					
	2 T →	→	→	→									
						3 g →	→	→	→	→			
									1,000 mL	→			
									4,000 単位				
											4 mg		
									2 単位	2 単位			
7,600		8,500			5,900		11,700↑		5,000	6,100	6,300	9,400↑	
8.6↓		9.4↓			9↓		9.4↓		7.6↓	8.6↓	10↓	10.4↓	
15.8		18.1			17.7		16.2		19.9	27.5	35.9↑	35.2↑	
17		19			16		13		26	15	36↑	37↑	
33↑		39↑			25		20		22	16	28↑	53↑	
176		206			262		306		772↑	853↑	1,218↑	1,270↑	
122		144			136		142		1,008↑	638↑	318↑	302↑	
30		34			39		34		24	22	23	27	
0.2		0.3			0.3		0.2		1	0.5	0.4	0.4	
9.4↑		10.4↑			9.4↑		9.3↑			5.6			
3↓		3.5↓			3.2↓		3.4↓			3.1↓			
36.3↑		27.2↑			33.4↑		40.1↑		32.1↑	21.7	19.7	25.9↑	
0.77		0.67			0.73		0.68		0.97↑	0.79	0.81↑	0.66	
133↓		130↓			131↓		132↓		137↓	138	141	135↓	
4.5		4.2			4.4		4.7		4.2	4.5	5.1↑	5.1↑	
101		100			99		98↓		104	107	107	104	
8.2↓		8.8			8.4↓		8.7			7.4↓	8.1↓		
0.28↑		0.13			2.44↑		2.47↑			0.25↑	0.31↑		
7.2		9.9			10.8↑		9.5			7			
2.14↑		3.22↑			3.01↑		2.23↑			1.79↑			
5,302↑													

第 11 章
脳腫瘍

この疾患解説のゴール

1. 脳腫瘍の疫学・病態生理について説明できる．
2. 脳腫瘍の悪性度分類について説明できる．
3. 脳腫瘍の典型的な症状を列挙できる．
4. 脳腫瘍の治療方法について説明できる．
5. 脳腫瘍の治療に用いられる薬剤の特徴とその副作用について説明できる．

キーワード 原発性脳腫瘍，転移性脳腫瘍，WHO 分類，髄膜腫，神経膠腫，下垂体腺腫，頭蓋内圧亢進症状，局所症状，PCV 療法，Stupp レジメン

解 説

I 脳腫瘍の疫学・病態生理

脳腫瘍は頭蓋内にできる腫瘍の総称であり，通常，骨膜およびその内部に発生したものを指す．脳腫瘍は，脳組織自体から発生した原発性脳腫瘍と他臓器の悪性腫瘍から転移してできた転移性脳腫瘍に大別される．原発性脳腫瘍はさらに髄膜腫，神経膠腫，下垂体腺腫など発生部位・組織学的に分類され，年間罹患率は 10 万人につき 10〜15 人程度と推察されている．

1 髄膜腫（メニンジオーマ）

髄膜腫は脳腫瘍のなかで最も多い腫瘍の 1 つであり，脳腫瘍全体の 25％前後を占め，成人に多くみられる．脳実質からではなく，頭蓋骨の裏側にある硬膜から発生する腫瘍である．髄膜腫の 90％以上は組織学的に良性であるが，まれに急速に増大するものがある．

髄膜腫の症状は，初期は局所症状のみであり，腫瘍が増大した場合は頭蓋内圧亢進症状を呈することがある．CT や MRI の普及により，無症状の髄膜腫が発見されることが多い．

2 神経膠腫（グリオーマ）

神経膠腫は神経膠細胞から発生する腫瘍で，星細胞腫（アストロサイトーマ）と乏突起膠腫（オリゴデンドログリオーマ）に大分される．これらがさらに悪性化したものが退形成性星細胞腫・退形成性乏突起膠腫であり，最も悪性な腫瘍は膠芽腫（グリオブラストーマ）である．

表1 下垂体腺腫の種類

ホルモン産生腺腫	・成長ホルモン産生下垂体腺腫：先端巨大症・巨人症 ・プロラクチン産生下垂体腺腫：プロラクチノーマ ・副腎皮質刺激ホルモン産生下垂体腺腫：Cushing 病 ・甲状腺刺激ホルモン産生下垂体腺腫 ・性腺刺激ホルモン産生下垂体腺腫
非機能性腺腫	・非機能性下垂体腺腫：ホルモンの過剰分泌がみられない腫瘍

3 下垂体腺腫

下垂体腺腫は，頭蓋骨の底部のトルコ鞍にある脳下垂体の一部の細胞が腫瘍化したものである．小児に発生することは極めてまれであり，髄膜腫同様，主に成人に発生する．組織学的には良性の腫瘍で，通常はほかの部位に転移することはない．しかしながら，まれではあるが転移例も報告されており，下垂体がんともよばれる．一般的には下垂体の前葉から発生し，ホルモンを過剰に分泌するもの（ホルモン産生腺腫）と，ホルモンを分泌しないもの（非機能性腺腫）に大分される（表1）．

表2 Japan Coma Scale (JCS)

I. 覚醒している（1桁の点数で表現）	
0	意識清明
1	見当識は保たれているが意識清明ではない
2	見当識障害がある
3	自分の名前・生年月日が言えない
II. 刺激に応じて一時的に覚醒する（2桁の点数で表現）	
10	普通の呼びかけで容易に開眼する
20	大声で呼びかけたり，強く揺するなどで開眼する
30	痛み刺激を加えつつ，呼びかけを続けると辛うじて開眼する
III. 刺激しても覚醒しない（3桁の点数で表現）	
100	痛みに対して払いのけるなどの動作をする
200	痛み刺激で少し手足を動かしたり，顔をしかめたりする
300	痛み刺激に対し全く反応しない

このほか，R（不穏）・I（糞便失禁）・A（自発性喪失）などの付加情報をつけて，JCS 200-I などと表すこともある．
〔太田富雄ほか：急性期意識障害の新しい grading とその表現法（いわゆる 3-3-9 度方式）．第 3 回脳卒中の外科研究会講演集，p61-69，1975 より改変し引用〕

表3 WHO 悪性度分類

Grade I	腫瘍の成長は緩徐で，正常細胞と類似した細胞を有しており，近傍組織内に広がることはまれである．手術で完全に摘出できれば治癒可能
Grade II	腫瘍は緩徐に成長するが，近傍組織内に広がり，また再発することがある．より高い悪性度へ進行することもある．通常は 5 年以上の生存が可能である
Grade III	腫瘍は迅速に成長し，近傍組織内に広がることがある．治療後 2～3 年の生存が可能である
Grade IV	腫瘍は非常に迅速に成長し，腫瘍内に死滅細胞の領域が存在することがある．一般的に術前・術後に急速な進行がある．膠芽腫では大部分の患者が 1 年以内に死亡する

(Louis DN et al：The 2007 WHO classification of tumours of the central nervous system. Acta Neuropathol 114：97-109, 2007 より改変し引用)

II 脳腫瘍の診断と検査

1 症状

a 頭蓋内圧亢進症状

脳腫瘍の増大により周囲組織が圧迫を受けると脳浮腫が起こり，頭蓋内圧が亢進する．また脳室内やその近傍に腫瘍が発生した場合，腫瘍により髄液流出経路が障害されると水頭症が起こり，頭蓋内圧が亢進する．これを頭蓋内圧亢進症状と呼び，頭痛，悪心・嘔吐が主な症状である．頭痛は典型的に早朝起床時に出現し，morning headache と呼ばれる．意識障害に進行した場合は脳ヘルニアの初期徴候の可能性が高く，緊急対応が必要な場合がある．

b 局所症状

局所症状は，脳腫瘍が周囲の神経細胞を刺激するために起こる．痙攣や視野・視力障害，不全片麻痺や認知機能障害，意識障害などが代表的な症状である．痙攣発作は原発性脳腫瘍の半数以上がその経過中に発症する．特に，前頭葉や側頭葉に生じた脳実質内腫瘍は痙攣発作を発症する危険性が高い．意識障害は Japan Coma Scale（JCS）を用いて評価するのが一般的である（表2）[1]．

2 検査

脳腫瘍の診断は画像診断が主であり，血管造影などは補助的に用いられることが多い．また，治療法などを検討するためにシンチグラム，腫瘍マーカーなどの検査が，神経機能の評価のために生理学的検査が必要となることもある．

神経膠腫では悪性度が高いほど MRI 検査でより強く造影される傾向があり，最も悪性度の高い膠芽腫ではリング状に造影され，周囲に強い浮腫を伴う画像が典型的である．

下垂体腺腫は画像診断に加え，血中ホルモン濃度測定とホルモン過剰分泌に伴う臨床症状によって診断を行う．

III 脳腫瘍の悪性度分類

ほかの固形がんで用いられる TNM 分類による病期分類は，脳腫瘍には該当しない．形態学，細胞遺伝学，分子遺伝学および免疫学的マーカーを取り入れ予後を考慮した WHO 悪性度分類が用いられる（表3）[2]．WHO 悪性度分類は Grade I～IV に分類され，Grade I 以外の脳腫瘍はすべて悪性と判断して良いと考えられている．組織分類には 2016 年に isocitrate dehydrogenase（IDH）変異や telomerase reverse transcriptase（TERT）変異などの分子遺伝子診断を盛り込み改訂された WHO 分類が用いられる（表4, 5）[3]．

IV 脳腫瘍の治療

1 対症療法

a 頭蓋内圧亢進症状

脳浮腫による頭蓋内圧亢進症状の軽減を目的として，ステロイド，濃グリセロンを投与する．投与する際は心機能，腎機能および耐糖能を考慮する．脳ヘル

表4　WHO組織分類（2016年）

- びまん性星細胞腫と乏突起膠細胞腫（diffuse astrocytic and oligodendroglial tumors）
- 他の星細胞系腫瘍（other astrocytic tumors）
- 上衣系腫瘍（ependymal tumors）
- 他のグリオーマ（other gliomas）
- 脈絡叢腫瘍（choroid plexus tumors）
- 神経細胞と膠細胞を起源とするまれな腫瘍（neuronal and mixed neuronal-glial tumors）
- 松果体腫瘍（tumors of the pineal region）
- 胎児性腫瘍（embryonal tumors）
- 脳神経・傍脊髄神経の腫瘍（tumors of cranial and paraspinal nerves）
- 髄膜腫（meningiomas）
- 間葉系/非間葉系腫瘍（mesenchymal, non-mesenchymal tumors）
- メラノサイト腫瘍（melanocytic tumors）
- リンパ腫（lymphomas）
- 組織球系腫瘍（histiocytic tumors）
- 胚細胞腫瘍（germ cell tumors）
- トルコ鞍部腫瘍（tumors of the sellar region）
- 転移性脳腫瘍（metastatic tumors）

（Louis DN et al：The 2016 World Health Organization Classification of Tumors of the Central Nervous System：a summary. Acta Neuropathol 131：803-820, 2016 より引用）

表5　各Gradeにおける代表的な腫瘍

Grade Ⅰ	髄膜腫（meningioma） 上衣下腫（subependymoma） 神経鞘腫（schwannoma）
Grade Ⅱ	びまん性星細胞腫（diffuse astrocytoma） 上衣腫（ependymoma）
Grade Ⅲ	退形成性星細胞腫（anaplastic astrocytoma） 退形成性乏突起膠腫（anaplastic oligodendroglioma）
Grade Ⅳ	膠芽腫（glioblastoma） 髄芽腫（medulloblastoma）

（Louis DN et al：The 2016 World Health Organization Classification of Tumors of the Central Nervous System：a summary. Acta Neuropathol 131：803-820, 2016 より引用）

ニアや水頭症を発症した場合は，腫瘍摘出術や脳室ドレナージなどの外科的処置が必要な場合がある．通常，ステロイドは鉱質コルチコイド作用による浮腫の増悪を避けるため，デキサメタゾンが使用される．デキサメタゾン投与により腫瘍周囲の浮腫は数日以内に改善する．症状改善後は通常2週間以上かけてデキサメタゾンを漸減・中止する．

ⓑ 局所症状

局所症状のうち痙攣発作が発症した場合には，速やかにジアゼパムなどの抗痙攣薬の投与と酸素投与を行う．痙攣発作の際には低血糖や電解質異常，感染性髄膜炎，薬剤性脳炎などの症状との鑑別が必要となる．ジアゼパム投与により痙攣がおさまったら，ホスフェニトインナトリウム水和物などの抗痙攣薬を引き続き投与し，その後は副作用などを考慮してほかの抗痙攣薬を含めた内服薬へ切り替える．

2 原発性脳腫瘍の治療

原発性脳腫瘍の臨床経過や薬剤および放射線感受性は組織形によりさまざまであるが，神経所見を悪化させることなく可能な限り腫瘍を摘出することを原則とし，病理診断後に放射線治療および化学療法の追加を検討する．脳腫瘍の手術には，顕微鏡を用いた非常に緻密で繊細な技術が要求される．神経障害を起こす部分を切除する可能性もあるため，術中ナビゲーションシステムを用いた手術を行う場合がある．

ⓐ 髄膜腫

髄膜腫の治療は，無症状であればほとんどの場合でMRIなどによる経過観察が勧められているが，画像上脳浮腫が広範囲に及んでいる，または頭痛，制御困難なてんかん発作などの臨床症状がある場合は腫瘍摘出術が行われる．腫瘍摘出術の合併症の1つとしててんかんがあげられ，抗てんかん薬を使用して症状をコントロールする．腫瘍摘出が困難な部位や不完全な摘出部位には，ガンマナイフやLINACによる定位放射線照射が有効であることが報告されており，初回治療として行われることがある．

なお，髄膜腫への化学療法はさまざまな薬剤が臨床試験において試されたが，いずれも有効性は確認されていない[4]．

ⓑ 神経膠腫

神経膠腫の治療は腫瘍摘出後に組織診断を行い，その悪性度に応じて放射線療法および化学療法が実施される．腫瘍摘出術の際には正常組織との境界を見極めるためにアミノレブリン酸（5-ALA）を麻酔導入前2～4時間前に服用させ，赤色蛍光を利用して可視化させることがある．この場合は投与後少なくとも48時間は，強い光への眼および皮膚の曝露を回避させる必要がある．

1. カルムスチン徐放性ポリマー

悪性神経膠腫において，全身化学療法によって高濃度の薬剤を腫瘍へ十分に到達させることは，全身への有害事象を考慮すると困難である．そのため，生物分解性ポリマーに抗がん薬を包み局所的に徐放させる方法が開発された．カルムスチン徐放性ポリマーは，ウェハーとして腫瘍摘出術中に留置することでその効果が約6週間持続するとされる．主な副作用としては，痙攣，脳浮腫，創傷治癒不良などがあげられる．

2. 光線力学的療法

光線力学的療法（PDT）は，腫瘍親和性のある光感受性物質を投与後，腫瘍組織に半導体レーザー光を照射することによって光化学反応を引き起こし，腫瘍組織を変性壊死させる選択的治療法である．PDT はレーザー光照射部位だけに抗腫瘍効果を示す局所療法であるため，手術療法に比べ侵襲が少なく機能温存が可能である一方，光感受性物質により光線過敏症を起こすことがあるため注意が必要である．

原発性悪性脳腫瘍に対する術中追加治療として，光感受性物質であるタラポルフィンナトリウムを用いた PDT が承認され，標準治療への上乗せ効果が期待されるが，今後の臨床研究や市販後調査による，効果・安全性に関する検証が必要である．

3. 放射線療法

放射線療法における有害事象のなかで重篤なものはまれであるが，照射中は放射線宿酔とよばれる頭痛，悪心・嘔吐，めまい，全身倦怠感などを認めることがある．また，照射範囲内に含まれる正常組織の障害として脱毛は必発であり，放射線皮膚炎，中耳炎，外耳炎などもしばしば生じる．対症療法として頭痛，悪心・嘔吐に対しては鎮痛薬，制吐薬，ステロイド薬などを使用し，皮膚炎，中耳・外耳炎に対してはステロイド外用薬を使用する．

4. Grade Ⅱ の神経膠腫に対する全身化学療法

成人初発 Grade Ⅱ の神経膠腫に対する放射線単独治療と放射線・PCV（プロカルバジン塩酸塩，lomustine，ビンクリスチン硫酸塩）併用療法（表6）の結果，全体の解析では PCV 併用療法群で有意に全生存期間（OS）が延長された．そのため星細胞腫に対しては放射線単独治療（54 Gy/30 分割），乏突起膠腫に対しては放射線・PCV 併用療法が適切と考えられる．わが国では lomustine は承認されていないため，PCV 併用療法の代替としてニムスチン塩酸塩やラニムスチンを用いる PAV 併用療法あるいは PMV 併用療法が用いられるが，テモゾロミドで代用することもある．

5. Grade Ⅲ の神経膠腫に対する全身化学療法

Grade Ⅲ の神経膠腫の治療法は，腫瘍細胞の染色体 1p19q 共欠失の有無により選択される．1p19q 共欠失をもつ腫瘍に対しては，Grade2 の神経膠腫と同様に初期治療で PCV 療法（PAV 療法または PMV 療法）を放射線療法に加えることが望ましいとされている．1p19q 共欠失をもたない Grade Ⅲ の神経膠腫では PCV 療法の併用効果が認められないため，放射線単独治療が標準治療となる．

6. Grade Ⅳ の神経膠腫に対する全身化学療法

a）テモゾロミド

成人初発膠芽腫に対しては，放射線療法を併用する Stupp レジメン（図1）[5]）が現在の標準治療とされてい

表6 PCV 併用療法

Day	1	8	21	29	42
lomustine* 110 mg/m²/日	↓				
ビンクリスチン 1.4 mg/m²/日 （最大 2 mg）		↓		↓	
プロカルバジン 60 mg/m²/日 （分1〜3/日）			→		

＊わが国において lomustine は未承認であるため，ニムスチン 70 mg/m²/日（PAV 療法），ラニムスチン 50 mg/m²/日（PMV 療法）で代替する．

る．18歳以上70歳以下の成人初発膠芽腫に対して，手術後放射線単独治療を対照として行った無作為化比較試験の結果，生存期間中央値（MST）はそれぞれ 12.1 ヵ月と 14.6 ヵ月であり，有意差をもって Stupp レジメン群の OS 延長を認めた．

再発症例においては，28日間を1コースとして，テモゾロミド1回 150 mg/m² を1日1回5日間連続投与する．2コース目からは好中球数，血小板数が投与基準を満たせば1回 200 mg/m² に増量が可能である．

テモゾロミドは腎機能および肝機能障害の場合においても減量は不要である．また，経口投与・静脈投与のいずれも可能である．主な副作用は骨髄抑制であり，なかでもリンパ球減少が特徴的である．リンパ球減少によるニューモシスチス肺炎に対する予防として，スルファメトキサゾール・トリメトプリム合剤（ST 合剤）を4週間継続投与1サイクルとして連日または隔日投与することが推奨されている．そのほか，サイトメガロウイルス感染もテモゾロミド使用時に発生しうる感染症としてあげられる．

またテモゾロミドについては，初発膠芽腫において Stupp レジメンの放射線化学療法後早期に HBV の再賦活化をきたし，重症肝炎を発症した症例が報告されている．テモゾロミド使用に際しては HBs 抗原，HBc 抗体，HBs 抗体のスクリーニング検査を行い，適切な対応をすることが望ましい．

初回投与にあたっては，好中球数，血小板数が開始基準を満たしていることを確認したうえで投与開始し，継続投与においては脱毛，悪心・嘔吐を除いた非血液毒性が Grade1 以下であることも確認する．また，テモゾロミドは NCCN ガイドラインにおいては高度〜中等度の，MASCC/ESMO ガイドラインにおいては高度催吐性の経口抗がん薬であることから，併せて 5-HT$_3$ 受容体拮抗薬の使用も必要である．

b）ベバシズマブ

悪性神経膠腫の治療におけるベバシズマブの効果は，血管新生阻害作用よりも主に腫瘍により破綻した血液

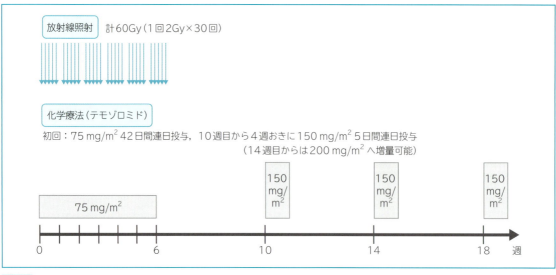

図1 Stupp レジメン
(Stupp R et al：Radiotherapy plus concomitant and adjuvant temozolomide for glioblastoma. N Engl J Med 352：987-996, 2005 より引用)

脳関門を正常化することによるところが大きいと考えられている．Stupp レジメンへ上乗せした AVAglio 試験，RTOG0825 試験では，ベバシズマブは OS は延長させないが，無増悪生存期間（PFS）は3〜4ヵ月延長させることが示されたため，再発時治療を行う可能性が低いと予想される高齢者や多発病変をもつ患者には初期治療からベバシズマブを併用することもありうる．投与方法は 10 mg/kg を2週間ごとあるいは 15 mg/kg を3週間ごととする．

c）インターフェロンβ（IFNβ）

悪性神経膠腫に対する IAR（IFNβ，ニムスチン，放射線）療法などのこれまでの臨床試験の結果を踏まえ，膠芽腫に対する標準治療である Stupp レジメンに IFNβ を上乗せする治療は，安全性を忍容できると考えられている．

c 下垂体腺腫

下垂体腺腫治療の原則は，手術療法である．多くは経蝶形骨洞的腫瘍摘出術が選択されるが，腫瘍の種類，位置，大きさ，伸展方向などによっては開頭術が選択されることもある．

薬物療法はプロラクチン産生腺腫，成長ホルモン産生腺腫や甲状腺刺激ホルモン産生腺腫などで選択されることがあるが，治療期間が長期化する場合がある．

放射線療法は，手術によりできる限り腫瘍を摘出した後，摘出困難な領域に残存した腫瘍に対して行うことが原則とされている．

V 症　例

本症例は，局所症状とみられる認知機能障害および頭蓋内圧亢進症状とみられる悪心を主訴に緊急入院となった脳腫瘍の患者である．特記すべき既往はなかったが，1週間ほど前より不明言動があり，運動障害も出現したため救急受診した．身体所見および画像検査により脳腫瘍と診断され，手術目的で緊急入院となった．

患者 59歳，女性
主訴 意識障害，悪心，右上下肢麻痺
現病歴 入院1週間ほど前より不明言動あり，家族は認知症と思い様子をみていたが，右上下肢の運動が不良となり救急外来受診．画像所見より脳腫瘍の所見あり．悪心がありメトクロプラミド（プリンペラン注）静注，濃グリセリン（グリセオール注）投与し ICU へ入室となる．
既往歴 特記すべき事項なし
家族歴 特記すべき事項なし
生活歴
- 喫煙：なし
- 飲酒：機会飲酒
- 食事：特記すべき事項なし

社会歴 職業：専業主婦
アレルギー歴・副作用歴 アルコール綿による発赤
OTC・健康食品服用歴 なし
病識・アドヒアランス 入院時意識障害のため確認できず

薬 歴 ジアゼパム（セルシン錠），クロチアゼパム（リーゼ錠）服用歴有（詳細不明）

入院時身体所見
＜全身所見＞身長155 cm（緊急入院より家族より聴取），体重41 kg，BSA注 1.35 m²（推定），外傷所見なし
＜バイタルサイン＞血圧106/52 mmHg，HR 60/min，SpO₂ 100%
＜全身状態＞JCS1-3

入院時検査所見（Day 1）
- 胸部X線：異常なし
- 頭部MRI：左頭頂葉から後頭葉に67×37×上下39 mmのリング状に広汎な浮腫を伴う病変，右側への正中偏位あり
- 血液検査：WBC 10,000/μL（基準値：4,000～9,000），RBC 424×10⁴/μL（基準値：380～480×10⁴），Hb 12.8 g/dL（基準値：12～15.2），PLT 13.6×10⁴/μL（基準値：11.7～32.9×10⁴）
- 凝固系検査：特記すべき事項なし
- 生化学検査：TP 7.1 g/dL（基準値：6.7～8.3），Alb 4.3 g/dL（基準値：4.0～5.0），LDH 197 IU/L（基準値：119～229），AST 22 IU/L（基準値：13～33），ALT 23 IU/L（基準値：6～27），TB 0.7 g/dL（基準値：0.2～1.2），γ-GTP 31 IU/L（基準値：11～47），ALP 202 IU/L（基準値：115～359），BUN 11.9 mg/dL（基準値：8.0～22.0），Cr 0.51 mg/dL（基準値：0.40～0.81），Na 141 mEq/L（基準値：138～146），K 3.9 mEq/L（基準値：3.6～4.9），CRP 0.03 mg/dL（基準値：0.00～0.19）

入院時臨床診断名　脳腫瘍

入院後Day16までの経過
Day 1：緊急入院後，頭部CT，MRIにて脳腫瘍の診断．家族に対して主治医より翌日の手術および今後の治療方針について説明あり．翌日の開頭術のため頭部の剃毛を行う．

Day 2：手術室入室3時間前にアミノレブリン酸塩酸塩（アラベル内用剤）20 mg/kgを経口投与，入室1時間前にファモチジン（ガスター注）20 mgを静注後，腫瘍摘出術が施行される．カルムスチン徐放性ポリマーウェハー（ギリアデル脳内留置用剤）7.7 mgを8枚留置し手術終了．

Day 5：術後状態安定のためICU退室．JCS2．一部介助にて食事開始．

Day 6：リハビリテーション開始．

Day 16：頭痛，悪心なし．膠芽腫（WHO Grade Ⅳ）の診断にて翌日よりテモゾロミド内服および放射線治療が開始予定となる．

化学療法前検査所見（Day 16）
- 血液検査：WBC 11,400/μL（基準値：4,000～9,000），RBC 387×10⁴/μL（基準値：380～480×10⁴），Hb 12.2 g/dL（基準値：12～15.2），PLT 27.6×10⁴/μL（基準値：11.7～32.9×10⁴），NEUT 10,090/μL（基準値：1,600～5,400）
- 生化学検査：TP 6.5 g/dL（基準値：6.7～8.3），LDH 218 IU/L（基準値：119～229），AST 26 IU/L（基準値：13～33），ALT 133 IU/L（基準値：6～27），T.Bil 0.7 g/dL（基準値：0.2～1.2），γ-GTP 238 IU/L（基準値：11～47），ALP 339 IU/L（基準値：115～359），BUN 19.2 mg/dL（基準値：8.0～22.0），Cr 0.54 mg/dL（基準値：0.40～0.81），Na 136 mEq/L（基準値：138～146），K 4.2 mEq/L（基準値：3.6～4.9），CRP＜0.03 mg/dL（基準値：0.00～0.19）

処方薬（Day 17）
- レベチラセタム（イーケプラ錠500 mg），1回1錠（1日2錠），1日2回朝夕食後
- クエン酸第一鉄Na錠50mg，1回1錠（1日2錠），1日2回朝夕食後
- デキサメタゾン（デカドロン錠0.5 mg），1回4錠（1日8錠），1日2回朝夕食後
- テモゾロミド（テモダールカプセル100 mg），1回1カプセル（1日1カプセル），1日1回朝食1時間前
- ラモセトロン塩酸塩（ナゼアOD錠0.1 mg），1回1錠（1日1錠），1日1回起床時
- エソメプラゾールマグネシウム水和物（ネキシウムカプセル20 mg），1回1カプセル（1日1カプセル），1日1回朝食後
- ST合剤（バクタ配合錠），1回2錠（1日2錠），1日1回就寝前（隔日）

練習問題
この患者のDay 17（化学療法開始当日）における問題リスト，SOAPチャート，Day 16以降の経過表を作成しなさい．
（→解答例はp.156以降参照）

注：BSAの算出は所属医療機関の計算式による．

症例解析

まず前述の患者情報に基づき Day 17 における問題リストを作成し，次に問題点ごとに SOAP チャートを作成する．

1 問題リストの作成

問題リスト：Problem List

#1．悪性神経膠腫（WHO Grade Ⅳ：膠芽腫）

#1-1．悪性神経膠腫（WHO Grade Ⅳ：膠芽腫）に対する化学療法
▶ テモゾロミド（テモダールカプセル 100 mg）
　1回1カプセル（1日1カプセル），1日1回朝食前

#1-2．化学療法に伴う副作用
▶ ラモセトロン塩酸塩（ナゼア OD 錠 0.1 mg）
　1回1錠（1日1錠），1日1回起床時
▶ ST 合剤（バクタ配合錠）
　1回2錠（1日2錠），1日1回 就寝前（隔日）

#2．放射線治療

2 SOAP チャートの作成

この患者の**問題点 #1．**に関する SOAP 解析例を示す．以下の内容は参考情報も記載してあるが，SOAP チャートにすべてを記載する必要はなく，ポイントのみを簡潔に記載する．

問題点 #1：悪性神経膠腫（膠芽腫）に対する化学療法の SOAP 解析（Day 17）

S 自覚症状（Subjective data）

"ややふらつくことがありますが，歩くことはできます．特に頭痛や吐き気はありません"

O 他覚症状（Objective data）

患者 59歳，女性．158 cm，体重39 kg，BSA 1.34 m²，JCS1
既往歴 特記すべき事項なし
家族歴 特記すべき事項なし
生活歴 喫煙はなく，飲酒は発症前までは機会飲酒程度．食事については特に制限はない．
アレルギー歴・副作用歴 アルコール綿による発赤
OTC・健康食品服用歴 なし

化学療法前検査所見（Day 16）

- 血液検査：WBC 11,400/μL（基準値：4,000～9,000），Hb 12.2 g/dL（基準値：12～15.2），PLT 27.6×10⁴/μL（基準値：11.7～32.9×10⁴），NEUT 10,090/μL（基準値：1,600～5,400）
- 生化学検査：AST 26 IU/L（基準値：13～33），ALT 133 IU/L（基準値：6～27），TB 0.7 g/dL（基準値：0.2～1.2），Cr 0.54 mg/dL（基準値：0.40～0.81），

処方薬

- テモゾロミド（テモダールカプセル 100 mg）
1回1カプセル（1日1カプセル），1日1回朝食前

A 薬物療法評価（Assessment）

■ **病因・病態**
- 神経膠腫（膠芽腫，WHO Grade Ⅳ），腫瘍摘出後（カルムスチン徐放性ポリマーウェハー留置後）

■ **神経膠腫のリスクファクター** ⇒特記すべき事項なし

■ **非薬物療法は必要か？** ⇒実施済
- ADL 改善のためリハビリテーションを開始している．

■ **薬物療法は必要か？** ⇒必要
- 膠芽腫に対する標準治療は Stupp レジメンであり，テモゾロミド投与開始と同時に放射線治療も予定されている．

■ **選択されている薬物は適切か？**
☑ テモゾロミド ⇒適切
- Stupp レジメンで使用する薬剤である．
- 類薬（ダカルバジン）の使用経験はなく，テモゾロミドに対するダカルバジン過敏症既往歴の禁忌にも該当しない．

■ **選択されなかった薬物について**
☑ ベバシズマブ ⇒ Stupp レジメンへのベバシズマブの上乗せは現在のところ必須ではない．

■ **薬物の用法・用量について** ⇒適切
☑ PLT 27.6×10⁴/μL，NEUT 10,090/μL であり，テモゾロミドの投与開始条件（PLT 10.0×10⁴/μL 以上，NEUT 1,500/μL 以上）を満たしている．
- 初発の悪性神経膠腫に対するテモゾロミド 75 mg/m² × 1.34 m² = 100.5 mg
- 腎機能・肝機能による用量調節 ⇒不要
- 空腹時服用 ⇒朝食前（食事 1 時間前までに服用）
- 経口投与 ⇒ JCS1 であり内服は可能

■ **注意すべき副作用の把握とその対策**
- 悪心・嘔吐などの消化器症状 ⇒ 5-HT₃拮抗薬の前投与
- ニューモシスチス肺炎予防 ⇒ ST 合剤の投与

- 便秘　⇒モニタリングを行い必要であれば緩下剤の投与

注意すべき相互作用の把握
- 併用注意・併用禁忌ともに該当なし

アドヒアランスの評価
- 看護師の援助により服薬できている．拒薬はなし．

P　治療計画（Plan）

治療のゴール
- ☐ 短期的ゴール：1週間ごとに骨髄抑制を確認しながらテモゾロミド42日間内服および放射線照射を完遂する．
- ☐ 長期的ゴール：QOLの改善・維持と延命だが，WHO Grade Ⅳの膠芽腫であるため治療途中の再発も有りうる．

治療計画
薬物療法
- テモゾロミド（テモダールカプセル100 mg）（75 mg/m^2）
  朝食1時間前まで服用　42日間連日

非薬物療法
- 放射線治療　60 Gyを30回に分割照射（1回2 Gy照射）

治療効果のモニタリングパラメータ
- ☐ 自覚症状
- 頭蓋内圧亢進症状や局所症状が出現する可能性があり，頭痛，悪心・嘔吐などの症状を確認する．テモゾロミドや放射線照射による症状と鑑別する必要がある．
- ☐ 他覚症状
- 画像診断による評価を行う．

副作用のモニタリングパラメータ
- ☐ 自覚症状
- 悪心・嘔吐，便秘，頭痛
- ☐ 他覚症状
- 白血球，好中球，リンパ球，血小板，AST，ALT

患者カウンセリング・服薬指導
- ☐ 患者の意識状態に応じて可能な限り家族とともにカウンセリング・指導を行い，理解度を高める工夫をする．
- 患者の病識（化学療法の目的の理解）の把握
- 治療スケジュールの確認　⇒カレンダーやパンフレットを用いて1日の服薬スケジュールと全体の治療計画について提示
- 副作用（自覚症状）の説明　⇒出現しうる症状について簡潔に説明し訴えを表出しやすいように努める

その他の問題点のSOAP解析後のプラン

#1-2．**化学療法に伴う副作用**：定期的に血液検査が行われているか確認し（週1回以上），血液毒性および非血液毒性が投与継続基準に満たない場合は休薬する．

#2．**放射線治療**：照射中は頭痛，悪心・嘔吐，めまい，全身倦怠感などについてモニタリングを行う．脱毛は治療の進行に伴い必発であると考えられるので，脱毛時のケアについて支援を行う．

SOAP作成後/退院時

1週間ごとの血液検査により骨髄抑制の状況を確認し，非血液毒性についても消化器症状を中心にモニタリングを行う．

退院後テモゾロミドの2コース目以降（150 mg/m^2，5日間服用）は外来にて行うこととする．

患者教育・服薬指導
☐ 退院時処方（Day 62）
- レベチラセタム（イーケプラ錠500 mg）
  1回1錠（1日2錠），1日2回 朝夕食後
- デキサメタゾン（デカドロン錠0.5 mg）
  1回0.5錠（1日1錠），1日2回 朝夕食後
- エソメプラゾールマグネシウム水和物（ネキシウムカプセル20 mg）
  1回1カプセル（1日1カプセル），1日1回朝食後
- ST合剤（バクタ配合錠）
  1回2錠（1日2錠），1日1回 就寝前（隔日）
- 大建中湯2.5 g
  1回1包（1日3包），1日3回 毎食前

☐ 退院時服薬指導
- 病状の進行により，患者本人のアドヒアランスの維持が今後困難となることも想定されるため，退院時服薬指導は家族も同席のうえ実施する．
- ニューモシスチス肺炎症状（発熱，悪寒，息切れ，咳，痰の喀出など）について説明を行い，手洗い・含嗽を行うよう勧める．症状が出現した場合は速やかに受診するよう説明を行う．
- 悪心・嘔吐，頭痛，痙攣などの症状が出現した場合は，再発の徴候も疑われるため受診するよう説明する．

3　経過表の作成

Day 16から退院時（Day 62）までの経過表を**表7**に示した．

表7 Day16〜62までの薬物療法と検査所見などの経過表

Day		16	17	18	19	23
JCS		1〜2	1〜2	1	1	1〜3
リハビリテーション			○	○	○	○
放射線治療	Total 60 Gy		2 Gy	→	→	(休日)
処方薬	用法					
レベチラセタム（イーケプラ錠 500 mg）	分 2，朝夕食後	2 T	→	→	→	→
クエン酸第一鉄 Na 錠 50 mg	分 2，朝夕食後	2 T	→	→	→	→
デキサメタゾン（デカドロン錠 0.5 mg）	分 2，朝夕食後	8 T	→	6 T	→	→
テモゾロミド（テモダールカプセル 100 mg）	分 1，朝食 1 時間前		1 C	→	→	→
ラモセトロン（ナゼア OD 錠 0.1 mg）	分 1，起床時		1 T	→	→	→
エソメプラゾール（ネキシウムカプセル 20 mg）	分 1，朝食後	1 C	→	→	→	→
ST 合剤（バクタ配合錠）	分 1，就寝前（隔日）		2 T		2 T	2 T
酸化マグネシウム（マグミット錠 330 mg）	分 3，毎食後				3 T	→
大建中湯 2.5 g	分 3，毎食前					
副作用						
悪心・嘔吐			−	−	−	−
頭痛			−	−	−	−
脱毛						
便秘				Grade1		
全身倦怠感						
臨床検査値	基準値					
WBC	4,000〜9,000/μL	11,400↑				6,300
NEUT	1,600〜5,400/μL	10,090↑				
LYMP	1,060〜4,190/μL					
Hb	12〜15.2 g/dL	12.2				12
PLT	11.7〜32.9×10⁴/μL	27.6				20.2
CRP	0.00〜0.19 mg/dL	<0.03				<0.03
AST	13〜33 IU/L	26				20
ALT	6〜27 IU/L	133↑				56↑
TB	0.2〜1.2 g/dL	0.7				0.7
γ-GTP	11〜47 IU/L	238↑				163↑
BUN	8.0〜22.0 mg/dL	19.2				16.3
Cr	0.40〜0.81 mg/dL	0.54				0.5
Na	138〜146 mEq/L	136↓				136↓
K	3.6〜4.9 mEq/L	4.2				4.2

副作用の Grade 分類は CTCAE v4.0（p.12，表 7 参照）に依った．

第11章 脳腫瘍

25	26	30	38	45	52	58	59	60	61	62
0〜1	1	1	1	1	1	0〜1	1	0〜1	0〜1	0〜1
○	○	○	○	○	○	○	○	○	○	
2 Gy	→	→	→	→	→	→	→	→	→	
→	→	→	→	→	→	→	→	→	→	→
→	→	→	→	→	→	→	→	→	→	→
4 T	→	→	2 T	→	1 T	→	→	→	→	→
→	→	→	→	→	→	→				
→	→	→	→	→	→	→				
→	→	→	→	→	→	→	→	→	→	→
2 T					2 T		2 T		2 T	
→	→	→	→	→	→	→	→	→	→	→
	3 包	→	→	→	→	→	→	→	→	→
−	−	−	−	−	−	−	−	−	−	−
−	−	−	−	−	−	−	−	−	−	−
		+	+	+	+	+	+	+	+	+
Grade1					Grade1					
		−	−	−	−	−	−	−	−	−
		4,000	4,100	4,600	5,200		4,100			
		2,990	2,880	3,500	4,230		3,370			
		650 ↓	930 ↓	760 ↓	530 ↓		320 ↓			
		11.9 ↓	12.2	12.3	12		12.1			
		20.2	24.7	29.4	23.6		21.9			
		<0.03	<0.03	<0.03	<0.03		0.06			
		18	27	23	24		24			
		28 ↑	37 ↑	44 ↑	46 ↑		44 ↑			
		0.5	0.4	0.5	0.4		0.4			
		101 ↑	80 ↑	68 ↑	57 ↑		70 ↑			
		16.2	14.7	12.8	15.7		13.1			
		0.53	0.73	0.53	0.6		0.46			
		138	139	140	137 ↓		138			
		3.7	4.5	4.1	4.7		4.8			

▼引用文献

1) 太田富雄ほか：急性期意識障害の新しい grading とその表現法（いわゆる 3-3-9 度方式）．第 3 回脳卒中の外科研究会講演集，p61-69，1975
2) Louis DN et al：The 2007 WHO classification of tumours of the central nervous system. Acta Neuropathol 114：97-109, 2007
3) Louis DN et al：The 2016 World Health Organization Classification of Tumors of the Central Nervous System：a summary. Acta Neuropathol 131：803-820, 2016
4) Preusser M, Marosi C：Antiangiogenic treatment of meningiomas. Curr Treat Options Neurol 17：359, 2015
5) Stupp R et al：Radiotherapy plus concomitant and adjuvant temozolomide for glioblastoma. N Engl J Med 352：987-996, 2005

▼本疾患をもっとよく理解するために（参考文献）

1) 日本脳腫瘍学会（編）：脳腫瘍診療ガイドライン　1. 成人膠芽腫・成人転移性脳腫瘍・中枢神経系原発悪性リンパ腫，2016 年度版，金原出版，東京，2016
2) 松谷雅生：脳腫瘍治療学―腫瘍自然史と治療成績の分析から，金芳堂，京都，2016
3) 佐藤隆美ほか（編）：What's New in Oncology がん治療エッセンシャルガイド，第 3 版，南山堂，東京，2015
4) NCCN Clinical Practice Guidelines in Oncology, Central Nervous System Cancers. V1. 2016

確認テスト
1. 脳腫瘍の悪性度分類について説明しなさい．
2. 脳腫瘍の典型的な症状を列挙しなさい．
3. 脳腫瘍の治療方法を列挙しなさい．
4. 脳腫瘍に対する薬物療法をあげ，使用される薬剤を述べなさい．
5. テモゾロミドの注意すべき副作用を示し，その対策について説明しなさい．

（執筆：庄司　学，執筆協力：清水宏明）

付　録

薬剤師による患者フォローとSOAPチャートの作成
（全巻共通項目）

付録
薬剤師による患者フォローと SOAP チャートの作成

ファーマシューティカル・ケア（pharmaceutical care：PC）とは，患者が治療目標に到達するために薬剤師が行う薬物療法全般への参画行為を指す．薬剤師が患者治療に介入した記録（SOAP チャート）は PC の基盤となるものであり，SOAP チャートを利用して患者の問題点を整理し，その解決法を提案していくことが重要である．

SOAP 作成は以下の 4 ステップの手順に従って進める．薬剤師が行う SOAP を利用した患者フォローの流れを図 1 に示した．SOAP チャートを介して医療者間で患者情報の共有を行い，さらに患者の問題点の追跡（フォローアップ）を効率的に行うことが可能となる．

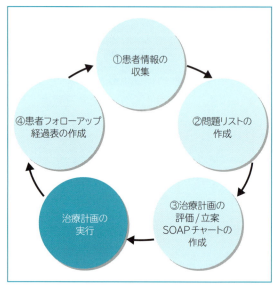

図 1　pharmaceutical care：薬剤師による患者フォロー

1　患者情報の収集

薬剤師が病棟で行った患者インタビューやカルテなどをもとに患者情報を収集する．患者自身が語る医療情報は断片的であり系統的でないため，薬剤師は収集した患者情報を系統的・網羅的に整理分類する（患者情報を問題点別にグループ化してリストアップする，図 2）．患者の問題点を明確化するために必要な情報

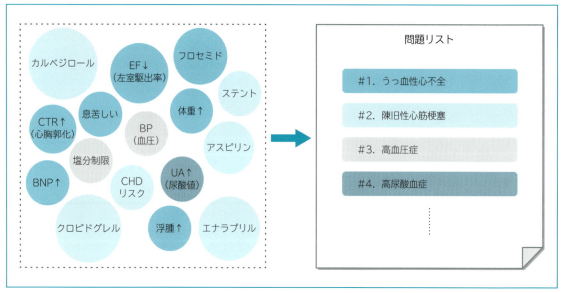

図 2　整理・分類された問題リストの作成

表1 問題リストの作成

医学的問題	薬物関連問題 (drug-related problems)
●確定診断された疾患 ●確定診断に至らない症候群 ●臨床症状 ●検査値異常　など 処方内容を併記する	●薬物選択の過誤 ●用法・用量の過誤 ●薬物による有害反応 ●薬物相互作用 ●服用上の問題　など

が不足している場合は，能動的に補足することが重要となる．

2 問題リストの作成

患者の持つ医学的問題点＋薬物療法に関連する問題点を整理・分類して問題リストを作る（表1）．問題点は最重要（緊急性の高い）課題からリストアップし，医学的問題点にはその処方薬剤と用法・用量を併記しておく．患者の有する問題ごとに，優先度の高い問題からSOAP方式で治療計画を立案していくことにより，簡便かつ論理的に症例に取り組むことが可能となる．

3 問題点ごとの薬物療法の評価と立案（SOAPチャートの作成）（図3）

患者の有する問題点ごとに自覚症状（Subjective data，主観的情報：患者の訴えなど）と他覚症状（Objective data，客観的情報；臨床検査値など）とその問題に関連するリスクファクターをリストアップする．

臨床情報は膨大であるため，患者の有する問題にどのデータが必要かを判断し，選択できることが重要である．そのためには病態，臨床検査所見の読み方などの知識が必要となる．次いで患者の病態・病因とその治療について評価を行いながら治療計画を立案し，SOAPチャートにまとめる．薬物療法の評価（Assessment）と治療計画（Plan）に必要な項目を表2，3に示した．

薬剤師は薬物療法による有害反応の評価（副作用・相互作用の除外）をまずはじめに行う．他の医療者は患者の問題に対して通常疾病の診断から取り組むため，薬物の副作用・相互作用に対する評価は，「薬の専門家」である薬剤師が行わない限り見逃してしまう可能性が高いためである．さらに投与量や投与方法などの投与設計に関しては，薬剤師が体内動態などの知識を駆使することにより，患者治療に参画・貢献できる可能性が特に高いフィールドである．

治療計画は計画のみにとどまらず，治療のゴールと，その治療効果や治療による副作用出現を判断するためのモニタリングパラメータ，およびそのモニター頻度をあらかじめ設定しておく．最終的な治療計画の

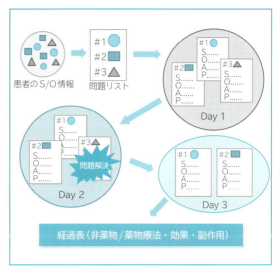

図3　患者の問題点ごとのSOAPチャート
[日野原重明：POS医療と医学教育のための新しいシステム，医学書院，東京，1973を参考に著者作成]

成功のために，特に長期にわたる継続的投与が必要な場合は患者自身が積極的に治療に関与していくことが「鍵」となる．そのため，疾病とその治療について患者が理解できるように，薬剤師が薬物療法に関して患者カウンセリングを行い，患者の理解度を確認し，アドヒアランス向上のための対策などを考察する．その際には患者の治療に対する意向，置かれている立場，周囲の状況などを把握して，実現可能な治療計画を立案していくことが重要である．

4 治療経過のフォローアップ（経過表の作成）

治療開始後再度情報収集を行い，設定した効果と副作用に対するモニタリングパラメータを評価することにより，患者の治療評価を継続的にフォローアップして経過表にまとめていく（図4）．経過表を作成することにより，患者の治療と効果・副作用の経過を一目で把握できるようになるため，以後同様の患者症例に取り組む際に非常に参考となる．

計画した治療で期待した効果が得られなかった場合は，新たな問題点としてその治療計画を再提案する．図1で示したサイクルを定期的に繰り返すことにより，患者の問題点に対する最適な解決法を提案していくことがPCの根幹である．

今後，薬学教育6年制の実務実習などで学生が同様の経過表を作成し，大学などでの症例報告に利用することが予想される．しかし，そのような場合は患者氏名やカルテ番号など，個人情報に関わる情報は決して院外に持ち出さないように指導することが重要となる．

付録　薬剤師による患者フォローとSOAPチャートの作成

表2　薬物療法の評価（Assessment）に必要な項目

1. 病因・病態とその重症度は？
2. リスクファクターは？
3. 非薬物療法は必要か？
4. 薬物療法は必要か？
5. 選択された薬物は患者にとって適切か？
   - 選択された薬剤1つ1つについて評価する
   - 禁忌，年齢，肝・腎機能，アレルギー，副作用のリスク，使いやすさ，対費用効果をふまえて
6. 選択されていない薬剤について，必要な薬剤は抜けていないか？
7. 薬物の用法・用量は適切か？
   - 過剰・過小投与はないか？
   - PK（体内動態）情報と臨床症状をもとに評価する
8. 注意すべき副作用の把握・評価は？
9. 注意すべき相互作用の把握・評価は？
   - 薬剤ごとに評価しておく
   - 現在発生しているものと今後発生する可能性も含めて
10. アドヒアランスの評価は？
    - 自らの治療に積極的に参加しているか？

表3　治療計画（Plan）に必要な項目

1. 治療のゴール
   - 短期的ゴール
   - 長期的ゴール
2. 治療計画
   - 非薬物療法：食事療法，運動療法など
   - 薬物療法
3. 治療効果のモニタリングパラメータとモニター時期・頻度
   - 自覚症状
   - 他覚症状
4. 副作用のモニタリングパラメータとモニター時期・頻度
   - 自覚症状
   - 他覚症状
5. 患者カウンセリング・服薬指導
   - 患者の意向
   - 周囲の状況

Day		3			5		9		11 退院	
運動リハビリテーション		50 m歩行負荷 病棟転出			200 m歩行負荷 院内フリー		500 m歩行負荷			非薬物療法経過
時間		6:00	12:00	20:00	6:00	20:00	6:00	20:00	6:00	
処方薬	用法									
アスピリン（バイアスピリン腸溶錠100 mg）	1日1回朝食後	1T→			→		→		→	薬物療法経過
カルベジロール（アーチスト錠2.5 mg）	1日1回朝食後	1T→			2T→		→		→	
カルベジロール（アーチスト錠10 mg）	1日1回朝食後									
ロサルタンカリウム（ニューロタン錠25 mg）	1日1回朝食後	0.5T→			1T→		→		→	
クロピドグレル硫酸塩（プラビックス錠75 mg）	1日1回朝食後	1T→			→		→		→	
注射薬										
輸液（ソリタT3号）		100 mL/hr	中止							
酸素										
	経鼻	2L→	中止							
酸素飽和度（％）		96		98	98	98	99	98		
バイタルサイン										
	SBP (mmHg)	116	130	94	92	116	112	110	110	
	DBP (mmHg)	64	64	60	60	60	62	62	59	
	HR (/min)	66	60	70	56	62	80	60	60	
自覚症状										
	胸部症状，めまい，ふらつき	−			−		−			
臨床検査値	施設基準値									治療効果・副作用のモニタリング経過
	WBC 4,000〜8,000/μL				6,000		6,300			
	RBC 410〜530×10⁴/μL				418		433			
	Hb 14.0〜18.0 g/dL				13.4↓		13.8↓			
	Ht 40.0〜48.0%				38.6↓		40.2			
	PLT 13.0〜44.0×10⁴/μL				20.6		26.8			
	CK 20〜142 IU/L				192↑		89			
	CK-MB <25 IU/L				30↑		13			
	AST 8〜38 IU/L				48↑		20			
	ALT 4〜44 IU/L				33		23			
	LDH 105〜220 IU/L				598↑		385↑			
	Cr 0.4〜1.1 mg/dL				0.68		0.67			
	BUN 8〜20 mg/dL				14		15			
	Na 136〜147 mEq/L				139		141			
	K 3.5〜4.8 mEq/L				4.2		4.3			
	Cl 98〜107 mEq/L				104		106			

表中の各日の処方量は1日量で示した．
上記は心筋梗塞の二次予防のSOAP解析に使用した経過表の一例である．治療効果・副作用のモニタリングパラメータなどは，患者の疾患や薬物療法によって適宜選択する．

図4　経過表の記入例

　患者にとって最適な治療は，患者の経済状況や生活背景によって異なることもあり，また，最良の治療計画が時間とともに変化する可能性もあることを忘れてはならない．SOAPは患者にとって最も望ましい治療を実現するために薬剤師と他の医療者との情報交換の手段である．薬剤師は患者の利益につながり，チーム医療の協力体制に有用となるPCの提供を常に念頭に置くことが重要である．薬の専門家である薬剤師が積極的に薬物療法に参加することが，質の高い医療の実現に不可欠と考える．

（執筆：高橋晴美）

索 引

和 文

あい
アビラテロン 50
アルブミン懸濁型パクリタキセル 114, 115
胃がん 71
遺伝性乳がん卵巣がん症候群（HBOC） 30

えお
エストロゲン薬 49
エンザルタミド 50
オキサリプラチン 73, 77, 78, 79, 90, 91, 92
悪心 14, 40, 67, 79

か
化学療法
　——，胃がん 74, 75
　——，肝細胞がん 103
　——，急性骨髄性白血病 125
　——，急性白血病 122
　——，急性リンパ性白血病 126
　——，食道がん 63
　——，神経膠腫 153
　——，膵がん 113
　——，前立腺がん 49
　——，大腸がん 85, 86, 87, 88
　——，乳がん 21
　——，肺がん 5
　——，白血病 122
　——，卵巣がん 33, 34
下垂体腺腫 150
カバジタキセル 50, 52, 54, 55, 56
カペシタビン 90, 91, 92
顆粒球コロニー刺激因子（G-CSF） 67, 79, 116
カルボプラチン 34, 36, 38, 40
肝がん 99
肝細胞がん 99
肝障害 101

肝動脈化学塞栓療法（TACE） 103
肝動脈塞栓療法（TAE） 103

き
急性骨髄性白血病（AML） 123
　——，FAB 分類 123
急性前骨髄球性白血病（APL） 125
急性白血病 121
　——，WHO 分類 124
急性リンパ性白血病 126
胸部放射線療法（TRT） 8
去勢抵抗性前立腺がん 49

けこ
血液腫瘍 121
ゲムシタビン 113, 114, 115
抗アンドロゲン薬 49
骨転移 50

さし
再発
　——，胃がん 72
　——，骨髄腫 138
　——，小細胞肺がん 8
　——，大腸がん 86
　——，乳がん 23
　——，卵巣がん 34
細胞傷害性 T リンパ球抗原-4（CTLA-4） 4
シスプラチン 10, 11, 12, 13, 33, 63, 65, 66, 67, 73
腫瘍崩壊症候群（TLS） 123
小細胞肺がん 1, 8
上皮性細胞がん 31
食道がん 60
神経膠腫 150
進行度（分類）
　——，胃がん 72
　——，肝がん 101
　——，食道がん 61
　——，膵がん 111, 112

す
膵がん 110
髄膜腫 150

せそ
成人 T 細胞白血病・リンパ腫 136
節外性 NK/T リンパ腫，鼻型 136
染色体検査 122
前立腺がん 46
　去勢抵抗性—— 49
　——，内分泌療法 48
ソラフェニブトシル 103, 104, 106, 107

たち
大腸がん 84
　——，T 分類 85
脱毛 14
多発性骨髄腫 137
タモキシフェン 24, 25, 26
治療
　——，胃がん 72
　——，急性骨髄性白血病 125
　——，骨髄腫 140
　——，食道がん 62
　——，膵がん 111, 112
　——，前立腺がん 47, 48
　——，大腸がん 85
　——，乳がん 20
　——，脳腫瘍 151, 152
　——，肺がん 5
　——，白血病 122
治療アルゴリズム（フローチャート）
　——，胃がん 73
　——，肝細胞がん 102
　——，骨髄腫 139
　——，食道がん 62
　——，膵がん 112
　——，卵巣がん 32

てと
手足症候群 94, 107

デキサメタゾン　143, 144, 145
テモゾロミド　153, 155, 156
頭蓋内圧亢進　151
ドセタキセル　49

に の

乳がん　18
　——，薬物療法　21, 22
脳腫瘍　150

は

バーキットリンパ腫　135
肺がん　1
　小細胞——　1, 8
　非小細胞——　1
パクリタキセル　33, 34, 36, 38, 40
播種性血管内凝固症候群（DIC）　123
白血病　121
発熱性好中球減少症（FN）　14, 55, 67, 116, 123

ひ ふ

非小細胞肺がん　1
非ホジキンリンパ腫　130
びまん性大細胞型 B 細胞リンパ腫　135
病期分類
　——，胃がん　72
　——，食道がん　61
　——，膵がん　111
　——，大腸がん　86
　——，乳がん　19, 20
　——，肺がん　4
標準化学療法レジメン
　——，胃がん　74
　——，食道がん　63
　——，卵巣がん　33
フルオロウラシル　63, 65, 66, 67
プレドニゾロン　50, 52, 54, 55, 56

へ ほ

ベバシズマブ　90, 91, 92, 153
ペメトレキセド　10, 11, 12, 13
放射線（照射，療法）
　——，下垂体腺腫　154
　——，小細胞肺がん　8
　——，食道がん　63
　——，神経膠腫　153
　——，膵がん　113

　——，前立腺がん　47
　——，大腸がん　85
　——，乳がん　20
　——，非小細胞肺がん　5, 6
ホジキンリンパ腫　130
ホットフラッシュ　27
ボルテゾミブ　145

ま

末梢性 T 細胞リンパ腫　136
慢性骨髄性白血病（CML）　127
マントル細胞リンパ腫　135

め も

免疫チェックポイント機構　4
モガムリズマブ　136

ら り

ラジオ波焼灼療法（RFA）　103
卵巣がん　30
リツキシマブ　134
リュープロレリン酢酸塩　24
リンパ腫　130
　悪性——，WHO 分類　131

れ ろ

レゴラフェニブ　104
レナリドミド　143, 144, 145
レンバチブメシル　104
濾胞性リンパ腫　134

欧文

A

ABVD 療法　133
acute myeloid leukemia（AML）　123
acute promyelocytic leukemia（APL）　125
ALK 融合遺伝子　6
　——転座　3
Ann Arbor 分類　130, 132

B C

B 症状　130
CA125　30
CA19-9　71
Calvert の公式　34
CapeOX + BV 療法　89

CEA　71
Child-Pugh 分類　101
chronic myelogenous leukemia（CML）　127
CRAB（O）　137
CTCAEv4.0　12
CTLA-4　4

D E

disseminated intravascular coagulation（DIC）　123
dose-dense TC 療法　33
EGFR 遺伝子　3, 6
ESHAP 療法　134

F

febrile neutropenia（FN）　14, 55, 67, 116, 123
FIGO の手術進行期分類　31
FISH 検査　122
FOLFIRINOX 療法　113

G

G-CSF　67, 79, 116
GDP 療法　134
GEM ＋アルブミン懸濁型パクリタキセル併用療法　113
GEM ＋エルロチニブ塩酸塩併用療法　113
Gleason 分類　47

H

HER2 陰性胃がん　73
HER2 陽性胃がん　74
hereditary breast and ovarian cancer（HBOC）　30

J L

Japan Coma Scale　151
LH-RH アゴニスト　49
LH-RH アンタゴニスト　49
Lugano 分類　130, 132

M P

MALT（mucosa associated lymphoid tissue）リンパ腫　134
performance status（PS）　6
programmed cell death-1 ligand-1（PD-L1）　4

programmed cell death-1（PD-1） 4
PSA 47

radiofrequency ablation（RFA） 103
S-1 73, 77, 78, 79, 113
SMILE 療法 136
SOX 療法 73

SP 療法 73, 79
Stupp レジメン 153, 154

transcatheter arterial
　chemoembolization（TACE） 103
transcatheter arterial embolization
　（TAE） 103

TC 療法 31, 33
thoracic radiotherapy（TRT） 8
TNM 分類 86
tumor lysis syndrome（TLS） 123

weekly TC 療法 39
WHO 悪性度分類 151

病態を理解して組み立てる 薬剤師のための疾患別薬物療法
Ⅰ．悪性腫瘍（改訂第2版）

2010年11月25日　第1版第1刷発行	編集者　一般社団法人　日本医療薬学会
2016年 5月31日　第1版第3刷発行	発行者　小立鉦彦
2018年 3月30日　第2版第1刷発行	発行所　株式会社 南江堂
2020年10月10日　第2版第2刷発行	〒113-8410　東京都文京区本郷三丁目42番6号
	☎（出版）03-3811-7236　（営業）03-3811-7239
	ホームページ　https://www.nankodo.co.jp/
	印刷・製本　真興社
	装丁　星子卓也（ペントノート）

Textbook of Disease-Based Pharmacotherapy for Pharmacists, Ⅰ：Malignant Tumors, 2nd Edition
© Japanese Society of Pharmaceutical Health Care and Sciences, 2018

定価は表紙に表示してあります．　　　　　　　　　　　Printed and Bound in Japan
落丁・乱丁の場合はお取り替えいたします．　　　　　　ISBN978-4-524-25212-1
ご意見・お問い合わせはホームページまでお寄せください．

本書の無断複写を禁じます．
JCOPY〈出版者著作権管理機構　委託出版物〉
本書の無断複写は，著作権法上での例外を除き，禁じられています．複写される場合は，そのつど事前に，出版者著作権管理機構（TEL 03-5244-5088，FAX 03-5244-5089，e-mail: info@jcopy.or.jp）の許諾を得てください．

本書をスキャン，デジタルデータ化するなどの複製を無許諾で行う行為は，著作権法上での限られた例外（「私的使用のための複製」など）を除き禁じられています．大学，病院，企業などにおいて，内部的に業務上使用する目的で上記の行為を行うことは私的使用には該当せず違法です．また私的使用のためであっても，代行業者等の第三者に依頼して上記の行為を行うことは違法です．

薬剤師・薬学生が知っておくべき51疾患を全5巻でわかりやすく解説！
日本医療薬学会編集のテキストシリーズ

病態を理解して組み立てる 薬剤師のための疾患別薬物療法
Ⅰ 悪性腫瘍 改訂第2版
B5判・182頁　2018.3.　ISBN978-4-524-25212-1　定価（本体3,800円＋税）

掲載項目
肺がん／乳がん／卵巣がん／前立腺がん／食道がん／胃がん／大腸がん／肝がん／膵がん／血液腫瘍／脳腫瘍

病態を理解して組み立てる 薬剤師のための疾患別薬物療法
Ⅱ 精神・脳神経系疾患／消化器疾患 改訂第2版
B5判・158頁　2018.3.　ISBN978-4-524-25213-8　定価（本体3,800円＋税）

掲載項目
A. 精神・脳神経系疾患
　うつ病／統合失調症／パーキンソン病／認知症／てんかん
B. 消化器疾患
　消化性潰瘍／胃食道逆流症(GERD)／過敏性腸症候群／クローン病／肝炎、肝硬変／急性膵炎、慢性膵炎

病態を理解して組み立てる 薬剤師のための疾患別薬物療法
Ⅲ 心臓・血管系疾患／腎疾患／泌尿・生殖器疾患 改訂第2版
B5判・190頁　2018.3.　ISBN978-4-524-25214-5　定価（本体3,800円＋税）

掲載項目
A. 心臓・血管系疾患
　高血圧／心不全／不整脈／虚血性心疾患／脳血管障害
B. 腎疾患　腎不全／ネフローゼ症候群
C. 泌尿・生殖器疾患
　尿路感染症／神経因性膀胱・過活動膀胱／前立腺肥大症／子宮内膜症

病態を理解して組み立てる 薬剤師のための疾患別薬物療法
Ⅳ 免疫疾患／骨・関節疾患／血液・造血器疾患／内分泌・代謝疾患 改訂第2版
B5判・160頁　2018.3.　ISBN978-4-524-25215-2　定価（本体3,800円＋税）

掲載項目
A. 免疫疾患　潰瘍性大腸炎／全身性エリテマトーデス(SLE)
B. 骨・関節疾患　骨粗鬆症／関節リウマチ
C. 血液・造血器疾患　貧血
D. 内分泌・代謝疾患
　糖尿病／甲状腺機能亢進症・低下症／脂質異常症／痛風・高尿酸血症

病態を理解して組み立てる 薬剤師のための疾患別薬物療法
Ⅴ 感染症／呼吸器疾患／皮膚疾患／感覚器疾患 改訂第2版
B5判・168頁　2018.3.　ISBN978-4-524-25216-9　定価（本体3,800円＋税）

掲載項目
A. 感染症　細菌感染症／ウイルス感染症／真菌感染症／HIV感染症
B. 呼吸器疾患　気管支喘息／慢性閉塞性肺疾患
C. 皮膚疾患　アトピー性皮膚炎／褥瘡
D. 感覚器疾患　緑内障

南江堂　〒113-8410　東京都文京区本郷三丁目42-6　(営業) TEL 03-3811-7239　FAX 03-3811-7230